Andreas Kruse

Das letzte Lebensjahr

Zur körperlichen, psychischen und
sozialen Situation des alten Menschen
am Ende seines Lebens

Verlag W. Kohlhammer

1. Auflage 2007

Alle Rechte vorbehalten
© 2007 W. Kohlhammer GmbH Stuttgart
Gesamtherstellung:
W. Kohlhammer Druckerei GmbH+Co. KG, Stuttgart
Printed in Germany

ISBN-10: 3-17-018066-5
ISBN-13: 978-3-17-018066-6

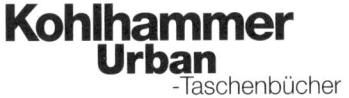

Kohlhammer
Urban
-Taschenbücher

Band 771

Grundriss Gerontologie
Band 21

eine Reihe in 22 Bänden
herausgegeben von
Clemens Tesch-Römer,
Hans-Werner Wahl, Siegfried Weyerer
und Susanne Zank

Diese neue in sich geschlossene Taschenbuchreihe orientiert sich konsequent an
den Erfordernissen des Studiums und der professionellen Praxis.
Knapp, übersichtlich und verständlich präsentiert jeder Band das Grundwissen
eines Teilbereichs.

Inhalt

Vorwort

Die Thematik dieses Buches – „Das letzte Lebensjahr" – weist den Verfasser wie auch die Leser nicht nur auf die Vergänglichkeit des menschlichen Lebens hin. Sie wirft darüber hinaus die Frage nach den Möglichkeiten und Grenzen der *Gestaltung* des Krankheits- sowie des Sterbeprozesses auf. Diese Möglichkeiten und Grenzen sind zwar auch, aber keinesfalls allein durch die spezifischen Erkrankungen bestimmt, an denen der Mensch im letzten Lebensjahr leidet. Weitere bedeutende Einflussfaktoren bilden die fachliche und die sittliche Kompetenz der behandelnden, pflegenden und betreuenden Menschen, die infrastrukturellen und rechtlichen Rahmenbedingungen, unter denen Therapie, Pflege und Betreuung stattfinden, sowie die Möglichkeiten der Teilhabe an sozialen und kulturellen Ereignissen in der Umwelt.

Hinzu treten Aspekte, die den gesellschaftlichen Umgang mit Kranksein, Sterben und Tod berühren: Inwieweit werden die Verletzlichkeit, die Vergänglichkeit und die Endlichkeit des menschlichen Lebens in die kulturellen Entwürfe eines „gelingenden" Lebens integriert? Inwieweit wird in diesen Entwürfen auch berücksichtigt, dass das Sterben nicht ein „inferiorer" Teil, sondern ein *notwendiger* Teil des Lebens ist, in dem auch die individuelle Sinngestalt zur Erfüllung kommen, sich verwirklichen *kann*? Dabei ist zu bedenken, dass die Art und Weise, wie unsere Gesellschaft mit Fragen des Krankseins und des Sterbens umgeht, nicht ohne Einfluss auf den individuellen Lebensentwurf und die individuelle Auseinandersetzung mit diesen Grenzsituationen des Lebens bleibt. Zudem entscheidet die Art des gesellschaftlichen Umgangs mit, inwiefern materielle und personelle Ressourcen für die fachlich und sittlich anspruchsvolle Begleitung sterbender Menschen zur Verfügung gestellt werden und damit Sterbeorte entstehen können, in denen das individuelle Leben in einer würdevollen Weise zu einem Abschluss – zu einer Abrundung – gebracht werden kann.

Der Verfasser bedankt sich bei den Herausgebern der Reihe für die Übertragung des Themas. Besonderer Dank gilt Frau Prof. Dr. Susanne Zank als jenem Mitglied des Herausgebergremiums, welches in regelmäßigem Austausch mit dem Verfasser stand und diesem wertvolle Anregungen geben konnte. Herrn Kollegen Priv.-Doz. Dr. Eric Schmitt sei für die Möglichkeit der Diskussion zentraler Positionen, Frau Alina Piasny, Kohlhammer Verlag, für die gute Zusammenarbeit bei der Drucklegung des Manuskripts gedankt. – Die zahlreichen fachlichen Impulse, die der Verfasser von seiner Ehefrau, Frau Sylvia Kruse, in allen Fragen der Gerontologie erhält und auch bei der Erarbeitung dieses Themas erhalten hat, seien hier ebenfalls mit Dank erwähnt. In ihrer Arbeit mit älteren Menschen (sie selbst leitet ein Wohnstift) sieht sie sich in vielfacher Weise mit dem Thema der Verletzlichkeit, der Vergänglichkeit und der Endlichkeit des menschlichen Lebens berührt. Vieles von dem, was sie in dieser Arbeit erfährt und verwirklicht, findet auf den folgenden Seiten seinen Ausdruck.

Beim Schreiben dieses Buches fühlte sich der Verfasser vielfach erinnert an das letzte Lebensjahr seines akademischen Lehrers Herrn Prof. Dr. Dr. h.c. mult. Hans Thomae, der 1915 geboren wurde und im Jahre 2001 verstarb. Viele Besuche im letzten Lebensjahr dieses Mannes bestätigten eine Erkenntnis und Erfahrung, die der Verfasser in empirischen Arbeiten zur Lebenssituation chronisch kranker und sterbender Menschen gewinnen konnte: Wenn es die Krankheit zulässt, wenn schwerstkranke und sterbende Menschen in einem menschlich anspruchsvollen Umfeld leben, wenn sie ausreichende fachliche Unterstützung erhalten und wenn sie sich in ihrer Biografie auf die eigene Endlichkeit eingestellt haben, so können sie auch in den letzten Monaten und Wochen ihres Lebens eine bemerkenswerte schöpferische Kraft entwickeln – sei es im Seelischen, im Geistigen, im Sozialen oder im Spirituellen. Das letzte Lebensjahr auch von diesem Standpunkt aus zu untersuchen und zu betrachten, ist eine jener Aufgaben, die sich das vorliegende Buch stellt.

Heidelberg, im Sommer 2006
Andreas Kruse

1   Einführung und Überblick

Das letzte Lebensjahr verläuft auch bei älteren Menschen sehr verschiedenartig. Es ist durchaus möglich, dass ein Mensch im letzten Lebensjahr an zahlreichen gesundheitlichen Einschränkungen leidet, die dazu führen, dass er in seiner Selbstständigkeit erheblich eingeschränkt und auf umfassende medizinische wie pflegerische Versorgung angewiesen ist. Das letzte Lebensjahr wird möglicherweise von diesem Menschen selbst wie auch von seinen Angehörigen als eine Vorstufe zum Tod wahrgenommen. Es ist weiterhin möglich, dass dieser Mensch an einer weit fortgeschrittenen Demenz leidet, die nicht nur mit körperlicher Abhängigkeit, sondern auch mit Einbußen der kognitiven Leistungsfähigkeit und des Kommunikationsvermögens verbunden ist. In diesem Fall wird das letzte Lebensjahr von den Angehörigen vielleicht noch stärker als eine Vorstufe zum Tod gedeutet. Doch muss das letzte Lebensjahr nicht in diesem starken Maße von körperlichen und kognitiven Einbußen bestimmt sein. Nicht selten leiden Menschen an einer Erkrankung, die zwar mit körperlichen Symptomen verbunden ist, die jedoch nicht zur Pflegebedürftigkeit führt; möglicherweise treten erst wenige Wochen oder sogar nur Tage vor dem Tode gravierende körperliche und kognitive Verluste ein, die schließlich das Finalstadium der Erkrankung konstituieren.

Schon diese Beispiele zeigen, dass eine einheitliche Charakterisierung der körperlichen und seelisch-geistigen Situation im letzten Lebensjahr im Kern nicht möglich ist, sondern dass die individuellen Veränderungsprozesse, die in dieser Zeitspanne stattfinden, sehr heterogen sind. Der Versuch, Befunde zur körperlichen und seelisch-geistigen Situation des Menschen im letzten Lebensjahr zusammenzutragen und zu diskutieren, muss diese Heterogenität der individuellen Veränderungsprozesse in das Zentrum aller Argumentation stellen.

Die Analyse des letzten Lebensjahres macht deutlich, dass nicht nur zwischen Personen große Unterschiede in den Veränderungsprozessen bestehen. Vielmehr sind auch bei derselben Person vielfach große Unterschiede in den Veränderungsprozessen auf der körperlichen und der seelisch-geistigen Dimension erkennbar. Dies heißt, dass Menschen auch dann, wenn sie körperlich geschwächt sind, einen starken seelisch-geistigen Antrieb zeigen können, der sich nicht selten in dem Verlangen ausdrückt, in den letzten Monaten oder Wochen des Lebens noch persönlich bedeutsame Vorhaben und Aufgaben zu verwirklichen. Die Inhalte dieser Vorhaben und Aufgaben variieren zwischen den Menschen. Der eine strebt danach, mit nahe stehenden Personen zusammenzukommen und sich von diesen bewusst zu verabschieden. Der andere möchte noch eine bestimmte Arbeit abschließen oder nochmals für eine gewisse Zeit einem Hobby nachgehen. Ein dritter schließlich hat den Wunsch, bestimmte Botschaften zu kommunizieren und auf diesem Wege Rechenschaft über das eigene Leben abzulegen. Es ist hier entscheidend, auch im Falle einer weit fortgeschrittenen, zum Tode führenden Erkrankung die bestehenden seelischen und geistigen Ressourcen des Menschen zu erkennen und diesen gegebenenfalls dabei zu unterstützen, die vorhandenen Ressourcen für ein selbstverantwortliches Leben in der letzten Phase dieses Lebens einzusetzen.

Als Einführung in dieses Buch sollen drei individuelle Formen der Gestaltung des letzten Lebensjahres angeführt werden, aus denen hervorgeht, dass Menschen trotz einer zum Tode führenden Erkrankung die letzten Lebensmonate geistig ausfüllen und diese auch seelisch als erfüllend wahrnehmen können. Das Ziel dieser Einführung liegt vor allem darin, für die unterschiedlichen Veränderungsprozesse in den verschiedenen Dimensionen der Person zu sensibilisieren und deutlich zu machen, dass auch im Vorfeld des Todes Kategorien wie jene der Selbstständigkeit, der Selbstverantwortung, der Sinnerfahrung und der sozialen Teilhabe ihre Berechtigung haben.

1.1 Erfüllung einer Lebensaufgabe trotz wachsender körperlicher Einschränkungen: Die Arbeiten Johann Sebastian Bachs an der „Kunst der Fuge"

Die „Kunst der Fuge", ein aus vierzehn Fugen und vier Kanons bestehendes Werk, wird von Musikwissenschaftlern übereinstimmend als eines der Hauptwerke von Johann Sebastian Bach eingestuft. Ein Beispiel für diese Bewertung sei hier angeführt: „Bachs ‚Kunst der Fuge' bildet die Quintessenz seiner musikalischen Lebenserfahrung" (Korff, 2000, S. 133). Die Arbeiten an der Fertigstellung der „Kunst der Fuge" erstreckten sich zwar über den Zeitraum von 1740 bis 1750 (dem Todesjahr Bachs). Doch deutet der Kommentar seines Sohnes Carl Philipp Emanuel Bach darauf hin, dass Johann Sebastian Bach – trotz des fast vollständigen Verlusts seines Augenlichts – dieses Werk erst kurz vor seinem Tode abgeschlossen hat. Denn in diesem Kommentar heißt es:

„Über dieser Fuge, wo der Name BACH im Contrasubject angebracht worden, ißt der Verfaßer gestorben."

Nachfolgend soll das letzte Lebensjahr Johann Sebastian Bachs kurz beschrieben werden; in einem weiteren Schritt sollen einige musikwissenschaftliche Aussagen zur „Kunst der Fuge" getroffen werden, die die exzellente Kompositionstechnik, die aus diesem Werk spricht, unterstreichen.

Das letzte Lebensjahr

Bach war zeitlebens nicht ernstlich krank gewesen. Jedoch war er in hohem Maße kurzsichtig. Bereits in der Jugend saß er ganze Nächte hindurch und schrieb Noten ab; und auch später stellte er höchste Anforderungen an seine Sehkraft. Unter diesen Bedingungen nahm diese nach und nach ab. In den letzten Jahren befiel ihn eine schmerzhafte Augenkrankheit. Aufgrund dieses fortschreitenden Augenleidens komponierte und las er in seinem letzten Lebensjahr deutlich weniger. Er musste sich zudem im Dienst häufig vertreten lassen. Das letzte Lebensjahr verbrachte Bach fast ausschließlich in einem verdunkelten Zimmer.

Sein Sohn Johann Christoph Friedrich, inzwischen achtzehn Jahre alt, wurde durch Vermittlung seines Vaters Hofmusiker beim Grafen Wilhelm von Schaumburg-Lippe in Norddeutschland. Der Abschied vom stillen, anhänglichen Sohn, seinem letzten Helfer, fiel Bach sehr schwer. Im Hause lebten Bachs Ehefrau Anna Magdalena, die unverheiratete vierzigjährige Catherina Dorothea, der fünfzehnjährige Sohn Johann Christian sowie zwei acht- und dreizehnjährige Mädchen. Christian, ein hoch talentierter Musiker, wurde nun zu einem engen Vertrauten – Bach vererbte ihm drei Cembali.

Im Juni 1749 reagierte Johann Sebastian Bach auf ein musikfeindliches Schulprogramm des Freiberger Rektors Johann Gottlieb Biedermann. Dieser hatte in gelehrtem Latein ausgeführt, dass „übertriebene Musikpflege die Jugend verweichlicht und zum Laster verführt." Bach bat einen Kollegen in der Mitzlerschen Sozietät, eine Gegenschrift zu verfassen, auf dass das „Dreckohr" des Rektors gereinigt werde. Er nahm schließlich eigenmächtig Verschärfungen der Gegenschrift vor, wodurch Konflikte mit dem Autor entstanden.

In diesem Zeitraum kam es schließlich zu einem für Bach kränkenden Ereignis: Es wurden Gerüchte gestreut, wonach seine Amtszeit als Kantor aufgrund seiner geschwächten Gesundheit nur noch Monate betrage. Auf Wunsch des sächsischen Premierministers, des Grafen Heinrich von Brühl, lud der Leipziger Rat dessen Privatkapellmeister Johann Gottlob Harrer zu einem Probevorspiel. Man fasste also für den Fall, dass der „Capellmeister und Cantor Herr Sebast: Bach versterben sollte", schon jetzt einen Nachfolger ins Auge.

Harrer bestand das Probespiel und wurde zum Nachfolger Bachs bestellt. Er sollte nach Dresden zurückkehren und auf die offizielle Berufung warten.

Bach hatte im Jahre 1748 die Arbeiten an der „Kunst der Fuge" unterbrochen, um die h-Moll-Messe weiterführen zu können. Im Oktober 1749 setzte er seine Arbeiten an der „Kunst der Fuge" fort. Sein Augenlicht war allerdings nun so stark reduziert, dass Komponieren fast nicht mehr möglich war. Eine Europareise des englischen „Starstechers" (Augenarztes) John Taylor führte diesen auch nach Leipzig. Taylor erklärte sich bereit, eine Augenoperation bei Bach durchzuführen. Im April 1750 fanden zwei Operationen statt. Die erste Operation erwies sich nicht als wirklich erfolgreich, die zweite Operation verschlimmerte das Leiden noch. Bach war nun fast völlig blind, zudem litt er an sehr starken Schmerzen. Die Medikamente, die ihm verordnet wurden, schadeten dem Körper.

Im Mai 1750 bat Johann Gottfried Müthel aus Schwerin darum, bei Bach studieren zu dürfen. Müthel bezog Quartier in der Kantorenwohnung. Er wurde, zusammen mit Altnickol, dem erblindeten Bach zu einer unentbehrlichen Hilfe. Achtzehn Orgelchoräle wurden mit Hilfe der beiden für den Druck vorbereitet.

Mitte Juli 1750 konnte Bach wieder für Momente sehen. Doch kurz darauf erlitt er einen Schlaganfall, ein hitziges Fieber ließ ihn nun nicht mehr los. Am 22. Juli erhielt er das Abendmahl, am 28. Juli starb er.

Das Bach-Archiv (1963–1972) charakterisiert die letzten Monate seines Lebens wie folgt:

„Er konnte nicht nur sein Gesicht nicht wieder brauchen: sondern sein, im übrigen überaus gesunder Cörper, wurde auch zugleich dadurch, und durch hinzugefügte schädliche Medicamente, und Nebendinge, gäntzlich über den Haufen geworfen: so dass er darauf ein völliges halbes Jahr lang, fast immer kränklich war. Zehn Tage vor seinem Tode schien es sich gähling mit seinen Augen zu bessern; so dass er einsmals des Morgens ganz gut wieder sehen, und auch das Licht wieder vertragen konnte. Allein wenige Stunden darauf, wurde er von einem Schlagfusse überfallen; auf diesen erfolgte ein hitziges Fieber, an welchem er, ungeachtet aller möglichen Sorgfalt zweyer der geschicktesten Leipziger Aerzte, am 28. Julius 1750, des Abends nach einem Viertel auf 9 Uhr, im sechs und sechzigsten Jahre seines Alters, auf das Verdienst seines Erlösers sanft und seelig verschied." (Bach-Archiv, 1963–1972, S. 85).

Als Bach den Tod nahen fühlte, diktierte er Christoph Altnickol, seinem Schüler und Schwiegersohn, eine Choralfantasie über die Melodie „Wenn wir in höchsten Nöten sein" und wählte schließlich als Überschrift den Anfang des Liedes „Vor deinen Thron tret' ich hiermit", das nach derselben Weise gesungen wird. „In der Schrift sind alle Ruhepunkte, die sich der Kranke gönnen mußte, abzulesen; die versiegende Tinte wird von Tag zu Tag wässriger; die im Dämmerlicht bei dicht verhangenen Fenstern geschriebenen Noten sind kaum zu entziffern." (Schweitzer, 1979, S. 195).

Schweitzer (1979) charakterisiert diese Choralfantasie als ein Werk, „das selbst unter den seinen einzig dasteht", und fährt mit dieser Charakterisierung wie folgt fort: „Die kontrapunktische Kunst, die sich darin offenbart, ist so vollendet, daß keine Schilderung mehr einen Begriff von ihr geben kann. Jeder Melodieabschnitt wird in einer Fuge behandelt, in welcher die Umkehrung des Themas jedes Mal als Gegenthema figuriert. Dabei fließen die Stimmen so natürlich einher, daß man schon nach der zweiten Zeile die Kunst nicht mehr gewahr wird, sondern ganz unter dem Banne des Geistes steht, der aus diesen G-Dur-Harmonien redet." (Schweitzer, 1979, S. 195).

Die „Kunst der Fuge"

Über der Arbeit am „Musikalischen Opfer" war Bach zu dem Entschluss gekommen, das, was er noch nicht systematisch unternommen hatte – nämlich ein ganzes Werk über *ein* Thema zu schreiben –, nun planvoll durchzuführen. Das neue Werk sollte die Lehre von der Fuge praktisch darstellen.

Der „Kunst der Fuge" liegt folgendes musikalisches Thema zugrunde:

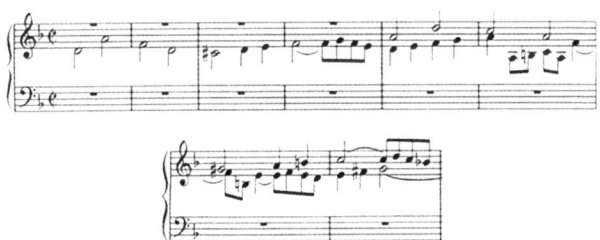

In vierzehn Fugen werden – auf der Grundlage dieses Themas – verschiedenste Fugenformen demonstriert. Im Verlauf des Gesamtwerks nehmen dabei Anspruch und Schwierigkeit immer mehr zu. Den höchsten Anspruch haben die Fugen Dreizehn und Vierzehn, zwei sog. Spiegelfugen, in denen alle Stimmen gegeneinander vertauscht und melodisch umgekehrt werden können. Die „Kunst der Fuge" wurde nicht für eine bestimmte Besetzung konzipiert. Sie kann mit unterschiedlichen Instrumenten und in verschiedenen Besetzungen

gespielt werden. Auch darin zeigt sich der experimentelle Charakter
dieser Musik.

Albert Schweitzer (1979) charakterisiert die „Kunst der Fuge" wie
folgt:

„Interessant kann man das Werk eigentlich nicht nennen; es ist
nicht einer genialen Intuition entsprungen, sondern mehr in Hinsicht auf seine allseitige Verwendbarkeit und in Absicht auf die
Umkehrung so geformt worden. Und dennoch fesselt es denjenigen,
der es immer wieder hört. Es ist eine stille, ernste Welt, die es er-
schließt. Öd und starr, ohne Farbe, ohne Licht, ohne Bewegung liegt
sie da; sie erfreut und zerstreut nicht; und dennoch kommt man von
ihr nicht los ... Man weiß nicht, ob man mehr darüber staunen soll,
daß alle diese Kombinationen von einem musikalischen Geist aus-
gedacht werden konnten, oder darüber, daß bei aller Künstlichkeit
die Stimmen immer so natürlich und ungezwungen dahin fließen,
als wäre ihnen der Weg nicht durch soundso viele rein technische
Notwendigkeiten vorgeschrieben." (Schweitzer, 1979, S. 374 f.).

Dieser Monumental-Zyklus „Kunst der Fuge" sollte den Inten-
tionen des Komponisten zufolge zum Inbegriff musikalischer Ge-
lehrsamkeit werden. Erst allmählich begann sich das Werk zu run-
den. Dessen Mittelpunkt bildet die Reinheit der Fugenarchitektur.
„Es ist der Wille spürbar, wesentlich zu werden, das heißt: möglichst
nahe zum Kern der Musik, wie er ihn begreift, zu gelangen." (Geck,
2000, S. 160). Bach dachte weniger an eine baldige Aufführung. Vielmehr ist die „Kunst der Fuge" als Ausdruck des Rückzugs ins Ab-
strakte zu verstehen, oder wie es Geck (2000, S. 164) ausdrückt: „Sie
ist Bachs Philosophie der Musik." Daraus erklärt sich auch, warum
Bach bis kurz vor seinem Tod einzelne Entwürfe immer wieder ver-
warf und durch neue, noch experimentierfreudigere ersetzte. „Bis
zuletzt arbeitet Bach an dem Werk, verwirft, verbessert, ändert die
Reihenfolge, mit dem Ziel ständiger Vervollkommnung. Schließlich,
65 Jahre alt, stirbt er darüber: Inmitten einer Quadrupelfuge, mit
vier Themen, deren musikalische Verarbeitung kaum mehr menschen-
möglich scheint, bricht die Partitur ab." (Korff, 2000, S. 132).

Der Bach der späten Leipziger Zeit wird dabei von seinem Schüler
Johann Philipp Kirnberger wie folgt charakterisiert (1774, S. 156 f.):
„Es ist vielleicht in der ganzen Wissenschaft des Satzes nichts schwe-
reres als dieses, dass jede der vier Stimmen nicht nur ihren eigenen
fliessenden Charakter beybehalten werde, damit aus ihrer Vereini-
gung ein einziges vollkommenes Ganzes entstehe. Hierinn hat der
verstorbene Capellmeister Bach in Leipzig vielleicht alle Componisten
der Welt übertroffen."

Die „Kunst der Fuge" kann verstanden werden als eine Folge von
Fugen (und Fugentechniken), die als in hohem Maße innovativ und

damit als untypisch anzusehen sind – dieses Werk zeugt von hoher Experimentierkunst und Experimentierfreude, psychologisch gesprochen, von *Kreativität*. Dabei kann sich Kreativität auf sehr unterschiedliche Akte und Produkte beziehen und sich in sehr unterschiedlichen Bereichen entwickeln: Menschen können Kreativität im Umgang mit Dilemmata in zwischenmenschlichen Beziehungen ebenso entfalten wie in künstlerisch gestaltenden oder technologischen Bereichen. Unabhängig davon bewähren sich kreative Lösungen häufig in breiteren sozialen und kulturellen Kontexten, sodass Personen durch die Entfaltung von Kreativität auch zum sozialen und kulturellen Wandel und damit zur weiteren Entwicklung der Gesellschaft beitragen. Kreativität gründet auf einer kommunizierbaren Originalität, die sowohl auf einen Überblick über die prinzipiell verfügbaren Optionen als auch auf eine fundierte Entscheidung für eine im konkreten Fall *gerade nicht* nahe liegende, eher untypische, selten gewählte Option zurückgeht (Rosenmayr, 2002). Wenn Menschen Freiheit von bestimmten Leistungserwartungen und von Leistungsdruck empfinden, so kann sich ein hohes Kreativitätspotenzial entfalten (Arieti, 1976). Damit ein derartiges Potenzial überhaupt entstehen kann, müssen mehrere Bedingungen gegeben sein. Zu nennen sind hier neben der anregenden, fordernden und fördernden Umwelt biographische Vorläufer, zu denen vor allem zu zählen sind: Offenheit für Neues, reflektierte Auseinandersetzung mit neuen Erfahrungen und Entwicklung komplexer Problemlösestrategien (Sternberg et al., 2002). Der Hinweis auf die Biographie ist wichtig: Denn er verdeutlicht, dass die kreative Leistung nicht als ein einmaliger, außergewöhnlicher „Treffer" zu verstehen ist *(„a one-shot affair")*, sondern vielmehr als das Ergebnis einer lange anhaltenden, kontinuierlichen Beschäftigung mit einem Gebiet *(„commitment of a life time")* (Simonton, 2004).

Dieses Beispiel ist auch in weiterer Hinsicht für das Verständnis der psychischen und geistigen Situation des Menschen in den letzten Lebensjahren oder sogar im letzten Lebensjahr hilfreich. Es zeigt, dass Menschen auch dann *geistige* (wie auch seelische) Potenziale zeigen können, wenn sie *körperlich* erkennbar geschwächt und eingeschränkt sind. Oder allgemeiner ausgedrückt: Die körperliche Entwicklung unterliegt anderen Entwicklungsgesetzen als die seelisch-geistige Entwicklung. Aus diesem Grunde wäre es in hohem Maße problematisch, wollte man von den körperlichen Prozessen unmittelbar auf seelisch-geistige Prozesse schließen. In einer stark „körperorientierten" Kultur ist die Gefahr groß, dass die seelisch-geistige Dimension des Menschen übersehen und damit an einer wichtigen Qualität des Lebens vorbeigegangen wird. Diese Aussage gilt auch für die letzten Lebensjahre.

1.2 Weitergabe von Wissen und Lebenserfahrungen trotz weit fortgeschrittener Erkrankung: Gespräche mit Marion Gräfin Dönhoff in ihrem letzten Lebensjahr

Marion Gräfin Dönhoff, geboren im Jahre 1909, gestorben im Jahre 2002, wurde vor allem als Chefredakteurin (seit 1968) sowie als Herausgeberin (seit 1972) der Wochenzeitung „Die Zeit" bekannt. Zu ihren Buchpublikationen gehören neben historischen und politischen auch autobiographisch geprägte Schriften, so zum Beispiel das Buch „Namen, die keiner mehr kennt: Ostpreußen, Menschen und Geschichte" aus dem Jahre 1962, in dem sie von ihrer Flucht berichtet, oder das Buch „Kindheit in Ostpreußen" (1988), in dem sie auf ihre eigene Kindheit und Jugend eingeht. In diesen autobiographischen Schriften schildert sie persönliche Erlebnisse und Erfahrungen, die sie auch im Kontext historischer und politischer Entwicklungen deutet. In weiteren Schriften stehen grundlegende historische Reflexionen im Vordergrund, die jedoch mit persönlich erlebter Geschichte angereichert werden – zu nennen ist hier vor allem das im Jahre 1987 erschienene Buch „Preußen – Maß und Maßlosigkeit". Im Jahre 1996 erscheint eine von Alice Schwarzer verfasste Biographie über das Leben von Marion Gräfin Dönhoff unter dem Titel „Marion Dönhoff – Ein widerständiges Leben". Dieses Buch gründet auf zahlreichen Gesprächen, die Alice Schwarzer mit Marion Gräfin Dönhoff geführt hat. Im Jahre 2002 schließlich erscheint das von Haug von Kuenheim und Theo Sommer herausgegebene Buch „Was mir wichtig war. Letzte Aufzeichnungen und Gespräche", in dem ausführliche Auszüge aus Interviews enthalten sind, die die beiden Herausgeber mit Dönhoff in ihrem letzten Lebensjahr geführt haben.

Im Vorwort zu den Interviews schildern die beiden Herausgeber die körperliche, psychische und geistige Situation von Dönhoff in deren letzten Lebensmonaten und vermitteln dabei ein Bild, das beim Leser auch während des Studiums dieser Interviews entsteht: Ein zentrales Element dieses Bildes ist die hohe psychische und geistige Energie, die aus den Worten von Dönhoff spricht, ist deren Bedürfnis, ihr Wissen und ihre Erfahrungen kritisch zu reflektieren und auf der Grundlage dieser kritischen Reflexion an andere Menschen weiterzugeben. Dabei nimmt sie in keiner Phase der Interviews eine „belehrende" Haltung ein. Es geht ihr vielmehr darum, den Leser an diesem Prozess der kritischen Reflexion teilhaben zu lassen und ihn für bestimmte gesellschaftliche Themen und Entwicklungen zu sensibilisieren.

Die Interviews wurden von den Herausgebern in fünf Themen gegliedert:

1. Staatsform und Gesellschaft,
2. Mensch und Religion,
3. Die Welt nach dem Kalten Krieg,
4. Freiheit und Gleichheit sowie
5. Egoismus und Gemeinsinn.

Dem Leser vermittelt sich der Eindruck, dass der unter dem letzten Thema angeführte Begriff des Gemeinsinns das Leitmotiv *aller* Interviews bildete. Dieses Leitmotiv lässt sich auch mit dem Begriff der „mitverantwortlichen Lebensführung" (Kruse, 2002b) umschreiben, die unserem Verständnis nach die Identifikation der Person mit der Lebenssituation ihrer Mitmenschen sowie deren Engagement für die Gesellschaft bezeichnet. Aus den Interviews mit Dönhoff geht deutlich hervor, dass die mitverantwortliche Lebensführung für jenen Menschen, der diese in früheren Lebensphasen zeigte, auch am Ende seines Lebens ein bedeutsames Motiv darstellt, sofern er die physischen, psychischen und kognitiven Kräfte besitzt, um sich bewusst mit der Lebenssituation anderer Menschen sowie mit Fragen der Gesellschaft und Kultur auseinander zu setzen.

Nachfolgend seien Auszüge aus dem von Haug von Kuenheim und Theo Sommer (2002) herausgegebenen Buch „Was mir wichtig war. Letzte Aufzeichnungen und Gespräche" angeführt, in denen diese das letzte Lebensjahr der Gräfin Dönhoff aus ihrer Sicht beschreiben. In einem weiteren Schritt seien einige Interviewpassagen wiedergegeben, aus denen unserem Verständnis nach das Motiv der „mitverantwortlichen Lebensführung" deutlich hervorgeht.

Das letzte Lebensjahr

Im Vorwort zu diesem Buch charakterisieren die beiden Herausgeber das letzte Lebensjahr von Gräfin Dönhoff wie folgt:
    „Im Sommer 2001 war nicht mehr zu übersehen, dass Marion Dönhoffs Kräfte schwanden. Sie wurde zu schwach, um noch die 400 Meter zu ihrem Lieblingslokal ‚Plat du Jour' zu gehen; schon der Weg ins Thai Restaurant im Erdgeschoss des Pressehauses erforderte eine Kraftanstrengung. Sie konnte nicht mehr schreiben: Der letzte Artikel, den sie noch mit weichem Bleistift zu Papier brachte, ‚Nachbar Polen', erschien am 13. Juni 2001; ihren allerletzten Text, eine bittere Glosse von 37 Zeilen Länge gegen die amerikanische Überrüstung, ihrer Sekretärin Irene Brauer in den Block diktiert, veröffentlichte die „Zeit" am 31. Oktober.
    Aber sie war geistig klar und hellwach, wenngleich sie nun schneller ermattete als früher. Sie kam in die Konferenzen des politischen Res-

sorts der „Zeit", telefonierte mit Gott und der Welt, erledigte pflicht-
bewusst ihre umfängliche Korrespondenz, trug mit brüchiger Stimme,
doch ungebrochener Entschiedenheit im Kuratorium der „Zeit"-Stif-
tung ihre Meinung zu laufenden und künftigen Projekten vor (...)
    Wir merkten bald, dass ihr die Anstrengung des nachdenklichen
Gesprächs von Sitzung zu Sitzung schwerer fiel. Ihre Darlegungen
fielen von Sitzung zu Sitzung lapidarer aus. Die Sprache wurde immer kompakter, immer kantiger. Wo sie anfangs noch längere Passagen formulierte, begnügte sie sich später mit wenigen Sätzen, am Ende
zuweilen mit einem Kopfnicken. Immer stärker plagten sie die
Schmerzen im rechten Arm. Dann und wann legte sie sich während
des Gesprächs aufs Sofa; in der Waagrechten litt sie weniger. Dabei
war sie dennoch bis zuletzt die alte Gräfin: fürsorglich einerseits, voller
Wissbegierde andererseits (...)
    Am 1. Dezember, dem Tag vor ihrem 92. Geburtstag, sind wir mit
einer Flasche Champagner unangemeldet im Pumpenkamp eingefallen. Die Gräfin öffnete die Haustür, zugleich verblüfft und erfüllt.
Im Kamin loderte ein gemütliches Feuer, die Hausherrin reichte
Kekse, wir ließen sie hochleben. Sie wirkte beschwingt, ihre Gebrechlichkeit überstrahlt von der Heiterkeit eines Gemüts, das noch nicht
abgeschlossen hatte, aber auf alles gefasst war (...)
    Unser letztes Gespräch führten wir am 9. Januar in ihrem Büro.
Nach anderthalb Stunden schlug sie vor, über Gerechtigkeit zu reden. Aber dann übermannten sie die Schmerzen. Sie bat um Verta-
gung. Drei Tage später stürzte sie auf der Treppe ihres Hauses und
fiel in ein wochenlanges Koma. Als sie das Bewusstsein wiederer-
langt hatte, holte ihr Neffe sie nach Crottorf. Nach einer kurzen Phase
des wachen Dahindämmerns ist sie dort am 11. März 2002 gestorben." (von Kuenheim & Sommer, 2002, S. 8 ff.).

Die Weitergabe von Wissen und Erfahrungen –
das Motiv des „mitverantwortlichen Lebens"

Nachfolgend finden sich Ausschnitte aus den Interviews, die Haug
von Kuenheim und Theo Sommer mit Gräfin Dönhoff geführt haben. Die Fragen sind in Kursivdruck, die Antworten in Normaldruck
wiedergegeben.

*„Wie aber stellt man Gerechtigkeit her? Sagt man, der Chef eines Un-
ternehmens darf nicht mehr als zehn oder vierzig Mal so viel verdienen
wie der jüngste Lehrling? Welche Maßeinheit gibt es da?*
Ich schlage ein Gesetz vor, eine Art Erbschaftsgesetz, wonach bei
einem großen Vermögen der Erblasser eine Stiftung gründen muss

für gute Zwecke; danach erst kann er den Rest nach freiem Belieben
an seine Familie verteilen. Zunächst einmal muss er richtig großzü-
gig etwas für die Allgemeinheit tun." (S. 64).

*„Wenn die Wirtschaft eine immer größere Rolle spielt – brauchen
wir für sie eine besondere Moral?*

Nein, aber einige Zusätze. Wir haben Jahrtausende mit den Zehn
Geboten überlebt. Heute reichen zehn nicht mehr aus.

Welches Gebot müssten wir denn anfügen?

Wie man das formuliert, weiß ich nicht. Es geht um Mitverantwortung. Ich würde das Hauptgewicht heute wie immer schon auf
Mitverantwortung legen. Mitverantwortung für das Ganze, für die
Gemeinschaft, nicht nur für sich selber, für Produktion und Konsum, sondern eben für das Gemeinwesen …" (S. 74 f.).

„Brauchen die Menschen eine überirdische Instanz?

Offenbar glauben viele, sie brauchten keine. Dabei ist es erstaun-
lich, dass trotz allem seit Konfuzius Zeiten über die Jahrhunderte
hinweg von den Tafeln Mose über die Evangelisten bis zum heutigen
Tag das Gefühl vorhanden war, dass der Mensch für sein Tun einste-
hen muss, dass er Verantwortung übernehmen muss für den anderen, und dass es etwas gibt, was außerhalb unserer Vorstellung liegt,
eine letzte Instanz über uns." (S. 41).

1.3   Die Aufrechterhaltung der vertrauten Tages- und Lebensgestaltung und die sich darin widerspiegelnde Kontinuität des Lebens: Die Erzählung „Die unwürdige Greisin" von Bertolt Brecht sowie die letzten Lebensjahre dieses Schriftstellers

Das dritte Beispiel für die Gestaltung des letzten Lebensjahrs stammt
aus der Belletristik; es ist also nicht einem realen Lebenslauf entnommen. Die Erzählung „Die unwürdige Greisin" von Bertolt Brecht
(geboren 1898, gestorben 1956), die im Jahre 1939 entstanden ist und
im Jahre 1949 veröffentlicht wurde, nimmt auch auf das letzte Lebensjahr und den Tod der „unwürdigen Greisin" Bezug, und dieser
Abschnitt der Erzählung soll später aufgegriffen werden.

Das Jahr 1939, also das Entstehungsjahr der Erzählung, markiert
eine bedeutende Zäsur im Leben Bertolt Brechts: Wegen der wachsenden Kriegsgefahr entschied sich dieser dafür, nach Schweden zu
übersiedeln. Damit begann die Phase der Emigration. Nach dem
Einmarsch der deutschen Truppen in Dänemark und Norwegen im
Jahre 1940 siedelte Bertolt Brecht nach Finnland über, im Jahre 1941
schließlich in die Vereinigten Staaten von Amerika.

Bevor wir auf das letzte Lebensjahr eingehen, wie dieses in der Erzählung „Die unwürdige Greisin" beschrieben wird, sei der Blick kurz auf die Art und Weise gerichtet, wie Bertolt Brecht sein Leben in den letzten Lebensjahren gestaltet hat. Warum tun wir dies? Bei genauerer Betrachtung des Erzähltextes auf der einen Seite und der letzten Lebensjahre von Brecht auf der anderen Seite fällt eine bemerkenswerte Übereinstimmung auf. Sowohl im Text, darauf wird später noch ausführlich einzugehen sein, als auch im Leben von Brecht sind die letzten Lebensjahre vom Wunsch bestimmt, die als zentral erachteten Lebensthemen auch weiterhin zu verwirklichen. Die Möglichkeiten eines sinnerfüllten Lebens werden in der Aufrechterhaltung der vertrauten Tages- und Lebensgestaltung gesehen. Dieses Moment der *Kontinuität* verbindet zentrale Aussagen der Erzählung „Die unwürdige Greisin" mit der Art und Weise, wie Brecht seine letzten Lebensjahre gestaltet hat.

Die letzten Lebensjahre

Wie sein Freund Caspar Neher berichtete, beschäftigte sich Brecht in den letzten Lebensjahren mit der Todesthematik. Er äußerte zunehmend Todesgedanken. Etwas mehr als ein Jahr vor seinem Tod, nämlich am 15. Mai 1955, schrieb er einen Brief folgenden Inhalts an die Deutsche Akademie der Künste:

„An die Akademie der Künste zu Händen R. Engels.

Im Falle meines Todes möchte ich nirgends aufgebahrt und öffentlich aufgestellt werden. Am Grab soll nicht gesprochen werden. Beerdigt werden möchte ich auf dem Friedhof neben dem Haus, in dem ich wohne, in der Chausseestraße."

Aus diesem Brief spricht zunächst der Wunsch, jede offizielle Würdigung seiner Person zu vermeiden – Ausdruck einer Lebenshaltung, die von Zurückhaltung und Bescheidenheit bestimmt war. Aus diesem Brief spricht aber auch die Bedeutung der Todesthematik in den letzten Jahren seines Lebens.

Geben wir zunächst wichtige biographische Daten des letzten Lebensjahres wieder, wie diese in der von Kesting (1959) verfassten Monographie über Bertolt Brecht aufgeführt sind:

In der zweiten Hälfte des Jahres 1955 kauft er ein Haus an der dänischen Küste, um sich dort zum Schreiben zurückzuziehen. Im Januar 1956 hält er eine Rede auf dem vierten deutschen Schriftstellerkongress. Wegen einer Virusgrippe wird er in die Charité eingewiesen. Er reist nach Mailand zur Aufführung der „Dreigroschenoper". Am 4. Juli 1956 verfasst er einen offenen Brief an den Deutschen Bundestag in Bonn. Am 10. August leitet er die Theaterprobe für die

Galilei-Aufführung des Berliner Ensembles. Am 14. August stirbt er an den Folgen eines Herzinfarktes.

Brecht arbeitete bis zuletzt. Bei der letzten Theaterprobe am 10. August 1956 fielen sein schlechter Gesundheitszustand sowie seine Erschöpfung auf; jedoch sprach er nicht über seine Gesundheit und gab sich ganz den Probenarbeiten hin. Diese schienen ihn in gleichem Maße zu beschäftigen und zu erfüllen wie in den Jahren zuvor.

Aus dem Jahre 1954 stammt das nachfolgend angeführte Gedicht „Vergnügungen", in dem sich die Lebenseinstellung und Lebensführung Brechts widerspiegelt – eine Einstellung und Haltung, auf die man auch, wie seine Freunde (unter anderem Caspar Neher) betonten, in den letzten Monaten seines Lebens stieß:

Vergnügungen
Der erste Blick aus dem Fenster am Morgen
Das wieder gefundene alte Buch
Begeisterte Gesichter
Schnee, der Wechsel der Jahreszeiten
Die Zeitung
Der Hund
Die Dialektik
Duschen, schwimmen
Alte Musik
Bequeme Schuhe
Begreifen
Neue Musik
Schreiben, pflanzen
Reisen, singen
Freundlich sein.

Aufrechterhaltung der vertrauten Tages- und Lebensgestaltung in den letzten Lebensjahren

Zunächst soll eine kurze Inhaltsangabe der Erzählung „Die unwürdige Greisin" gegeben werden: Diese handelt von der Lebensgestaltung einer alten Frau nach dem Tod ihres Mannes. Erzähler der Geschichte ist ein Enkelkind der Frau. Dieses bezieht sich in seinem Bemühen, eine möglichst gerechte Darstellung des Lebens der alten Frau zu geben, auf Briefe eines Onkels und Berichte des Vaters.

Die Greisin hat sechzig Jahre ihres Lebens ganz in den Dienst ihrer Familie gestellt. Nach dem Tod ihres Mannes – sie selbst ist zu diesem Zeitpunkt 72 Jahre alt – ändert sie ihren Lebensstil grundlegend: Nun möchte sie ihr Leben nach ihren eigenen Vorstellungen und Wünschen leben. Die alte Frau stirbt im Alter von 74 Jahren. Die beiden letzten Lebensjahre erlebt sie als erfüllend, weil sie nun die Freiheit spürt, das Leben so gestalten zu können, wie sie sich dies wünscht. Nach dem Verkauf der Lithographenanstalt ihres Mannes – mit einem geringen Erlös – erhebt sich innerhalb der Familie die Frage, ob sie zu einem ihrer Kinder ziehen soll. Dies lehnt sie ab; sie wahrt Distanz zu ihrer Familie und nimmt nur selten die finanzielle Unterstützung durch ihre Kinder in Anspruch. Vor allem der jüngste Sohn nimmt Anstoß an der Art und Weise, wie die Mutter ihr Leben gestaltet. Er wirft ihr einen verschwenderischen Lebenswandel vor, wobei es für ihn allerdings schon ein Zeichen der Verschwendung ist, wenn die Mutter ab und an ins Kino und mehrmals in der Woche zum Essen in ein Gasthaus geht. Zudem missfällt ihm der Kontakt der Mutter mit einem Schuster, in dessen Werkstatt sie mit anderen einfachen Leuten zum Plaudern bei einem Glas Wein zusammenkommt.

Die alte Dame freundet sich mit einem jungen Mädchen an, das in dem Gasthaus als Küchenhilfe arbeitet. Dieses Mädchen begleitet sie bei ihren Unternehmungen. In deren Beisein stirbt die alte Frau unerwartet.

Die beiden letzten Lebensjahre – in denen die alte Frau die Möglichkeiten einer neuen, späten Freiheit nutzt – zeichnen sich durch ein hohes Maß an Kontinuität in der Tages- und Lebensgestaltung aus. Die Witwe führt ein sparsames, bescheidenes, gleichwohl persönlich erfülltes Leben. Die Kontinuität in der Tages- und Lebensgestaltung wird auch durch die Kontakte zu der jungen Freundin, zu dem Schuster sowie zu den Menschen, mit denen sie sich in der Schusterei trifft, hergestellt.

Nachfolgend sei aus der Erzählung „Die unwürdige Greisin" zitiert:

„Meine Großmutter war zweiundsiebzig Jahre alt, als mein Großvater starb. Er hatte eine kleine Lithographenanstalt in einem badischen Städtchen und arbeitete darin mit zwei, drei Gehilfen bis zu seinem Tod. Meine Großmutter besorgte ohne Magd den Haushalt, betreute das alte, wacklige Haus und kochte für die Mannsleute und Kinder.

Sie war eine kleine magere Frau mit lebhaften Eidechsenaugen, aber langsamer Sprechweise. Mit recht kärglichen Mitteln hatte sie fünf Kinder großgezogen – von den sieben, die sie geboren hatte. Davon war sie mit den Jahren kleiner geworden. (...)

Sie war allein im Haus, als mein Großvater gestorben war.

Die Kinder schrieben sich Briefe über das Problem, was mit ihr zu geschehen hätte. Einer konnte ihr bei sich ein Heim anbieten, und der Buchdrucker wollte mit den Seinen zu ihr ins Haus ziehen. Aber die Greisin verhielt sich abweisend zu den Vorschlägen und wollte nur von jedem ihrer Kinder, das dazu imstande war, eine kleine geldliche Unterstützung annehmen. Die Lithographenanstalt, längst veraltet, brachte fast nichts beim Verkauf, und es waren auch Schulden da. (…)

Genau betrachtet lebte sie hintereinander zwei Leben. Das eine, erste, als Tochter, als Frau und als Mutter, und das zweite einfach als Frau B., eine allein stehende Person ohne Verpflichtungen und mit bescheidenen, aber ausreichenden Mitteln. Das erste Leben dauerte etwa sechs Jahrzehnte, das zweite nicht mehr als zwei Jahre.

Mein Vater brachte in Erfahrung, daß sie im letzten halben Jahr sich gewisse Freiheiten gestattete, die normale Leute gar nicht kennen. So konnte sie im Sommer früh um drei Uhr aufstehen und durch die leeren Straßen des Städtchens spazieren, das sie so für sich ganz allein hatte. Und den Pfarrer, der sie besuchen kam, um der alten Frau in ihrer Vereinsamung Gesellschaft zu leisten, lud sie, wie allgemein behauptet wurde, ins Kino ein!

Sie war keineswegs vereinsamt. Bei dem Flickschuster verkehrten anscheinend lauter lustige Leute, und es wurde viel erzählt. Sie hatte dort immer eine Flasche ihres eigenen Rotweins stehen, und daraus trank sie ihr Gläschen, während die anderen erzählten und über die würdigen Autoritäten der Stadt loszogen. Dieser Rotwein blieb für sie reserviert, jedoch brachte sie mitunter der Gesellschaft stärkere Getränke mit.

Sie starb ganz unvermittelt, an einem Herbstnachmittag in ihrem Schlafzimmer, aber nicht im Bett, sondern auf dem Holzstuhl am Fenster. Sie hatte den ‚Krüppel‘ für den Abend ins Kino eingeladen, und so war das Mädchen bei ihr, als sie starb. Sie war vierundsiebzig Jahre alt.

Ich habe eine Fotografie von ihr gesehen, die sie auf dem Totenbett zeigt und die für die Kinder angefertigt worden war. Man sieht ein winziges Gesichtchen mit vielen Falten und einen schmallippigen, aber breiten Mund. Viel Kleines, aber nichts Kleinliches. Sie hatte die langen Jahre der Knechtschaft und die kurzen Jahre der Freiheit ausgekostet und das Brot des Lebens aufgezehrt bis auf den letzten Brosamen." (Brecht, 1967).

1.4   Idee und Gliederung des vorliegenden Buches

Sterben, Tod und Endlichkeit sind untrennbar mit der menschlichen Existenz verbunden. Gleichzeitig wissen wir um unsere Sterblichkeit. Gleichgültig, wie sehr wir die Auseinandersetzung mit der Endlichkeit unseres Lebens fürchten oder uns bemühen, diese zu verdrängen, die Konfrontation mit dieser ist unvermeidlich. Jaspers hat für derartige Erfahrungen den Begriff der Grenzsituationen geprägt. Zu deren grundlegenden Merkmalen gehört, dass sie durch uns nicht zu verändern, sondern nur zur Klarheit zu bringen sind (Jaspers, 1932, S. 203) und dass wir sie nicht durch intentionales Handeln, sondern nur durch das Werden der in uns möglichen Existenz überwinden können (Jaspers, 1932, S. 204). Dennoch – oder gerade deshalb – haben sich Menschen lange vor Beginn einer wissenschaftlichen Auseinandersetzung um eine Deutung der genannten Grenzen bemüht. Erwähnt seien an dieser Stelle nur die Erklärungen unserer Sterblichkeit und unser Wissen um diese in der christlichen und griechischen Mythologie (Sündenfall, Baum der Erkenntnis, Prometheus) sowie die Tatsache, dass Verheißungen von Reinkarnation oder ewigem Leben fester Bestandteil aller Weltreligionen sind. Des Weiteren spiegelt sich die Auseinandersetzung mit der Endlichkeit des menschlichen Lebens in der Frage nach einer angemessenen Gestaltung der zur Verfügung stehenden Lebenszeit und der damit zusammenhängenden Frage, welche Einstellung gegenüber der Endlichkeit und Endgültigkeit menschlichen Lebens einzunehmen ist, wider. Mit diesen beiden Fragen ist nicht nur ein von Beginn an zentraler Gegenstand theologischen und philosophischen, sondern auch literarischen Interesses benannt. Aus diesem Grunde muss in unserem Verständnis ein Buch über das letzte Lebensjahr neben epidemiologischen, medizinischen, psychologischen und soziologischen Erkenntnissen auch Beiträge aus Theologie, Philosophie und Literatur berücksichtigen.

Dem vorliegenden Buch liegt die Überzeugung zugrunde, dass wir Alternsprozesse nur dann angemessen zu verstehen in der Lage sind, wenn es uns gelingt, die für weite Teile gerontologischer Forschung nach wie vor typische „Außensicht", die nach Problemen und Potenzialen des Alters, dem Verlauf von Krankheitsprozessen oder relevanten Kontextbedingungen physischer, psychischer und sozialer Entwicklungsprozesse fragt, systematisch um eine „Innensicht" zu ergänzen, die die Art und Weise, wie Menschen ihr Leben interpretieren, in den Vordergrund stellt (Birren, 1999; Kruse, 2002b). Des Weiteren versteht sich Gerontologie aus der Perspektive des Verfassers zumindest implizit immer auch als angewandte Wissenschaft, insofern die Beschreibung und Erklärung von körperlichen, psychischen, sozialen und kulturellen Aspekten des Alterns und der für diese relevanten oder konstitutiven Umwelten nicht nur auf die Frage der Modifizierbarkeit verweist, sondern nicht selten darüber hinaus Bemühungen um eine Optimierung von Alternsprozessen begründet (vgl. hierzu Baltes & Baltes, 1994). Aus diesem Grunde muss in unserem Verständnis ein Buch über das letzte Lebensjahr zum einen auch die Problematik einer vorzeitigen Beendigung menschlichen Lebens, zum anderen auch die Möglichkeiten medizinisch-pflegerischer Betreuung und Versorgung am Lebensende behandeln.

Die folgenden beiden Kapitel repräsentieren eine Außensicht auf das letzte Lebensjahr. Kapitel 2 gibt zunächst eine nach Altersgruppen und Geschlecht differenzierte Darstellung von Todesursachen, ehe repräsentative Befunde zur Lebenssituation im letzten Lebensjahr, insbesondere zur Wohnsituation, zur Nutzung von Versorgungsangeboten und zu Sterbeorten, berichtet werden. Des Weiteren wird auf Untersuchungen zum „Terminal Decline", dem beschleunigten Rückgang kognitiver Leistungsfähigkeit am Lebensende, eingegangen. Ausgehend von der These der Morbiditätskompression, die postuliert, dass es in Zukunft gelingen wird, die Anzahl der in Krankheit verbrachten Lebensjahre insgesamt zu reduzieren und auf das Lebensende zu konzentrieren, wird in Kapitel 3 der Zusammenhang zwischen Lebensalter und Gesundheitsausgaben behandelt. Dabei zeigt sich zum einen, dass die heute älteren Menschen gegenüber früheren Generationen einen besseren Gesundheitszustand aufweisen, zum anderen, dass der Zusammenhang zwischen Lebensalter und Gesundheitsausgaben vor allem auf jene Menschen zurückzuführen ist, die in naher Zukunft versterben. Auch wenn die These der Morbiditätskompression nicht in vollem Umfang bestätigt werden kann, ergibt sich doch, dass die künftige Entwicklung der Gesundheitsausgaben im Allgemeinen eher zu pessimistisch beurteilt wird.

Die Kapitel 4 und 5 repräsentieren stärker eine Innensicht auf das letzte Lebensjahr. In Kapitel 4 steht die Frage, wie Sterben und Tod in das Leben integriert werden können, im Vordergrund. Hier werden Lyrik, Prosa und Essays zitiert, die in der rechtzeitigen Vorbereitung auf den Tod eine Voraussetzung für die Annahme des Lebensendes sehen. In Kapitel 5 werden vorwiegend psychologische Beiträge zur psychischen Situation Schwerkranker und Sterbender behandelt, wobei Beiträge aus der Literatur und Philosophie teils im Sinne einer Illustration, teils im Sinne einer Ergänzung herangezogen werden. Auf die Möglichkeit einer Differenzierung verschiedener Phasen der Auseinandersetzung mit Sterben und Tod, verschiedene Modelle der Belastungsverarbeitung und empirische Befunde zum Bewältigungsverhalten bei schwerkranken Menschen wird dabei ebenso eingegangen wie auf die Individualität des Sterbeprozesses sowie die Bedeutung von Entwicklungsprozessen in früheren Lebensabschnitten und der sozialen Umwelt für die Auseinandersetzung mit Sterben und Tod.

Kapitel 6 beschäftigt sich sowohl mit der allgemeinen Bedeutung religiöser und spiritueller Erfahrungen für die Entwicklung des Menschen (das Werden zu sich selbst) als auch mit deren speziellerer Bedeutung im Kontext der Auseinandersetzung mit Sterben und Tod. Das Verständnis der Erfahrung von Religiosität und Spiritualität (Innensicht) wird insbesondere auf der Grundlage zentraler Textstellen bei Thomas von Aquin und Meister Eckhart entwickelt, die Außensicht wird durch theoretische Konzeptionen und empirische Untersuchungen zur Religiosität und Spiritualität ebenso berücksichtigt wie durch deskriptive Daten zur konfessionellen Bindung in deutschsprachigen Ländern.

Die folgenden drei Kapitel beschäftigen sich mit dem Problem einer vorzeitigen Beendigung menschlichen Lebens. Gegenstand von Kapitel 7 sind Einstellungen gegenüber Sterben, Tod und Sterbehilfe. Empirische Befunde und theoretische Erklärungen zur Bedeutung von Lebensalter, Religiosität und sozialer Unterstützung für das Erleben von Todesangst werden behandelt; Einstellungen gegenüber aktiver Sterbehilfe und ärztlich assistiertem Suizid werden analysiert. Des Weiteren werden aktuelle Daten zur Häufigkeit von aktiver Sterbehilfe und ärztlich assistiertem Suizid berichtet. Die in Kapitel 8 vorgenommene Darstellung gesetzlicher und ethischer Grundlagen von aktiver Sterbehilfe und ärztlich assistiertem Suizid beginnt mit der rechtlichen Situation in den Niederlanden, in Belgien und im US-Staat Oregon, also jenen Staaten, die sich durch besonders „liberale" Regelungen aktiver Sterbehilfe auszeichnen. Im Anschluss daran wird die rechtliche Situation in Deutschland dargestellt, wobei neben zentralen gesetzlichen Bestimmungen vor allem die Grundsätze der Bundesärztekammer im Vordergrund stehen. In einem zweiten Teil des Kapitels wird die in den Niederlanden und Belgien aufgegebene Differenzierung zwischen aktiver, passiver und indirekter Sterbehilfe aus ethisch-pragmatischer Perspektive untersucht. Des Weiteren wird auf die zentralen Argumente der aktuellen Diskussion um eine Legalisierung von aktiver Sterbehilfe und ärztlich assistiertem Suizid eingegangen. Kapitel 9 leistet eine philosophische Betrachtung von Selbstverantwortung, Selbsttötung und Sterbehilfe. Deren Zielsetzung besteht zum einen darin, mit Bezug auf Epikurs Philosophie der Freude sowie insbesondere auf Jaspers' Begriff der Grenzsituation und Gadamers Reflexionen zum Thema Schmerz aufzuzeigen, dass die Erfahrung von Sterben, Tod und Endlichkeit als Grundsituation menschlichen Lebens anzusehen ist und damit den Wert menschlichen Lebens grundsätzlich nicht in Frage stellt oder beeinträchtigt. Des Weiteren sollen mit diesem Kapitel gängige Argumente für eine Legalisierung von aktiver Sterbehilfe und ärztlich assistiertem Suizid entkräftet und widerlegt werden.

Nachdem eine Legalisierung von aktiver Sterbehilfe und ärztlich assistiertem Suizid in Kapitel 9 zurückgewiesen wurde, versteht sich Kapitel 10 als Entwurf einer positiven Alternative, wie die Betreuung und Versorgung schwerkranker und sterbender Menschen in unserer Gesellschaft zu gestalten ist (siehe auch Aulbert et al., 1998). Im Anschluss an einen Überblick über die Prinzipien der Hospizhilfe werden zunächst sechs Facetten der Selbstverantwortung expliziert, die im Prozess des Sterbens möglichst lange aufrechtzuerhalten sind. In einem weiteren Schritt wird auf die Möglichkeiten der Aufrechterhaltung von Selbstverantwortung in der Sterbebegleitung und Palliativpflege eingegangen. Des Weiteren werden Fragen der Schmerztherapie und der Symptomkontrolle angesprochen.

2 Das letzte Lebensjahr – Deskriptive Befunde

2.1 Todesursachen

Jedes Jahr sterben 5 bis 6 Prozent der 65-Jährigen und Älteren. 42.5 Prozent der Menschen sterben im Alter zwischen 60 und 80 Jahren, 44 Prozent im Alter von über 80 Jahren (Tesch-Römer & Zeman, 2003; Wilkening & Martin, 2003). Dabei steigen die Sterberaten mit dem Alter exponentiell an: Im Jahre 2000 in der Bundesrepublik Deutschland von jährlich 2.8 Prozent in der Altersgruppe der 65- bis 69-jährigen Männer auf 27.4 Prozent in der Altersgruppe der über 90-jährigen Männer bzw. von 1.4 Prozent in der Altersgruppe der 65- bis 69-jährigen Frauen auf 24.7 Prozent in der Altersgruppe der über 90-jährigen Frauen.

Zunächst seien die Todesursachen anhand der Ergebnisse aus einer prospektiven Studie (Husebø Sandgathe, 2003) veranschaulicht. In dieser Studie wurden in einem Zeitraum von zwei Jahren 179 sterbende Patienten in Krankenhäusern und Hospizen begleitet (133 Frauen, 46 Männer, Durchschnittsalter 84.5 Jahre, Altersbereich 64 bis 103 Jahre). Häufigste Todesursachen waren Herzversagen (62 Prozent), Pneumonie (26 Prozent) und Tumore (24 Prozent). Bei 40 Prozent der Patienten lag zwar eine Tumordiagnose vor, doch starben nicht alle Patienten an dem Tumor.

15 Prozent der Todesfälle erfolgten plötzlich, unerwartet, bei 85 Prozent der Todesfälle wurde der Tod hingegen erwartet. Bei 137 Patienten (77 Prozent) wurden die Angehörigen auf die Möglichkeit des bald eintretenden Todes hingewiesen, zusätzlich erhielten sie mehrere Tage vor dem erwarteten Todesfall ausführliche Informationen über das körperliche und psychische Befinden des Patienten. 101 Patienten (56 Prozent) starben im Beisein der Familie. 148 Patienten (83 Prozent) erhielten in den letzten 24 Stunden Opioide, davon 120 Morphin. Alle Patienten und Angehörigen sprachen sich im Vorfeld gegen die Noteinweisung auf eine Intensivstation wie auch gegen eine unnötige Verlängerung des Lebens und Leidens in der letzten Lebensphase aus. Schmerztherapie und Symptomkontrolle wurden ausdrücklich gewünscht und dankbar angenommen.

Nach diesem kurzen, einleitenden Einblick in eine prospektive Studie sollen nun Daten aus der Gesundheitsberichterstattung des Bundes (2004) dargestellt werden. Diese Daten sind in den Tabellen 2.1 und 2.2 zusammengefasst. Die Berichterstattung weist für Frauen und Männer eine ähnliche Rangreihe der häufigsten Todesursachen aus.

Tab. 2.1: Anzahl der Sterbefälle (Alter, Männer) (nach der Gesundheitsberichterstattung des Bundes, 2004)

Todesursache	Insgesamt	Im Jahre 2002 (Männer)						
		60–64	65–69	70–74	75–79	80–84	85–89	90+
1. Alle Krankheiten und Folgen äußerer Ursachen	**389.116**	**38.805**	**47.104**	**58.419**	**57.210**	**50.117**	**38.198**	**28.747**
Bestimmte infektiöse und parasitäre Krankheiten	5.041	514	611	753	723	541	371	223
Neubildungen	112.245	15.524	17.740	19.942	16.619	12.127	6.826	3.863
Bösartige Neubildungen	109.869	15.305	17.446	19.576	16.206	11.758	6.557	3.678
In-situ–Neubildungen	16	2	2	2	1	1	3	3
Gutartige Neubildungen	163	22	30	16	24	20	13	7
Neubildungen unsicheren oder unbekannten Verhaltens	2.197	195	262	348	388	348	253	175
Krankheiten des Blutes und der blutbildenden Organe	720	62	85	101	112	98	77	55
Endokrine, Ernährungs- und Stoffwechselkrankheiten	9.694	850	1.254	1.573	1.498	1.427	1.008	721
Psychische und Verhaltensstörungen	5.106	685	474	333	246	200	201	176
Krankheiten des Nervensystems	8.018	643	755	1.064	1.314	1.305	890	477
Krankheiten des Auges und der Augenanhangsgebilde	–	–	–	–	–	–	–	–
Krankheiten des Ohres und des Warzenfortsatzes	5	–	–	–	–	–	–	–
Krankheiten des Kreislaufsystems	160.629	12.508	17.511	24.221	26.185	25.391	21.446	17.256
Krankheiten des Atmungssystems	27.562	1.874	2.778	4.600	5.168	4.524	3.755	2.851
Krankheiten des Verdauungssystems	21.177	2.940	2.768	2.620	2.231	1.724	1.157	935
Krankheiten der Haut und der Unterhaut	125	4	8	19	25	15	22	12
Krankheiten des Muskel-Skelett-Systems und des Bindegewebes	588	75	83	100	90	65	43	42
Krankheiten des Urogenitalsystems	5.148	274	504	695	912	903	829	664
Schwangerschaft, Geburt und Wochenbett	X	X	X	X	X	X	X	X
Bestimmte Zustände, die ihren Ursprung in der Perinatalperiode haben	866	–	1	–	–	–	–	–

	Insgesamt	60–64	65–69	70–74	75–79	80–84	85–89	90+
Angeborene Fehlbildungen, Deformitäten und Chromosomenanomalien	795	34	10	8	5	5	2	1
Symptome und abnorme klinische und Laborbefunde	9.960	1.205	1.092	1.009	828	689	630	743
Verletzungen, Vergiftungen und bestimmte andere Folgen äußerer Ursachen	21.437	1.613	1.430	1.381	1.254	1.103	941	728
2. Äußere Ursachen von Morbidität und Mortalität	**21.437**	**1.613**	**1.430**	**1.381**	**1.254**	**1.103**	**941**	**728**
Transportmittelunfälle	5.118	248	213	194	148	118	49	24
Sonstige äußere Ursachen von Unfallverletzungen	5.947	465	486	482	514	546	563	511
Vorsätzliche Selbstbeschädigung	8.106	696	566	560	461	323	243	118
Tätlicher Angriff	326	22	13	5	2	5	2	–
Ereignis, dessen nähere Umstände unbestimmt sind	1.536	138	90	88	81	70	62	67
Gesetzliche Maßnahmen und Kriegshandlungen	5	–	–	–	–	1	1	–
Komplikationen bei der medizinischen und chirurgischen Behandlung	297	36	51	43	39	30	17	6
Folgezustände äußerer Ursachen von Morbidität und Mortalität	102	8	11	9	9	10	4	2
Zusätzliche Faktoren mit Bezug auf anderenorts klassifizierte Ursachen von Morbidität und Mortalität	–	–	–	–	–	–	–	–
3. Unfälle	**11.412**	**752**	**755**	**724**	**704**	**697**	**631**	**541**
Arbeitsunfall	493	47	15	17	5	2	–	–
Schulunfall	7	3	–	–	–	–	–	–
Verkehrsunfall	4.980	234	208	191	144	115	50	24
Häuslicher Unfall	2.518	191	245	233	269	313	321	287
Sport-, Spielunfall	125	10	5	5	3	2	–	1
sonstiger Unfall	3.289	267	282	279	283	265	260	229

Tab. 2.2: Anzahl der Sterbefälle (Alter, Frauen) (nach der Gesundheitsberichterstattung des Bundes, 2004)

Todesursache	Im Jahre 2002 (Frauen)							
	Insgesamt	60–64	65–69	70–74	75–79	80–84	85–89	90+
1. Alle Krankheiten und Folgen äußerer Ursachen	**452.570**	**18.852**	**25.174**	**38.128**	**63.573**	**81.031**	**89.305**	**100.990**
Bestimmte infektiöse und parasitäre Krankheiten	5.425	255	377	568	954	980	837	846
Neubildungen	103.196	9.499	10.797	13.245	17.146	16.167	11.808	8.767
Bösartige Neubildungen	100.174	9.366	10.606	12.943	16.667	15.578	11.216	8.210
In-situ-Neubildungen	19	1	–	6	5	1	2	2
Gutartige Neubildungen	227	16	24	26	47	39	30	19
Neubildungen unsicheren oder unbekannten Verhaltens	2.776	116	167	270	427	549	560	536
Krankheiten des Blutes und der blutbildenden Organe	1.152	54	85	101	151	221	217	221
Endokrine, Ernährungs- und Stoffwechselkrankheiten	16.661	482	888	1.507	2.628	3.497	3.533	3.485
Psychische und Verhaltensstörungen	2.816	192	134	127	214	317	487	646
Krankheiten des Nervensystems	9.730	416	558	937	1.618	2.045	1.805	1.369
Krankheiten des Auges und der Augenanhangsgebilde	1	–	–	1	–	–	–	–
Krankheiten des Ohres und des Warzenfortsatzes	2	–	–	–	–	–	–	–
Krankheiten des Kreislaufsystems	233.149	4.501	8.158	15.341	30.516	44.817	56.019	67.983
Krankheiten des Atmungssystems	26.084	811	1.211	2.171	3.677	4.738	5.550	6.797
Krankheiten des Verdauungssystems	20.672	1.246	1.361	1.864	2.864	3.460	3.485	3.536
Krankheiten der Haut und der Unterhaut	328	5	16	23	35	53	64	107
Krankheiten des Muskel-Skelett-Systems und des Bindegewebes	1.338	69	99	150	235	244	224	231
Krankheiten des Urogenitalsystems	7.112	189	314	580	1.068	1.491	1.665	1.594
Schwangerschaft, Geburt und Wochenbett	21	–	–	–	–	–	–	–
Bestimmte Zustände, die ihren Ursprung in der Perinatalperiode haben	647	–	1	–	1	–	–	–

	Insgesamt	60–64	65–69	70–74	75–79	80–84	85–89	90+
Angeborene Fehlbildungen, Deformitäten und Chromosomenanomalien	777	28	17	16	23	14	10	12
Symptome und abnorme klinische und Laborbefunde	10.600	430	482	679	1.137	1.357	1.787	3.391
Verletzungen, Vergiftungen und bestimmte andere Folgen äußerer Ursachen	12.859	675	676	818	1.306	1.630	1.814	2.005
2. Äußere Ursachen von Morbidität und Mortalität	**12.859**	**675**	**676**	**818**	**1.306**	**1.630**	**1.814**	**2.005**
Transportmittelunfälle	1.971	105	133	119	158	104	72	28
Sonstige äußere Ursachen von Unfallverletzungen	6.105	207	247	328	736	1.050	1.341	1.593
Vorsätzliche Selbstbeschädigung	3.057	302	229	261	244	259	184	86
Tätlicher Angriff	278	12	5	14	13	7	4	2
Ereignis, dessen nähere Umstände unbestimmt sind	1.092	27	30	63	98	141	174	264
Gesetzliche Maßnahmen und Kriegshandlungen	–	–	–	–	–	–	–	–
Komplikationen bei der medizinischen und chirurgischen Behandlung	312	20	30	30	53	59	33	25
Folgezustände äußerer Ursachen von Morbidität und Mortalität	44	2	2	3	4	10	6	7
Zusätzliche Faktoren mit Bezug auf anderenorts klassifizierte Ursachen von Morbidität und Mortalität	–	–	–	–	–	–	–	–
3. Unfälle	**8.417**	**333**	**411**	**479**	**949**	**1.221**	**1.450**	**1.649**
Arbeitsunfall	25	1	2	–	2	4	–	1
Schulunfall	2	–	–	–	–	–	–	–
Verkehrsunfall	1.937	105	132	119	154	104	74	29
Häuslicher Unfall	3.426	106	132	196	405	615	793	930
Sport-, Spielunfall	45	1	–	–	1	1	1	–
sonstiger Unfall	2.982	120	145	164	387	497	582	689

Krankheiten des Kreislaufsystems bilden jeweils mit Abstand vor
bösartigen Neubildungen die häufigste Todesursache. Im Jahre 2002
verstarben laut Todesursachenstatistik 233.149 Frauen und 160.629
Männer an Krankheiten des Kreislaufsystems, 100.174 Frauen und
109.869 Männer an bösartigen Neubildungen.

Als weitere Todesursache sind Krankheiten des Atmungssystems
mit 26.084 ausgewiesenen Todesfällen bei Frauen und 27.562 ausgewiesenen Todesfällen bei Männern von deutlich geringerer Bedeutung.
Die folgenden Rangplätze entfallen bei Frauen auf Krankheiten des
Verdauungssystems (20.672), auf endokrinologische Krankheiten, auf
Ernährungs- und Stoffwechselkrankheiten (16.661) sowie auf Verletzungen, Vergiftungen und andere Folgen äußerer Ursachen
(12.859), bei Männern auf Verletzungen, Vergiftungen und bestimmte
andere Folgen äußerer Ursachen (21.437), auf Krankheiten des
Verdauungssystems (21.177) sowie auf Symptome und abnorme klinische Laborbefunde (9.960).

Vergleicht man die geschlechtsspezifischen Häufigkeiten der in
Tabelle 2.1 und 2.2 differenzierten Todesursachen, dann fällt auf,
dass deutlich mehr Frauen als Männer an Krankheiten des Kreislaufsystems, an endokrinologischen Krankheiten, an Ernährungs- und
Stoffwechselkrankheiten sowie an Krankheiten des Muskel-Skelett-
Systems und des Bindegewebes sterben, während psychische Störungen und Verhaltensstörungen, Verletzungen, Vergiftungen, andere
äußere Ursachen sowie Unfälle (vor allem Verkehrsunfälle) bei
Männern deutlich häufiger als bei Frauen zum Tode führen.

Eine für Frauen und Männer ähnliche Rangreihe der häufigsten
Todesursachen findet sich auch dann, wenn man nur die 60-jährigen
und älteren Menschen betrachtet. Eine altersgruppenspezifische Betrachtung zeigt hier, dass Krankheiten des Kreislaufsystems mit fortschreitendem Alter gegenüber bösartigen Neubildungen an Bedeutung gewinnen. Bei den Frauen bilden Kreislauferkrankungen bei
70- bis 74-Jährigen die häufigste Todesursache, bei den Männern
bereits ab der Altersgruppe 65 bis 69 Jahre.

Die Anzahl der auf Krankheiten des Kreislaufsystems zurückge-
henden Todesfälle nimmt bei Frauen zwischen dem 60. und 90. Lebensjahr kontinuierlich zu. Im Jahre 2002 starben in der Altersgruppe
60 bis 64 Jahre 4.501, in der Altersgruppe 70 bis 74 Jahre 15.341, in
der Altersgruppe 80 bis 84 Jahre 44.817 Frauen an Krankheiten des
Kreislaufsystems. Bei den Männern nimmt die Anzahl der Sterbefälle
infolge von Kreislauferkrankungen ebenfalls bis zur Altersgruppe 75
bis 79 Jahre zu, allerdings ist die Steigerungsrate mit jener der Frauen
nicht vergleichbar. Im Jahre 2002 starben in der Altersgruppe 60 bis
64 Jahre 12.508, in der Altersgruppe 70 bis 74 Jahre 24.221 Männer an
Krankheiten des Kreislaufsystems, die höchste Anzahl wurde in der

Altersgruppe der 75- bis 79-Jährigen mit 26.185 erreicht. Für die bösartigen Neubildungen findet sich sowohl bei den Frauen als auch bei den Männern eine kontinuierliche Zunahme bis zur Altersgruppe 75 bis 79 Jahre, der darauf folgende Abfall der absoluten Sterbeziffern ist bei Männern stärker ausgeprägt als bei Frauen.

Vor allem an Herz-Kreislauf-Erkrankungen, jedoch auch an bösartigen Neubildungen und Krankheiten des Atmungssystems sterben Frauen in einem höheren Alter als Männer. Bis zur Altersgruppe 70 bis 74 Jahre sterben mehr Männer als Frauen an Krankheiten des Kreislaufsystems und bösartigen Neubildungen, während in den höheren Altersgruppen die Anzahl der Frauen zum Teil deutlich überwiegt.

Krankheiten des Atmungssystems treten bis zur Altersgruppe 75 bis 79 Jahre bei Männern häufiger, bis zur Altersgruppe 70 bis 74 Jahre mehr als doppelt so häufig auf wie bei Frauen, während ab der Altersgruppe 85 bis 89 Jahre die Anzahl entsprechender Todesfälle von Frauen deutlich überwiegt.

Genetische Determinanten bilden eine mögliche Ursache für die geschlechtsspezifischen Mortalitätsraten. So haben Frauen gerade im Hinblick auf Kreislauferkrankungen und die dafür hauptverantwortliche Arteriosklerose einen nachweisbaren Schutz durch ihren Hormonhaushalt. Bei Frauen sind bis zum ca. 50. Lebensjahr die Cholesterinwerte niedriger und der HDL-Spiegel höher als bei Männern gleichen Alters (das Lipoprotein gilt als Schutzfaktor gegen koronare Herzerkrankung). Der positive Effekt von Östrogen auf den Fettstoffwechsel dürfte eine der biologischen Hauptursachen für den beschriebenen Geschlechtsunterschied bei den Todesraten durch Kreislauferkrankungen sein. Denn nach der Menopause nimmt dieser Vorteil der Frauen kontinuierlich ab, bis schließlich im höheren Alter das Risiko für Frauen größer ist. Weiterhin sind auch psychosoziale Einflussfaktoren zu nennen. Gerade bei den Erkrankungen des Kreislaufsystems, aber auch bei den Erkrankungen des Atmungssystems ist die Erkrankungswahrscheinlichkeit stark von Risikofaktoren (hier sind vor allem sog. Lifestyle-Faktoren zu nennen) abhängig, die in höheren Altersgruppen bei Männern vergleichsweise häufiger angetroffen werden. Als weiterer Erklärungsansatz kommen geschlechtsspezifische Konzepte von Gesundheit und Krankheit in Betracht, die sich möglicherweise auf der Grundlage klassischer bipolarer Geschlechtsrollen entwickeln:

„Bei Frauen stehen psychische Aspekte emotionaler Befindlichkeit und sozialen Wohlbefindens im Vordergrund, für Männer bedeutet Gesundheit in erster Linie Leistungsfähigkeit, Funktionieren und Nicht-Wahrnehmen des Körpers. Männer lernen häufiger bereits in der Kindheit, psychosomatische Störungen und Schmerzen nicht auszudrücken, insbesondere fällt ein riskanter Umgang mit ihrem Körper und ihrer Gesundheit im Jugendalter auf. Diese unterschiedlichen geschlechtsspezifischen Gesundheitskonzepte haben ebenfalls Einfluss auf Diagnoseerstellung und therapeutische Entscheidungen" (Siegrist & Möller-Leimkühler 1998, S. 106; vgl. auch Kruse et al., 2001).

2.2   Aspekte der Lebenssituation im letzten Lebensjahr

Die bisher publizierten Studien zum letzten Lebensjahr haben sich zum weit überwiegenden Teil auf ausgewählte Personengruppen wie Krebskranke, Demenzkranke oder Patienten in Krankenhäusern und Hospizen konzentriert (Bortz, 1990; Collins & Ogle, 1994; McCarthy et al., 1997; Morris et al., 1986). Entsprechend ist es schwierig, allgemeine Aussagen darüber zu treffen, wie sich verschiedene Aspekte der Lebenssituation im letzten Lebensabschnitt entwickeln (Addington-Hall & McCarthy, 1995; Brock et al., 1992).

In einer Studie von Bickel (1998) wurden über einen Zeitraum von zwölf Monaten alle Sterbefälle in der Altenbevölkerung der Stadt Mannheim berücksichtigt. Per Zufallsverfahren wurde eine 40 Prozent-Stichprobe gezogen, für die detaillierte Auskünfte über das letzte Lebensjahr eingeholt wurden. Die Daten wurden in Form eines standardisierten Informanteninterviews mit den engsten Angehörigen und Hinterbliebenen erhoben. Diese Studie gibt einen umfassenden Überblick über die Lebenssituation älterer Menschen im letzten Lebensjahr und soll aus diesem Grunde ausführlicher dargestellt werden. Die Ergebnisse lassen sich dabei wie folgt zusammenfassen:

Das durchschnittliche Sterbealter in der Grundgesamtheit der Verstorbenen lag bei 80.2 Jahren (SD= 7.9) und reichte von 65 bis zu 108 Jahren. Die Frauen wurden um knapp vier Jahre älter als die Männer (Mittel 81.8 Jahre zu 77.9 Jahren). Insgesamt waren 28.6 Prozent der Verstorbenen zur Zeit ihres Todes Bewohner eines Heimes. Bei den Männern nahm der Heimbewohneranteil von 4.5 Prozent in der Altersgruppe 65 bis 69 Jahre auf 50 Prozent in der Altersgruppe 95+ zu, bei den Frauen von 8.5 Prozent auf 55.4 Prozent. 41 Prozent der Heimbewohner verbrachten nur einen Teil des letzten Lebensjahres in stationärer Betreuung, das heißt, sie verstarben noch innerhalb von zwölf Monaten nach dem Heimeintritt. Auf Männer traf dies in 51.7 Prozent, auf Frauen in 37.6 Prozent der Fälle zu. Das gesamte letzte Lebensjahr über befanden sich 16.9 Prozent der Verstorbenen in einem Heim – 8.2 Prozent der Männer und 22.9 Prozent der Frauen. 23.5 Prozent der in Privathaushalten lebenden Männer und 61.9 Prozent der in Privathaushalten lebenden Frauen lebten in einem Ein-Personen-Haushalt. 35.7 Prozent der in Privathaushalten lebenden Männer und 40.6 Prozent der in Privathaushalten lebenden Frauen nahmen ambulante Hilfsdienste in Anspruch.

Menschen sterben heute überwiegend in Kliniken, Heimen und ähnlichen Institutionen. Der Studie von Bickel zufolge ereigneten sich 70.9 Prozent der Sterbefälle innerhalb und 29.1 Prozent außerhalb von Institutionen. Ein höheres Sterbealter verringerte die Wahrscheinlichkeit des Todes im Krankenhaus hochsignifikant, gleichzeitig war die Wahrscheinlichkeit des Todes in einem Heim hochsignifikant erhöht.

Unter den in Privathaushalten lebenden Menschen wurden 85.5 Prozent der Männer und 82 Prozent der Frauen im letzten Jahr im Krankenhaus behandelt. Unter den Heimbewohnern lag der Anteil der Männer, die im letzten Jahr im Krankenhaus behandelt wurden, bei 76.4 Prozent, der Anteil der Frauen bei 71.2 Prozent. Die durchschnittliche Zahl von Krankenhausepisoden lag in Privathaushalten bei 1.61 (Frauen) bzw. 1.69 (Männer), in Heimen bei 1.30 (Frauen) bzw. 1.62 (Männer). Die Gesamtdauer der Krankenhausaufenthalte lag bei den in Privathaushalten lebenden Personen bei 4.78 Wochen (Frauen) bzw. 5.25 Wochen (Männer), bei den in Heimen lebenden Personen bei 4.20 Wochen (Frauen) bzw. 6.04 Wochen (Männer).

Die Wahrscheinlichkeit eines Klinikaufenthalts nahm mit steigendem Alter des Patienten ab:

„Obwohl eine stationäre Behandlung im letzten Lebensjahr eher die Regel als die Ausnahme war, ergaben sich in Abhängigkeit von demographischen Variablen, von der Wohnform und vom Grad der Pflegebedürftigkeit deutliche Inanspruchnahmeunterschiede. So wurden die Hochbetagten seltener als die jungen Alten in Kliniken eingewiesen, die Frauen seltener als die Männer, die Verwitweten und Geschiedenen seltener als die Verheirateten, die Pflegebedürftigen seltener als die Nichtpflegebedürftigen und die Bewohner von Heimen und Mehrpersonenhaushalten seltener als die Bewohner von Ein- oder Zweipersonenhaushalten. Bei wechselseitiger Kontrolle der Faktoren traten diese Zusammenhänge mit Einzelmerkmalen indessen zurück. In der multivariaten Analyse wirkte sich lediglich das Alter auf die Wahrscheinlichkeit einer stationären Aufnahme aus und zwar in dem Sinne, daß sich mit steigendem Alter die Inanspruchnahme verringerte." (Bickel, 1998, S. 199).

Nahezu 30 Prozent der Verstorbenen verbrachten den letzten Lebensabschnitt in einem Alten- oder Pflegeheim.

„Primär bedeutsam für die Wahrscheinlichkeit, das Lebensende in einem Heim zu verbringen, scheinen gesundheitliche Beeinträchtigungen und Behinderungen zu sein, die länger währenden Hilfs- und Pflegebedarf verursachen. Ausschlaggebend ist dann, ob Angehörige die Versorgung gewährleisten können. Erwartungsgemäß erwiesen sich hierbei das Bestehen einer Ehegemeinschaft und das Vorhandensein von Kindern als protektive Faktoren. Scheidung und Verwitwung gingen mit einem fast um das Doppelte erhöhten Risiko einher, Ledige standen sogar unter einem vierfach höheren Risiko und Kinderlosigkeit wirkte sich zusätzlich mit einem annähernd doppelt so hohen Risiko aus." (Bickel, 1998, S. 200).

Die Verweildauer in Krankenhäusern ging oberhalb eines Sterbealters von 80 Jahren deutlich zurück, während die Verweildauer in Heimen kontinuierlich mit dem Alter anstieg. Insgesamt wurden etwa 30 Prozent des letzten Lebensjahres in stationärer Versorgung durch Kliniken und Heime verbracht; die Anteile stiegen von der niedrigsten zur höchsten Altersgruppe von 15 Prozent bis auf 50 Prozent an. Der Anteil der Verstorbenen, die weder im Heim noch im Krankenhaus waren, betrug nur 11.4 Prozent. Der Anteil derer, die darüber hinaus auch keine ambulanten Dienste in Anspruch genommen hatten, lag bei 7.4 Prozent.

Für die Todesursachen ergab sich folgende Rangfolge:

Bei 39.4 Prozent der Krankheiten handelte es sich um Erkrankungen des Kreislaufsystems (darunter waren 11.2 Prozent zerebrovaskuläre Erkrankungen), bei 23.2 Prozent um Neubildungen, bei 9.9 Prozent um Krankheiten der Atmungsorgane, bei 7 Prozent um Krankheiten der Verdauungs- sowie der Harn- und Geschlechtsorgane. In 18.1 Prozent der Fälle wurden nur schwer definierbare Zustände wie Altersschwäche, Gebrechlichkeit, Multimorbidität genannt, in 17 Prozent eine organische Psychose (hier handelte es sich um Aussagen von Angehörigen mit beschränkter Differenziertheit und Validität).

2.3   Befunde im Kontext des Terminal Decline-Konzepts

Der bevorstehende Tod wird als ein Faktor angesehen, der zu kognitiven Verlusten beiträgt. Eine bereits auf Kleemeier (1962) zurückgehende Annahme lässt sich dahingehend zusammenfassen, dass die Lern-, Denk- und Problemlösefähigkeit in den letzten Lebensjahren eine Phase beschleunigter Leistungseinbußen durchläuft, wofür der Begriff „Terminal Decline" geprägt wurde (Palmore & Cleveland, 1976; Riegel & Riegel, 1976; Schaie, 1996).

In der *Religious Orders Study* werden seit Mitte der 1990er Jahre ältere katholische Nonnen, Priester und Brüder, die einer Autopsie nach dem Tode zugestimmt haben, einmal jährlich medizinisch und klinisch untersucht. Bis zum Jahre 2003 waren von den 763 Personen 122 verstorben. Für die 2003 noch lebenden Untersuchungs-

teilnehmer lag das Durchschnittsalter zum ersten Messzeitpunkt bei
74.4 Jahren, für die bis 2003 verstorbenen Untersuchungsteilnehmer
bei 80.5 Jahren.

Wilson et al. (2003) wählten ein globales Maß für die Bestimmung
der kognitiven Leistungsfähigkeit; in dieses gingen die Werte für Epi-
sodisches Gedächtnis, für Semantisches Gedächtnis, für Arbeits-
gedächtnis, für Wahrnehmungsgeschwindigkeit sowie für räumliche
Wahrnehmung ein. Die empirische Analyse der Längsschnittverläufe
zeigte zunächst, dass sich die Entwicklung der kognitiven Leistungsfähigkeit in der Gruppe der Überlebenden als Gerade darstellen lässt,
während in der Gruppe der bis 2003 Verstorbenen die Annahme eines Zeitpunktes, von dem ab sich ein *beschleunigter Abbau* vollzieht,
deutlich besser mit den beobachteten Daten übereinstimmt. In der
Gruppe der Überlebenden ging das globale Maß für die kognitive
Leistungsfähigkeit im Durchschnitt um 0.026 Standardeinheiten pro
Jahr zurück. Unter den Verstorbenen zeigte sich bis zum 43. Monat
vor dem Eintritt des Todes eine vergleichbare Veränderung, danach
aber ein mit durchschnittlich 0.173 Standardeinheiten pro Jahr *deutlich beschleunigter Rückgang*. Die Abnahme der kognitiven Leistungsfähigkeit war damit in der Gruppe der Verstorbenen ab dem 43.
Monat vor dem Eintritt des Todes sechsmal höher als in der Gruppe
der Überlebenden. Darüber hinaus zeigten die Verstorbenen bereits
zum ersten Messzeitpunkt im Durchschnitt um 0.103 Standardeinheiten schlechtere kognitive Leistungswerte.

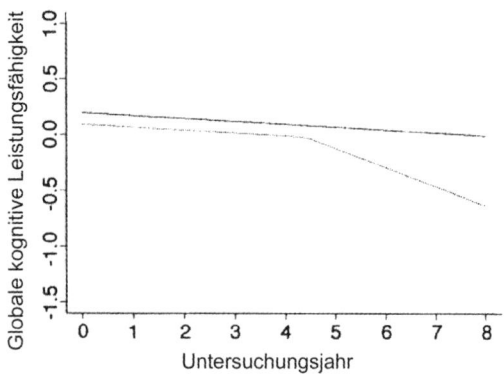

Abb. 2.1: Durchschnittliche Acht-Jahres-Entwicklungspfade für überlebende
(obere Gerade) und verstorbene (untere Gerade) Untersuchungsteilnehmer
(modifiziert nach Wilson et al., 2003)

Abbildung 2.1 zeigt Acht-Jahres-Entwicklungspfade bei zwei typischen Studienteilnehmern: Einem Teilnehmer, der überlebte, und einem weiteren Teilnehmer, der nach acht Jahren verstarb. Dabei zeigte sich bei Letzterem ungefähr 3.5 Jahre vor dem Tod eine deutliche Zunahme im Grad des Verlusts kognitiver Leistungskapazität.

Um die interindividuellen Unterschiede im Ausprägungsgrad des kognitiven Verlusts abbilden zu können, wurden die individuellen „Entwicklungspfade" einander gegenübergestellt. Abbildung 2.2a zeigt die Entwicklungspfade für jene Personen, die verstorben sind, Abbildung 2.2b die Entwicklungspfade für jene Personen, die überlebt haben. Dabei zeigt sich für die Überlebenden ein vergleichsweise geringer Verlust, für die Verstorbenen hingegen ein stark ausgeprägter Verlust.

Für die verschiedenen kognitiven Funktionen ließen sich Unterschiede im Hinblick auf den *Zeitpunkt* vor dem Tod identifizieren, zu dem deutliche Leistungsverluste auftraten. 33 Monate vor dem Tod waren Verluste in der Wahrnehmungsgeschwindigkeit, hingegen bereits 72 Monate vor dem Tod Verluste in der räumlichen Wahrnehmung erkennbar.

Die Autoren gelangen zu folgender Schlussfolgerung (Wilson et al., 2003, S. 1785ff.):

Die Grundlage des Zusammenhangs zwischen Tod und kognitivem Verlust ist unsicher. Im Durchschnitt war bei jenen Menschen, die im Beobachtungszeitraum verstorben sind, bereits drei bis vier Jahre vor dem Tod ein eindeutiger Rückgang in der kognitiven Lei-

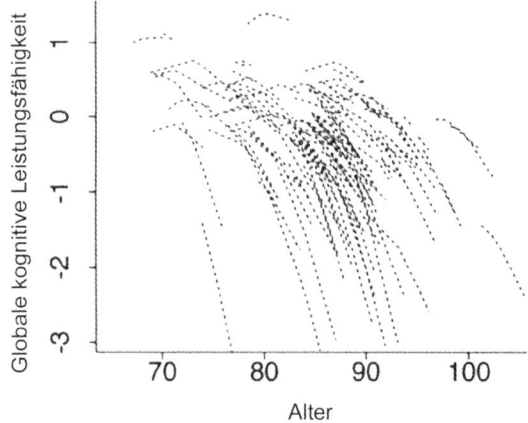

Abb. 2.2a: Entwicklungspfade für Untersuchungsteilnehmer, die verstorben sind (modifiziert nach Wilson et al., 2003)

stungskapazität erkennbar. Vor diesem Zeitpunkt fanden sich auch bei den Verstorbenen nur geringe kognitive Einbußen; bei jenen Menschen, die überlebt haben, fand sich im gesamten Zeitraum nur ein vergleichsweise geringer Abbau der kognitiven Leistungsfähigkeit – dies traf sogar auf jene Menschen zu, die älter als 90 Jahre gewesen waren.

Es ließen sich große interindividuelle Unterschiede im Grad der Veränderung während der Phase vor dem Tod erkennen. Diese Heterogenität legt die Annahme nahe, dass ein Teil des kognitiven Verlusts in der Phase vor dem Tod wahrscheinlich ein Symptom von Krankheiten im hohen Alter darstellt, wie Alzheimer Demenz oder Schlaganfall, die zahlreiche kognitive Funktionen berühren und zugleich Einfluss auf das Überleben ausüben. Auf der anderen Seite war ein gewisses Maß an kognitiven Verlusten bei allen Menschen erkennbar, die verstorben sind, woraus sich folgern lässt, dass an diesen Verlusten auch andere Faktoren beteiligt sind.

In der Bonner Längsschnittstudie konnten innerhalb eines Gesamtmesszeitraums von zwölf Jahren von den insgesamt 222 Teilnehmerinnen und Teilnehmern 26 Personen im Jahre ihres Todes, 45 Personen ein Jahr vor ihrem Tod, 30 Personen zwei Jahre, 42 Personen drei Jahre und 10 Personen vier Jahre vor ihrem Tode untersucht werden.

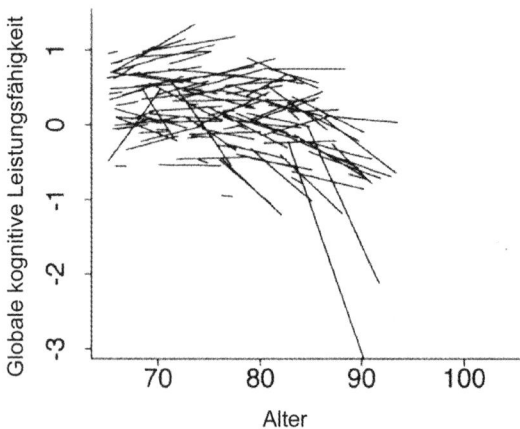

Abb. 2.2b: Entwicklungspfade für Untersuchungsteilnehmer, die überlebt haben (modifiziert nach Wilson et al., 2003)

Die sehr differenzierten Ergebnisse der Analysen zum Terminal Decline werden von Schmitz-Scherzer (1987) wie folgt zusammengefasst:

„Die Ergebnisse zeigten, daß es durch die Daten des Hamburg Wechsler Intelligenztests und des Raven einen ‚Terminal Decline' gab, allerdings sehr unterschiedlich in bezug auf die jeweiligen Untertests und auf den Zeitraum vor Eintritt des Todes. So fanden sich zum Beispiel unterschiedliche Verläufe über den Messzeitraum dergestalt, daß manche Messergebnisse vor Eintritt des Todes ein einmaliges Abknicken in der Verlaufskurve und danach ein weiteres flacheres Absinken zeigten, andere dagegen ein deutliches und kontinuierliches Abfallen über gut zehn Jahre hinweg. Die Betrachtung individueller Verläufe differenziert zudem das Bild noch stärker. Allen Verläufen gemeinsam war allerdings ein deutliches (zum Teil weiteres) Abfallen im Jahr des Todes. Weiter fanden sich zum Teil erhebliche Unterschiede für einzelne gemessene intellektuelle Fähigkeiten. So zeigte die Gesamtgruppe der erfaßten Personen für die Untertests des Handlungsteils des Hamburg Wechsler Intelligenztests ein Jahr vor Eintritt des Todes den stärksten Abfall, die Untertests Allgemeines Wissen und Allgemeines Verständnis dagegen noch im Jahr des Todes nur sehr geringe oder keine degressiven Tendenzen." (Schmitz-Scherzer, 1987, S. 257).

„Der aufmerksame Beobachter findet vielfach, daß sich ‚kurze Zeit' vor dem Sterben die Zukunftsperspektive einschränkt, weniger Pläne gemacht werden, die örtliche und zeitliche Orientierung verglichen mit früheren Leistungen in diesen Bereichen nachläßt und generell die allgemeine Aktivität sinkt. Dies wurde auch im Rahmen einer Analyse von 40 Verhaltensbeobachtungen während der gesamten Untersuchung der Stichprobe deutlich. Unter Umständen zeigten sich im Verhalten und (berichteten) Erleben viel früher oder doch deutlicher Phänomene des ‚terminal decline' als im kognitiven Bereich." (Schmitz-Scherzer, 1987, S. 259).

Bosworth et al. (1999) sind der Frage nachgegangen, wie der Grad und die Veränderung in der intellektuellen Leistung, im verbalen Gedächtnis, in der Wahrnehmungsgeschwindigkeit und in der psychomotorischen Geschwindigkeit mit der Mortalität zusammenhängen. In dieser Untersuchung wurde eine Gruppe von 601 verstorbenen Personen (Durchschnittsalter zum Zeitpunkt der Untersuchung: 73.81 Jahre) mit einer Kontrollgruppe von 609 Überlebenden (Durchschnittsalter zum Zeitpunkt der Untersuchung: 71.96 Jahre) verglichen. Personen, die von ihren Leistungen her dem unteren Quartil zuzuordnen waren, hatten, verglichen mit Personen, deren Leistungen im oberen Quartil lagen, ein signifikant erhöhtes Risiko für den nachfolgend eintretenden Tod. Nach Kontrolle der demographischen

Variablen wie auch der psychomotorischen Geschwindigkeit erwies sich lediglich die Wahrnehmungsgeschwindigkeit als zentraler Risikofaktor für Mortalität. Die Relation zwischen Mortalität und kognitiver Leistung scheint somit eine sehr spezifische zu sein. Darüber hinaus zeigte sich, dass die Abnahme der kognitiven Leistungskapazität einen besseren Prädiktor für Mortalität darstellte als das Niveau der kognitiven Leistungen.

Nach Swan et al. (1995) und Bosworth et al. (1999) lassen sich Theorien zur Erklärung des Zusammenhangs zwischen deutlichen Rückgängen der kognitiven Leistungsfähigkeit und Mortalität *drei Hauptkategorien* zuordnen, je nachdem ob sie von einer Hirnschädigung, einem systematischen globalen Abbauprozess oder einer Erkrankung als zentraler Ursache ausgehen.

Für Theorien der ersten Kategorie ist der Versuch charakteristisch, den Zusammenhang zwischen Mortalität und Kognition durch neurologische Veränderungen zu erklären. So argumentieren Ivy et al. (1992), eine altersassoziierte Abnahme der Neuronen habe eine Reduktion in der Anzahl jener basalen Elemente zur Folge, die dem Organismus zur Verarbeitung, Aneignung und Speicherung von Information zur Verfügung stehen. Da psychologische Testverfahren die Integrität und Effizienz des Zentralnervensystems abbilden, erscheinen sie auch als geeignet, Auskunft über pathologische Veränderungen von Hirnfunktionen zu geben (Muscowith & Winocour, 1992).

Eine zweite Kategorie von Theorien geht davon aus, dass der Zusammenhang zwischen Rückgängen in kognitiven Funktionen und Mortalität einen generellen Abbauprozess widerspiegelt. Diesen Theorien zufolge ist es denkbar, dass Einbußen in kognitiven Funktionen eine Verschlechterung der Gesundheit indirekt begünstigen, da ein erhaltenes Gedächtnis eine notwendige Bedingung für die Einnahme verordneter Medikation, für die Inanspruchnahme medizinischer Versorgung, für gesundheitsbewusstes Verhalten oder für eine angemessene Ernährung darstellt. In ähnlicher Weise könnte die abnehmende Informationsverarbeitungsgeschwindigkeit einen primären Alternsprozess des Zentralnervensystems widerspiegeln (hierzu schon Birren, 1965; Birren et al., 1979; siehe auch Baltes & Lindenberger, 1997; Salthouse, 1996; Swan et al., 1995). Dabei ist von zwei Annahmen auszugehen: Erstens ist die verlangsamte Informationsverarbeitung als Marker für die Alterung des Zentralnervensystems anzusehen, zweitens beeinträchtigt diese Alterung die adaptive Kapazität generell und kann u.a. eine erhöhte Anfälligkeit für verschiedene potenzielle Todesursachen zur Folge haben.

Die dritte Kategorie von Theorien sieht kognitive Leistungsdefizite als einen Indikator für eine generelle oder spezifische organische Störung, die nicht unmittelbar mit der Hirnfunktion zusammenhängt,

wie metabolische, toxische oder neurochemische Dysfunktionen und
systemische Erkrankungen (siehe hierzu schon Steuer & Jarvik, 1981).
Als Beispiele für systemische Erkrankungen, die das Nervensystem
und höhere kognitive Funktionen beeinträchtigen, sind insbesondere kardiovaskuläre Erkrankungen zu nennen (Hertzog et al., 1999).

2.4   Zusammenfassung und Kontrollfragen

Der Anstieg der Lebenserwartung im 20. Jahrhundert hat dazu beigetragen, dass immer mehr Menschen ein immer höheres Lebensalter erreichen. Des Weiteren ist der Tod zunehmend zu einem absehbaren Ereignis geworden; Forschungsergebnisse legen nahe, dass der
Eintritt des Todes in etwa 85 Prozent der Fälle erwartet wurde und
nur noch in etwa 15 Prozent der Fälle plötzlich und unerwartet eintrat. Die häufigsten Todesursachen sind sowohl für ältere Frauen als
auch für ältere Männer Herz-Kreislauf-Erkrankungen und bösarti-
ge Neubildungen. Frauen versterben an diesen Erkrankungen allerdings im Durchschnitt später als Männer, des Weiteren treten auch
Atemwegserkrankungen bei Männern häufiger als Todesursache auf.
Als Erklärung für derartige Unterschiede werden neben genetischen
Determinanten auch Einflüsse geschlechtsspezifischen Risiko- und
Gesundheitsverhaltens diskutiert. Befunde zur Lebenssituation im
letzten Lebensjahr machen deutlich, dass nicht einmal ein Drittel
der älteren Menschen zu Hause stirbt und die Anzahl und Dauer
von Krankhausaufenthalten im letzten Lebensjahr deutlich zunimmt.
Der Anteil der Verstorbenen, die im letzten Lebensjahr in Privathaushalten lebten, nicht im Krankenhaus waren und keine ambulanten Hilfen in Anspruch nahmen, lag in einer für die ältere Bevölkerung der Stadt Mannheim repräsentativen Stichprobe bei lediglich
7.4 Prozent. Für das letzte Lebensjahr muss weiterhin eine gewisse
Einbuße in der kognitiven Leistungsfähigkeit als charakteristisch
gelten. Auch wenn ausdrücklich auf ein hohes Maß an Variabilität
in der Entwicklung der kognitiven Leistungsfähigkeit auch im sehr
hohen Alter hingewiesen werden muss, belegen empirische Studien
einen deutlichen Rückgang in zahlreichen Maßen der kognitiven Leistungsfähigkeit, der bereits mehrere Jahre vor dem Eintritt des Todes beginnt.

Fünf Kontrollfragen zu Kapitel 2

1. Inwieweit unterscheiden sich Frauen und Männer in der Rangfolge der wichtigsten Todesursachen?
2. Wie lässt sich erklären, dass Frauen in höherem Alter als Männer an Krankheiten des Herz-Kreislaufsystems, bösartigen Neubildungen und Atemwegserkrankungen sterben?
3. Inwieweit hängen die Wahrscheinlichkeit und die Dauer von Krankenhausaufenthalten im letzten Lebensjahr empirisch mit dem Lebensalter und der Wohnform (Privathaushalt versus Heim) zusammen?
4. Was versteht man unter dem Konzept des Terminal Decline und inwieweit wird dieses durch empirische Studien gestützt?
5. Welche theoretischen Ansätze zur Erklärung des Zusammenhangs zwischen Rückgängen in kognitiven Funktionen und Mortalität lassen sich differenzieren?

Weiterführende Literatur

Bickel, H. (1998). Das letzte Lebensjahr: Eine Repräsentativstudie an Verstorbenen. Wohnsituation, Sterbeort und Nutzung von Versorgungsangeboten. *Zeitschrift für Gerontologie und Geriatrie, 31*, 193–204.

Wilkening, K. & Martin, M. (2003). Lebensqualität am Lebensende: Erfahrungen, Modelle und Perspektiven. *Zeitschrift für Gerontologie und Geriatrie, 36*, 333–338.

Wilson, R.S., Beckett, L.A., Bienias, J.L., Evans, D.A. & Bennett, D.A. (2003). Terminal decline in cognitive function. *Neurology 60*, 1782–1787.

3 Ökonomische Fragestellungen und Zukunftsperspektiven

3.1 Das Konzept der Morbiditätskompression

Das Konzept der „Morbiditätskompression", welches von Fries 1980 vorgestellt wurde, geht von der Erkenntnis aus, dass die meisten Erkrankungen chronischer Art sind und im späten Lebensalter auftreten. Fries postuliert, dass die Lebenszeitbelastung durch Erkrankung dann reduziert werden kann, wenn der Beginn der chronischen Erkrankungen hinausgezögert wird und wenn diese Verzögerung größer ist als der Anstieg in der Lebenserwartung (Fries, 1980, 2003, 2005).

In Abbildung 3.1 wurde von einem Lebensalter von 55 Jahren ausgegangen, da die Daten zeigen, dass ein Lebensalter von 55 Jahren den Median für erkennbare chronische Erkrankungen bildet (Fries, 2003).

Das Konzept der „Morbiditätskompression" wurde in den 1980er Jahren als Gegenentwurf zu der von vielen Demographen und Sozialpolitikwissenschaftlern vertretenen Ansicht entwickelt, die durch den medizinischen Fortschritt gewonnenen Monate und Jahre

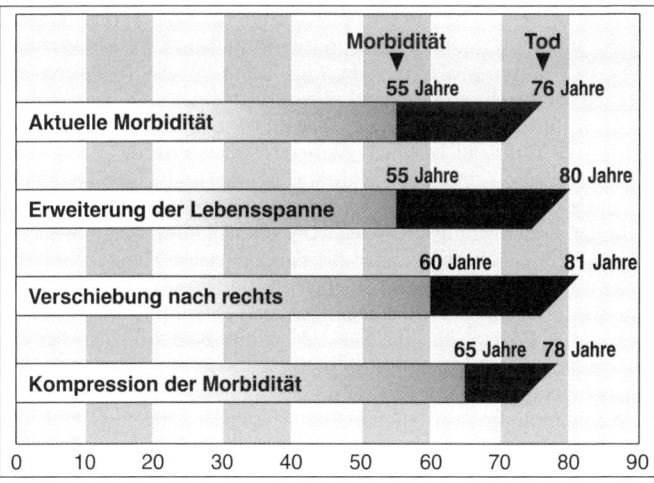

Abb. 3.1: Mögliche Szenarien für zukünftige Morbidität und Langlebigkeit (modifiziert nach Fries, 2003)

würden in schlechterer Gesundheit verbracht, sodass der demographische Wandel entsprechend fatale Auswirkungen auf die Entwicklung der Kosten im Gesundheitssystem habe. Der damit angenommene Prozess wurde mit dem Begriff des „Failure of Success", also des Scheiterns oder Versagens des Erfolgs, belegt (Gruenberg, 1977).

Das Konzept der Morbiditätskompression stellt demgegenüber ein positives Konzept dar, indem es sich am Ideal eines langen Lebens mit einer relativ kurzen Krankheitsphase vor dem Tod (Terminal Decline) orientiert. Dieses Ideal soll insbesondere durch einen Rückgang der schweren chronischen, z.B. der kardiovaskulären Erkrankungen, erreicht werden. Dieses Konzept postuliert zudem, dass die aufgrund der steigenden Anzahl älterer Menschen zu erwartende Zunahme der Krankheitslast wenigstens in Teilen dadurch aufgehalten werden kann, dass auf individueller Ebene eine im Durchschnitt geringere Krankheitsbelastung gegeben ist – woraus sich positive Effekte für die Stabilität des Gesundheitssystems ergeben.

Von 1980 bis 1998 ist die Lebenserwartung in den USA mit einer Rate von 0.15 Jahren pro Jahr um 2.7 Jahre auf 76.6 Jahre angestiegen. Dieser Anstieg ist etwas langsamer verlaufen als in den beiden Dekaden zuvor. Die Lebenserwartung im Alter von 65 Jahren ist mit einer Zuwachsrate von 0.066 Jahren pro Jahr verlaufen, sodass sich über den Zeitraum von 18 Jahren eine Zunahme der durchschnittlichen Lebenserwartung in Höhe von 1.2 Jahren auf 82.7 Jahre ergeben hat. Auch dies ist eine etwas geringere Zunahme der Lebenserwartung als in den beiden Dekaden zuvor. Im Alter von 85 Jahren ergab sich eine Zunahme der durchschnittlichen Lebenserwartung von 0.017 Jahren pro Jahr, sodass im Zeitraum von 18 Jahren ein Anstieg der durchschnittlichen Lebenserwartung um ca. vier Monate zu konstatieren war. Dabei ist selbstverständlich zu beachten, dass sich solche Trends nicht beliebig lange fortsetzen werden.

Eine Kompression der Morbidität lässt sich für die beiden vergangenen Dekaden eindeutig nachweisen, und dies sogar mit einer relativ hohen Geschwindigkeit. Wie aus den Berechnungen von Manton und Gu (2001) hervorgeht, sind die Fähigkeitseinbußen (Disability) in der über 65-jährigen Bevölkerung von 1982 bis 1999 von 26.2 Prozent auf 19.7 Prozent zurückgegangen; dies entspricht einer Abnahme um zwei Prozent im Jahr. Diese Abnahme ist deutlich größer als der Rückgang der Mortalität in dieser Periode mit ein Prozent im Jahr. Dabei ließ sich der Rückgang sowohl in den basalen wie auch in den komplexeren instrumentellen Aktivitäten des täglichen Lebens nachweisen.

Die Gründe für den Rückgang in den Fähigkeitseinbußen scheinen multifaktoriell zu sein; von einer einfachen Ursache kann nicht ausgegangen werden. Genannt werden als Gründe: Abnahme des

Zigarettenkonsums, medizinische Fortschritte, zum Beispiel verbesserte Behandlung des Bluthochdrucks, des Diabetes, der koronaren Herzerkrankung, sowie Entwicklung und Umsetzung präventiver Maßnahmen. Und schließlich wird als potenzieller Grund die Überzeugung der Selbstwirksamkeit angeführt:

"It might be that rising expectations for healthier aging became self-fulfilling, perhaps through a mechanism of perceived self-efficacy. The association between level of education and health is strong, and self-efficacy might at least partly explain this association; education levels in the elderly rose substantially over the past two decades." (Fries, 2003, S. 457).

Die Effekte gesundheitsbewussten Verhaltens auf die Entwicklung möglicher Fähigkeitseinbußen sind extrem groß. In einer Studie der University of Pennsylvania Alumni konnte gezeigt werden, dass die kumulativen Lebenszeit-Fähigkeitseinbußen bei jenen Menschen, die rauchten, die Übergewicht hatten und die sich nicht ausreichend bewegten, viermal so hoch waren wie in jener Gruppe, die nicht rauchte, die normales Gewicht zeigte und die sich ausreichend bewegte. Der Beginn der Fähigkeitseinbußen trat bei jenem Drittel der untersuchten Gruppe, das den besten Lebensstil zeigte, im Durchschnitt 7.75 Jahre später auf als bei jenem Drittel der untersuchten Gruppe, die den ungesündesten Lebensstil zeigte (Vita et al., 1998). Darüber hinaus zeigten von den 418 Personen, die bereits verstorben waren und deren Lebenszeit-Fähigkeitseinbußen zuverlässig ermittelt werden konnten, jene mit geringen gesundheitlichen Risikofaktoren in allen Jahren vor dem Tod geringere Fähigkeitseinbußen, obwohl sich im Laufe der Zeit eine stetige, gleichwohl langsam verlaufende Zunahme von Fähigkeitsverlusten einstellte. Bei jenen Personen, die zahlreiche Risikofaktoren zeigten, fand sich dagegen in allen Analysejahren ein höherer Ausprägungsgrad der Fähigkeitseinbußen; in den letzten zwei Jahren vor dem Tod stiegen diese noch einmal deutlich an.

3.2 Zusammenhänge zwischen Lebensalter und Gesundheitsausgaben

Die Analyse altersgruppenspezifischer Verbrauchsziffern spricht für einen ausgeprägten Alterseffekt: In höheren Altersgruppen fallen deutlich höhere Pro-Kopf-Ausgaben an als in jüngeren Altersgruppen. Die meisten der je Beitragszahler benötigten Gesundheitsausgaben entstehen in den beiden letzten Lebensjahren.

In Tabelle 3.1 sind die Pro-Kopf-Gesundheitsausgaben für Überlebende und Sterbende (definiert als Personen, die in den letzten zwei Jahren vor dem Analysezeitpunkt verstorben waren) in der Altersgruppe der 60- bis 100-Jährigen einander gegenübergestellt. Zum einen sprechen die in dieser Tabelle aufgeführten Daten für einen anhaltenden Anstieg der Gesundheitsausgaben über den Zeitraum des hohen Alters („drittes Lebensalter", 60 bis 85 Jahre) wie auch des sehr hohen Alters („viertes Lebensalter", 85 bis 100 Jahre) – wobei vom 60. bis zum 90. Lebensjahr eher von einem graduellen (kontinuierlichen), vom 90. bis 100. Lebensjahr eher von einem sprunghaften (diskontinuierlichen) Anstieg der Gesundheitsausgaben auszugehen ist.

Tab. 3.1: Berechnung der Pro-Kopf-Gesamtausgaben pro Jahr
(Datenbasis: Breyer, 1999; Kruse et al., 2003)

Alters-gruppe	Gesundheits-ausgaben für Überlebende (A1)	Gesundheits-ausgaben für Sterbende (A2)	Sterbewahr-scheinlichkeit in Prozent (A3)	Überlebens-wahrscheinlich-keit in Prozent (A4)	Gesamt-ausgaben = *
60–65	1.850,93	45.276,95	1,54	98,46	2.519,68
65–70	1.930,49	38.912,74	2,31	97,69	2.721,30
70–75	2.054,26	29.965,35	3,98	96,02	3.165,13
75–80	2.214,66	23.040,67	6,71	93,29	3.612,09
80–85	2.387,41	18.019,71	10,66	89,34	4.053,79
85–90	2.560,07	14.087,62	16	84	4.404,48
90–95	2.883,31	10.276,10	22,88	75,12	4.574,78
95–100	3.962,23	5.735,68	31,47	68,53	4.520,24

* Gesamtausgaben = A3/100*A2+A4/100*A1

Zum anderen machen die Daten deutlich, dass die Ausgaben für Sterbende über den Ausgaben für Überlebende liegen, wobei diese Differenz im dritten Lebensalter besonders stark ausgeprägt ist und im vierten Lebensalter eher zurückgeht. Zudem nehmen die Sterbekosten mit wachsendem Lebensalter ab; im vierten Lebensalter sind diese erkennbar niedriger als im dritten Lebensalter. Schließlich zeigt sich, dass die Pro-Kopf-Gesamtausgaben von der Altersgruppe der 60- bis 65-Jährigen bis zur Altersgruppe der 90- bis 95-Jährigen kontinuierlich ansteigen und in der höchsten Altersgruppe (95- bis 100-Jährige) leicht abnehmen, wobei die Zunahme der Gesamtausgaben auch dadurch bedingt ist, dass die Sterbewahrscheinlichkeit mit wachsendem Alter deutlich steigt.

Auf der Grundlage der in Tabelle 3.1 aufgeführten Daten lässt sich die Feststellung treffen, dass

1. die Gesundheitsausgaben für Überlebende über den Zeitraum des hohen und sehr hohen Lebensalters steigen,
2. die Gesundheitsausgaben für Sterbende über den Zeitraum des hohen und sehr hohen Lebensalters abnehmen,
3. die Gesamtausgaben über den Zeitraum vom 60. bis zum 95. Lebensjahr steigen und im Zeitraum vom 95. bis zum 100. Lebensjahr leicht zurückgehen.

Allerdings darf bei der Interpretation der aufgeführten Daten nicht übersehen werden, dass es sich um Ergebnisse von Querschnittsanalysen handelt, die sowohl Einflüsse des Lebensalters als auch Einflüsse des Geburtszeitpunktes abbilden: Die Angehörigen älterer Kohorten weisen im Durchschnitt eine schlechtere Gesundheit auf als die Angehörigen jüngerer Kohorten (im Jahre 1930 geborene 75-Jährige sind im Durchschnitt gesünder als im Jahre 1900 geborene 75-Jährige), sodass die Annahme aufgestellt werden kann, dass die zukünftigen Kohorten älterer Menschen einen besseren Gesundheitszustand aufweisen werden als die entsprechenden Alterskohorten in der Gegenwart.

Dinkel (1999) hat auf der Basis von Mikrozensusdaten des Zeitraums 1978 bis 1995 die Entwicklung des subjektiven Gesundheitszustandes im Alter und den Zuwachs der durchschnittlichen Lebenserwartung in Gesundheit in der Abfolge der Geburtsjahrgänge 1907, 1913 und 1919 untersucht und kommt zu dem Schluss, dass sowohl für das dritte als auch für das vierte Lebensalter im Durchschnitt eine Verbesserung des Gesundheitszustandes angenommen werden kann: „Man kann zumindest für die jüngere Vergangenheit in der Bundesrepublik die weit verbreitete pessimistische These nicht länger aufrechterhalten, wir würden zwar immer älter, aber auch gleichzeitig immer kränker." (Dinkel, 1999, S. 79).

Die im hohen und sehr hohen Alter notwendigen Behandlungs- und Krankheitsfolgeausgaben gehen zum Großteil auf chronische Erkrankungen zurück, deren Auftreten sich durch gezielte Maßnahmen der Risikomodifikation zum Teil verhindern, zum Teil hinauszögern lässt (vgl. Kruse, 2002a; Kruse et al., 2002; Walter, 2001; Walter & Schwartz, 2001). Unter der Voraussetzung, dass der mögliche Zugewinn an Lebenserwartung begrenzt ist, lässt sich folgern, dass durch Stärkung der Prävention die Ausgabenentwicklung positiv beeinflusst und damit ein wichtiger Beitrag zur Erhaltung der Finanzierbarkeit des Gesundheitssystems geleistet werden kann. Fortschritte der kurativen Medizin allein werden dagegen aller Wahrscheinlichkeit nach keine Einsparungen zur Folge haben.

Allerdings darf nicht übersehen werden, dass in der Geriatrie eine deutliche Zunahme der Behandlungskosten auf Grund zunehmender Potenziale in Diagnostik, Therapie und Rehabilitation zu konstatieren ist, die auch Auswirkungen auf die Gesundheitsausgaben hat.

Wenn die Frage nach den Auswirkungen des demographischen Wandels auf die Entwicklung der Gesundheitsausgaben gestellt wird, ist zwischen Kalender- und Restlebenszeiteffekten zu differenzieren (Lauterbach & Stock, 2001; Ulrich, 1998, 2001). Kalendereffekte beziehen sich auf Unterschiede in der Morbidität zwischen Altersgruppen, Restlebenszeiteffekte dagegen auf Unterschiede zwischen den in einem definierten Zeitraum Versterbenden und Nicht-Versterbenden. Die Erwartung einer Kostenexplosion als Folge der demographischen Entwicklung geht darauf zurück, dass bei der Prognose zukünftiger Verbrauchsziffern im Gesundheitssystem Kalendereffekte extrapoliert und Restlebenszeiteffekte in ihrer Bedeutung unterschätzt werden. In Tabelle 3.2 sind die im Jahre 1995 in den alten Bundesländern pro Kopf angefallenen Behandlungsausgaben nach Alter und Geschlecht aufgeschlüsselt.

Aus dieser Tabelle geht hervor, dass die im Durchschnitt pro Kopf anfallenden Behandlungsausgaben mit dem Alter zunehmen. In dieser Tabelle wird der gesamte Lebenszyklus abgebildet und nicht nur das hohe und sehr hohe Lebensalter; die bereits getroffene Aussage über den Zusammenhang zwischen Lebensalter und Höhe der Behandlungskosten wird bestätigt. Die jährlichen Behandlungsausgaben für 80-jährige und ältere Menschen sind fast sechsmal so hoch wie jene für 0- bis 14-Jährige, etwa 50 Prozent höher als jene für 65- bis 69-Jährige und etwa 25 Prozent höher als jene für 70- bis 74-Jährige. Des Weiteren wird deutlich, dass die durchschnittlichen Behandlungskosten unter den Frauen vom Jugendalter bis zur Altersgruppe der 50- bis 54-Jährigen höher, mit weiter zunehmendem Alter dagegen geringer sind als jene unter den Männern. Während sich in jüngeren Altersgruppen die geschlechtsspezifischen Unterschiede durch Schwangerschaften und geschlechtsspezifische Erkrankungsrisiken und Erkrankungshäufigkeiten erklären lassen, wirkt sich in höheren Altersgruppen möglicherweise zusätzlich aus, dass bei älteren Männern im Vergleich zu älteren Frauen Übermedikation eher häufiger und Untermedikation eher seltener ist (Ding-Greiner & Lang, 2004; Kruse, 2002a; Steinhagen-Thiessen & Borchelt, 1996).

Tab. 3.2: Gesundheitsausgaben nach Alter und Geschlecht,
alte Bundesländer (Quelle: Ulrich, 1998; Kruse et al., 2003)

Alter in Jahren		Behandlungsausgaben in DM pro Kopf		
Von	bis	Männer	Frauen	Insgesamt
0	14	1.228,01	1.079,56	1.156,15
15	19	1.176,54	1.466,44	1.316,20
20	24	1.278,04	1.758,12	1.507,04
25	29	1.484,90	2.294,09	1.870,53
30	34	1.579,07	2.235,03	1.891,67
35	39	1.939,09	2.325,05	2.123,83
40	44	2.069,45	2.358,68	2.210,47
45	49	2.577,08	2.831,62	2.701,30
50	54	2.947,90	3.096,05	3.020,95
55	59	3.487,85	3.340,69	3.414,32
60	64	4.031,67	3.683,28	3.853,29
65	69	4.866,83	4.400,97	4.611,95
70	74	5.590,51	5.170,68	5.322,64
75	79	6.392,94	6.118,90	6.208,24
80	und mehr	6.893,70	6.721,43	6.767,60

Auf der Grundlage der dargestellten Altersabhängigkeit der Nachfrage nach medizinischen Leistungen lassen sich direkte demographische Effekte auf die zukünftigen GKV-Behandlungsausgaben berechnen (Erbsland, 1995; Erbsland & Wille, 1995; Ulrich, 2001).

Abbildung 3.2 zeigt die Entwicklung der GKV-Behandlungsausgaben bis zum Jahre 2040, wie diese auf der Basis von Daten der 8. koordinierten Bevölkerungsvorausberechnung erwartet werden kann. Der demographische Wandel wirkt sich hierbei in zweifacher Weise auf die Entwicklung der Gesamtausgaben aus: Einerseits hat die steigende Anzahl älterer Menschen einen Anstieg der Behandlungsausgaben zur Folge, andererseits führt der Rückgang der Gesamtbevölkerung zur Verminderung der Behandlungsausgaben. Ausgehend von Variante 1 (niedriger Zuwanderungssaldo) steigen die Gesamtausgaben bis zum Jahre 2016 an und sinken danach bis zum Jahr 2040 wieder ab.

Folgt man dieser Variante, dann liegen die Gesamtausgaben im Jahre 2040 lediglich etwa drei Prozent höher als im Jahre 1995. Legt man Variante 3 (hoher Zuwanderungssaldo) zugrunde, dann steigen die Gesamtausgaben bis zum Jahre 2025 an (auf etwa 115 Prozent des Standes von 1995) und nehmen dann ab 2030 wieder langsam ab (bis zum Jahre 2040 auf etwa 113 Prozent des Standes von 1995).

Abbildung 3.3 zeigt die Entwicklung der Behandlungsausgaben pro Kopf in der GKV. Gleichgültig, ob man Variante 1 oder Varian-

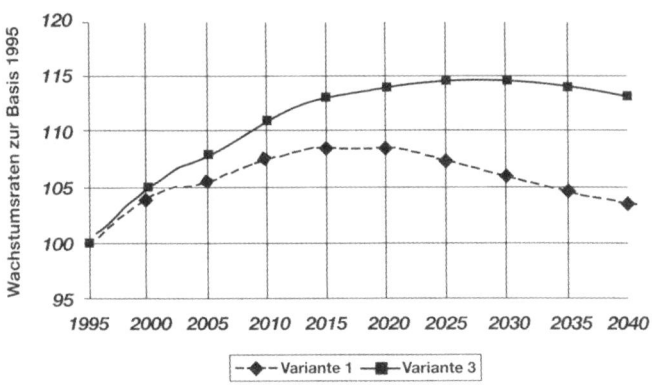

Abb. 3.2: Direkte demographische Effekte auf die zukünftigen GKV-Behandlungsausgaben insgesamt (Quelle: zusammengestellt aus Erbsland, 1995, S. 31 f.)

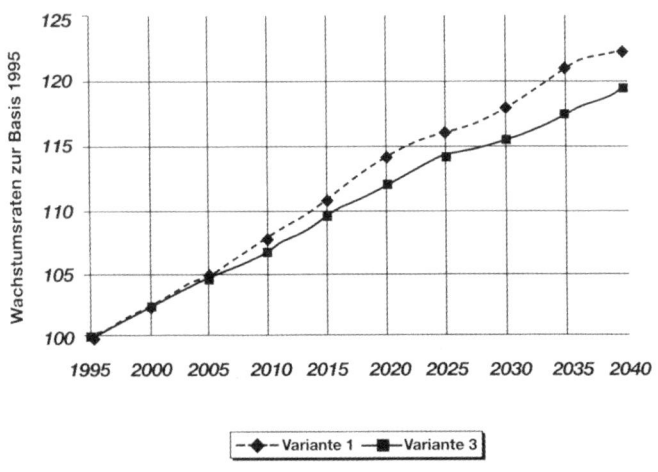

Abb. 3.3: Direkte demographische Effekte auf die zukünftigen GKV-Behandlungsausgaben pro Kopf (Quelle: zusammengestellt aus Erbsland, 1995, S. 31 f.)

te 3 zugrunde legt, ergibt sich ein linearer Anstieg der Behandlungsausgaben pro Kopf. Folgt man Variante 3, dann ergibt sich im Vergleich zu 1995 ein Anstieg um etwa 20 Prozent, folgt man Variante 1,
so ist ein Anstieg um etwa 22,5 Prozent zu erwarten.

Gegen die bislang dargestellten Prognosen lässt sich einwenden,
dass die Extrapolation von Kalendereffekten die Tatsache vernachlässigt, dass altersspezifische Unterschiede in den Verbrauchsziffern
nicht allein auf das Lebensalter, sondern auch auf Unterschiede im
Verhältnis zwischen den in näherer Zukunft Versterbenden und
Nicht-Versterbenden zurückgehen. Aus Abbildung 3.4 wird deutlich,
dass die Behandlungsausgaben mit zunehmender Nähe zum Tod
deutlich ansteigen (Zweifel, Felder & Meier, 1996).

Untersuchungen, die sich auf Leistungsdaten von Krankenversi-
cherungen stützen, zeigen übereinstimmend, dass die Gesundheitsausgaben zum Lebensende hin steil anwachsen (Emanuel & Emanuel, 1994). In einer Studie an Medicare-Versicherten in den USA
entfielen rund 30 Prozent der finanziellen Aufwendungen auf die
fünf bis sechs Prozent der Versicherten, die im Verlauf eines Jahres
starben. Die Behandlungskosten im letzten Lebensjahr lagen um das
siebenfache über den Kosten für die Nichtversterbenden (Lubitz &
Riley, 1993).

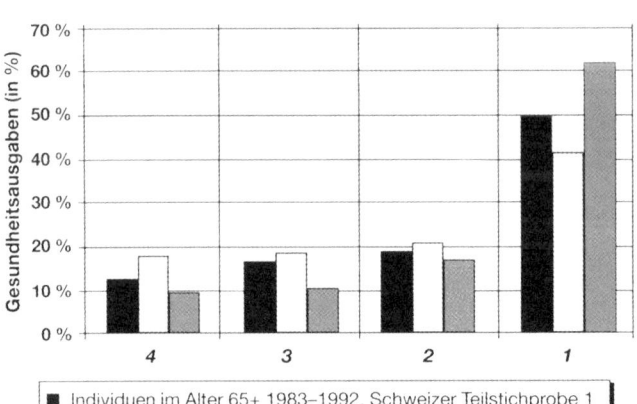

Abb. 3.4: Restlebenszeiteffekt – angegeben ist der Anteil der Gesundheitskosten, die in den letzten vier Lebensjahren in der Gruppe der
65-Jährigen und Älteren entstanden sind (Quelle: Zweifel, Felder
& Meier 1996; Kruse et al., 2003)

Realistische Prognosen der Entwicklung von Verbrauchsziffern im Gesundheitssystem setzen somit eine Berücksichtigung von Kalender- und Restlebenszeiteffekten voraus (vgl. hierzu auch Sachverständigenrat, 1996). Nach Lauterbach und Stock (2001) übersehen Prognosen, die aus der demographischen Entwicklung „enorme Kostensteigerungen" in der GKV ableiten, dass ein steigendes Durchschnittsalter der Bevölkerung eine Verbesserung des durchschnittlichen Gesundheitszustandes nicht ausschließt: „So ist der heute 65-Jährige durchschnittlich wesentlich gesünder als noch vor 10 Jahren" (Lauterbach & Stock, 2001, S. 7). In der gerontologischen Forschung konnte gezeigt werden, dass die heute 70-Jährigen im Durchschnitt fünf Jahre gesünder sind als die 70-Jährigen vor drei Jahrzehnten (Baltes, 1999; Kruse, 2002a). Ähnlich argumentiert Wiesner (2001): „Der Alterungsprozess unserer Bevölkerung wird nicht zu einem proportionalen Anstieg der Krankheits- und Behinderungslast für das gesundheitliche Versorgungssystem führen, er wird vor allem zu einem Gewinn an aktiven und produktiven Lebensjahren beitragen ... Typische so genannte Alterskrankheiten stellen sich immer mehr als nicht unvermeidbar heraus. Neueste Forschungsergebnisse schätzen, dass 70 Prozent der mit dem Alter verbundenen Vorgänge beeinflussbar sind." (Wiesner, 2001, S. 61).

Bei der Prognose zukünftiger Gesundheitsausgaben bleibt häufig unberücksichtigt, dass der Bedarf an medizinischer Versorgung im Alter nicht nur von biologischen und psychischen Bedingungen, sondern auch von den materiellen und sozialen Umwelt- und Lebensbedingungen im Lebensverlauf, einschließlich der Qualität der medizinischen und rehabilitativen Versorgung, abhängt (Wiesner, 2001). Zukünftige Generationen älterer Menschen werden über eine im Durchschnitt längere und bessere Schul- und Ausbildung verfügen (Bundesministerium für Familie, Senioren, Frauen und Jugend, 2001; Kruse & Schmitt, 2001a). Unter den in der Bundesrepublik bestehenden Rahmenbedingungen kann deshalb davon ausgegangen werden, dass sich der Trend zu einer Erhöhung der aktiven Lebenserwartung auch zukünftig fortsetzen wird (Kruse, 2002a; Kruse et al., 2002).

Die in der Tabelle 3.3 wiedergegebenen Daten des Sozioökonomischen Panels stützen die These, dass die steigende Lebenserwartung vor allem mit einem Gewinn an aktiven Jahren einhergeht. Mit dem Begriff „aktive Jahre" wird dabei die aktive Lebensführung beschrieben, wie sich diese in der selbstständigen Ausführung der Aktivitäten des täglichen Lebens und der selbstverantwortlichen Gestaltung des Alltags widerspiegelt (vgl. World Health Organization, 2002). „Inaktive Jahre" beschreiben diesem Verständnis zufolge die durch Pflegebedürftigkeit eingeschränkte oder ganz verloren gegangene

Fähigkeit zur selbstständigen Lebensführung; dabei darf allerdings mangelnde oder fehlende Selbstständigkeit im Alltag nicht mit mangelnder Selbstverantwortung im Hinblick auf die Artikulation und Verwirklichung von Bedürfnissen, Interessen und Werten gleichgesetzt werden. Die 1917 geborenen Männer hatten im Alter von 67 bis 70 Jahren im Durchschnitt 26,9 Prozent ihrer Lebensjahre in Inaktivität verbracht, die 1917 geborenen Frauen 27,6 Prozent ihrer Lebensjahre. Für die zehn Jahre später geborenen Männer war der Anteil der inaktiven Lebensjahre im Alter von 67 bis 70 Jahren im Durchschnitt mit 19,4 Prozent deutlich geringer; Gleiches gilt für die 1927 geborenen Frauen, die im selben Alter 23,2 Prozent ihres Lebens in Inaktivität verbracht hatten.

Tab. 3.3: Erlebte Personen-Jahre von je 100.000 Personen ab dem Alter 67 nach Geburtskohorte und Geschlecht (für die Bundesrepublik Deutschland) (Quelle: Unger, 2002)

Kohorte	1917			1922			1927		
Alter	Gelebte Jahre	Inaktive Jahre	Prozent	Gelebte Jahre	Inaktive Jahre	Prozent	Gelebte Jahre	Inaktive Jahre	Prozent
Männer									
67–70	376.581	101.457	26,9	377.409	86.963	23,0	378.376	73.566	19,4
71–75	393.252	106.327	27,0	396.259	91.436	23,1	–	–	–
76–80	288.178	77.441	26,9	–	–	–	–	–	–
Frauen									
67–70	384.345	106.271	27,6	386.544	98.151	25,4	388.421	90.210	23,2
71–75	428.925	131.192	30,6	437.681	126.284	28,8	–	–	–
76–80	357.045	124.639	34,9	–	–	–	–	–	–

Nach Breyer (1999) überschätzt eine allein auf veränderten Altersstrukturen gründende Hochrechnung von Ausgabenprofilen die Tatsache, dass eine bedeutsame Wechselwirkung zwischen Altersstruktur und medizinischem Fortschritt besteht. Ein fortschrittsbedingter Anstieg der Lebenserwartung impliziert ein Absinken der Sterbeziffern, was bedeutet, dass sich vergleichsweise weniger Menschen in der ausgabenintensivsten Lebensphase befinden. Eine Erhöhung der Lebenserwartung um 1,5 Lebensjahre hätte demnach eine Überschätzung der Ausgaben um 3,3 Prozent zur Folge (siehe auch Ulrich, 2001). Eine entgegengesetzte These hat Zweifel (1990) mit dem sog. „Sisyphus-Syndrom" formuliert. Diesem zufolge führt der medizinische Fortschritt über eine gesteigerte Lebenserwartung und eine zunehmende Anzahl älterer Menschen dazu, dass diese vermehrt Ressourcen beanspruchen und ihre Ansprüche besser durchsetzen können. Auch Krämer (1996) geht in seiner These der „konkurrierenden Risiken" davon aus, dass der medizinische Fortschritt zu steigenden Gesundheitsausgaben für ältere Menschen führt. Folgt man dieser These, dann hat der medizinische Fortschritt zur Folge, dass die „Überlebensschwelle" nach unten gesenkt wird. Eine Lebensverlängerung impliziert demnach eine Verlängerung der Krankengeschichte und damit auch fortgesetzte Krankheitskosten.

Als ein Beleg für die Thesen von Zweifel (1990) und Krämer (1996) lässt sich die in Abbildung 3.5 dargestellte Versteilerung der GKV-Ausgabenprofile anführen (siehe auch Deutscher Bundestag, 1998; Knappe & Optendrenk, 1999; Ulrich, 2001). Das Ausmaß der Unterschiede zwischen jüngeren und älteren Altersgruppen hat sich zwischen 1974 und 1992 erheblich vergrößert.

Die Differenz der für 70- bis 79-Jährige einerseits und für 80-Jährige und Ältere andererseits anfallenden GKV-Ausgaben hat sich in diesem Zeitraum nahezu verdoppelt und wird im Jahre 2040 – je nach Prognosevariante – das Drei- bis Vierfache des Jahres 1992 betragen. Diese Prognosen setzen allerdings voraus, dass der Zusammenhang zwischen den Gesundheitsausgaben, dem Einkommen, der Altersstruktur, der Sterberate und dem medizinischen Fortschritt über sehr lange Zeiträume stabil bleibt (Ulrich, 2001).

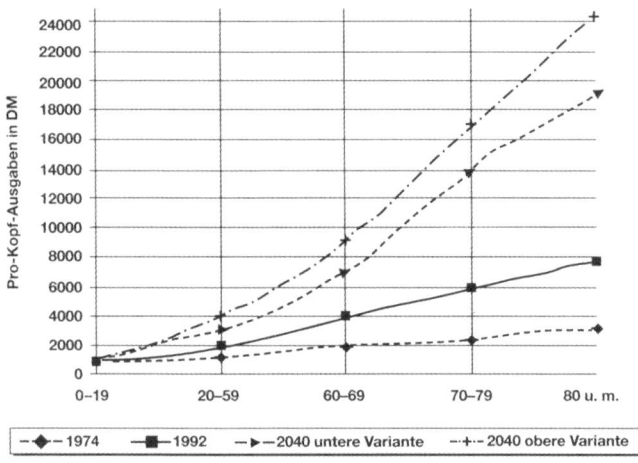

Abb. 3.5: Versteilerung der GKV-Ausgabenprofile (Quelle: zusammengestellt aus Deutscher Bundestag, 1998, S. 432)

80 Prozent der Kosten in der GKV werden von einem vergleichsweise kleinen Teil der Versicherten (20 Prozent) verursacht (Lauterbach & Stock, 2001). Die Ursachen dieser Schiefverteilung sind bisher nicht hinreichend durch ansprechende Versorgungsforschung erklärt. Nach Berechnungen von Lauterbach et al. (2001) leiden 25 Prozent der GKV-Versicherten unter einer der folgenden Erkrankungen: Koronare Herzerkrankung, Herzinsuffizienz, Hypertonie, Asthma, Apoplex, Diabetes mellitus und Brustkrebs. Die für diese 25 Prozent der Versicherten anfallenden Ausgaben betragen das Zwei- bis Vierfache der Ausgaben für Versicherte ohne diese Erkrankungen.

3.3   Zusammenfassung und Kontrollfragen

Der erhebliche Anstieg in der durchschnittlichen Lebenserwartung ist nicht gleichbedeutend mit einer Zunahme der in Krankheit und Abhängigkeit verbrachten Lebensjahre. Es spricht einiges dafür, dass sich die Entwicklung der Gesundheit im Alter mit fortschreitendem demographischem Wandel zunehmend der im Konzept der Morbiditätskompression aufgezeigten Idealvorstellung einer relativ kurzen Krankheitsphase vor dem Tod annähert. Eine derartige Einschätzung erscheint um so realistischer, je stärker der medizinische Fortschritt von einer Zunahme gesundheitsbewussten Verhaltens und gesundheitsbezogener Selbstwirksamkeitsüberzeugungen begleitet wird und damit bestehende Präventionspotenziale in allen Lebensaltern besser genutzt werden. In höheren Altersgruppen fallen pro Kopf deutlich höhere Gesundheitskosten an als in jüngeren Altersgruppen. Dennoch werden die Auswirkungen des demographischen Wandels auf die Höhe der Gesundheitsausgaben häufig zu pessimistisch eingeschätzt, da bei einer einfachen Hochrechnung auf der Grundlage der gestiegenen Lebenserwartung unberücksichtigt bleibt, dass zum einen die meisten der je Beitragszahler benötigten Ausgaben in den beiden letzten Lebensjahren entstehen und der Bedarf an medizinischer Versorgung auch von materiellen und sozialen Umwelt- und Lebensbedingungen beeinflusst ist, die in späteren Kohorten im Allgemeinen günstiger ausgeprägt sind.

Fünf Kontrollfragen zu Kapitel 3

1. Charakterisieren Sie das Konzept der Morbiditätskompression.
2. Inwieweit ist die Aussage gerechtfertigt, dass die höhere Lebenserwartung in Deutschland vor allem mit einem Mehr an Jahren in Gesundheit und Aktivität einhergeht?
3. Warum ist es wichtig, bei Projektionen von Gesundheitskosten neben dem Lebensalter auch Sterbewahrscheinlichkeiten zu berücksichtigen?
4. Warum ist es wichtig, bei der Projektion von Gesundheitskosten Effekte des Lebensalters und Effekte des Geburtsjahrganges zu differenzieren?
5. Kennzeichnen Sie die konträren Positionen zu den Auswirkungen des medizinischen Fortschritts auf die Entwicklung der Gesundheitskosten.

Weiterführende Literatur

Fries, J.F. (1980). Aging, natural death, and the compression of morbidity. *New England Journal of Medicine, 303*, 130–135.

Kruse, A., Knappe, E., Schulz-Nieswandt, F., Schwartz, F.-W. & Wilbers, J. (2003). *Kostenentwicklung im Gesundheitswesen: Verursachen ältere Menschen höhere Gesundheitskosten?* Stuttgart: Schriftenreihe der AOK Baden-Württemberg.

4 Die Vorbereitung des Menschen auf den Tod

In einer Schrift über das letzte Lebensjahr und das Sterben sind auch Aussagen zur Vorbereitung des Menschen auf den eigenen Tod zu treffen. Die Art und Weise nämlich, wie sich Menschen mit einer schweren, zum Tode führenden Erkrankung auseinander setzen, ist nicht losgelöst von deren grundlegender Einstellung zum eigenen Tod zu betrachten. In dieser spiegelt sich auch das Ausmaß, in dem sich Menschen auf den Tod vorbereiten, diesen also bewusst in ihr Leben hinein genommen haben, wider. Dieser für die psychische Entwicklung des Menschen bedeutsame Aspekt soll im Folgenden anhand von literarischen Beispielen veranschaulicht werden. Zitiert werden Lyrik, Prosa und Essays zu Sterben und Tod. Entscheidend für die Auswahl dieser Beispiele ist die Thematisierung der rechtzeitigen Vorbereitung des Menschen auf seinen Tod (bisweilen mit dem Begriff der „Einübung" umschrieben) als einer Bedingung für die Annahme der eigenen Endlichkeit.

4.1 „Mitten wir im Leben sind mit dem Tod umfangen" als Ausdruck des Innewerdens der eigenen Endlichkeit

Die beiden ersten Beispiele für die „Einübung auf den Tod" entstammen zwar Zeugnissen aus verschiedenen Kulturen, doch sie entsprechen sich in einer zentralen Aussage: Der Mensch muss sich der Tatsache bewusst werden, dass er bereits *im Leben im Tode* ist, dass der Tod plötzlich eintreten kann. Eine Antwort auf das Innewerden der eigenen Endlichkeit – die eben nicht eine Grundsituation späterer Lebensjahre darstellt, sondern vielmehr eine Grundsituation des ganzen Lebens – ist der Versuch, sich aus der *Verhaftung im Leben zu lösen* (so lautet eine zentrale Aussage im Tibetanischen Totenbuch) bzw. *Gottes Gnade zu erlangen* (so lautet eine zentrale Aussage der Antiphon über den Tod). Auch wenn die Antworten unterschiedlich ausfallen, so ist doch die erfahrene Grundsituation, die in den beiden folgenden Texten beschrieben wird, ähnlich: Die Endlichkeit des Menschen, die mit dem Leben gegeben ist.

Das erste Beispiel ist dem Tibetanischen Totenbuch entnommen und datiert ungefähr aus dem Jahre 750 n. Chr. Als zweites Beispiel dient uns die vom frühmittelalterlichen Mönch Notker der Stammler gedichtete Antiphon über den Tod; dieses Werk datiert ungefähr aus dem Jahre 900 n. Chr.

All die Gedankenlosen, die nicht sorgen,
Zu welcher Zeit des Todes Boten kommen,
Müssen in niederer Verkörperung
Lange die Qual der Leiden fühlen.
Die jedoch gut und heilig sind,
Betragen sich nicht gedankenlos,
Wenn des Todes Boten erscheinen,
Beachten, was die Hohe Lehre sagt,
Und sehn, erschreckt, in der Verhaftung
Die ew'ge Quelle von Geburt und Tod,
Befrein sich selbst von diesem Hang
Und tilgen so Geburt und Tod.
Sicher und glücklich ruhen sie.
Entlassen aus der flutenden Schau,
Entbunden aller Sünd' und Furcht;
Sie sind nun alles Elends bloß.

(Tibetanisches Totenbuch. Des Todes Boten, um 750 n. Chr.; aus: F. Walter, 1997, S. 153)

Mitten wir im Leben sind
Mit dem Tod umfangen,
Wen suchen wir, der Hilfe tu,
Daß wir Gnad erlangen,
Das bistu Herr alleine;
Uns reuet unser Missetat,
Die dich Herr erzürnet hat,
Heiliger Herre Gott,
Heiliger starker Gott,
Heiliger barmherziger Heiland,
Du ewiger Gott;
Laß uns nicht versinken,
In des bittern Todes Not,
Kyrieleison.

(Notker der Stammler. Erste Strophe der Antiphon über den Tod, um 900 n. Chr.; aus: F. Walter, 1997, S. 154)

Der Beginn der Antiphon über den Tod findet sich später beim Reformator Luther (1483–1546) wieder, der diese Aussage in folgender Weise wendet: „Media in vita in morte sumus – kehrs umb – media in morte in vita sumus", was übersetzt heißt: Mitten im Leben sind wir vom Tode umfangen – kehrs umb – mitten im Tode sind wir vom Leben umfangen.

4.2   „Das Haben verringern und im Sein wachsen" als Ausdruck der „Anleitung zum Leben" und der „Anleitung zum Sterben"

„Das Haben verringern und im Sein wachsen" stellt eine zentrale Aussage dar, mit der der Soziologe und Psychoanalytiker Erich Fromm in seiner Schrift „Haben oder Sein" (1979) die Vorbereitung auf den Tod charakterisiert. In dieser Schrift findet sich ein Unterkapitel zu dem Thema „Angst vor dem Sterben – Bejahung des Lebens", in dem Erich Fromm zunächst darlegt, dass die Angst vor dem Sterben vor allem auf die Angst zurückgeht, „zu verlieren, was man hat: seinen Körper, sein Ich, seine Besitztümer und seine Identität" (S. 123); damit verbunden sei „die Angst, in den Abgrund der Nichtidentität zu blicken, ,verloren' zu sein" (S. 123). Erich Fromm stellt die Annahme auf, dass der Mensch in dem Maße, in dem er in der „Existenzweise des Habens" lebe, das Sterben fürchte, „und keine rationale Erklärung kann uns von dieser Angst befreien" (S. 124). Doch könne diese Angst selbst noch in der Stunde des Todes gemildert werden – „durch Bekräftigung der Liebe zum Leben, durch Erwiderung der Liebe anderer, die unsere eigene Liebe entfachen kann" (S. 124). Aus diesen Aussagen lässt sich folgern, dass die Existenzweise des *Seins* grundlegend für die Vorbereitung des Menschen auf den Tod ist. Wenn der Mensch zu sich selbst kommt und eine innere (dies heißt in den Worten von Erich Fromm: eine *von sich selbst ausgehende*) Aktivität entfaltet, so ist er auch eher in der Lage, seine Endlichkeit anzunehmen. Die Tatsache, dass die Einstellung zum Leben und die Einstellung zum Sterben so eng verschränkt sind, lässt uns verstehen, warum Fromm annimmt, dass die Anleitung zum Sterben dieselbe wie die Anleitung zum Leben ist. Denn: „Je mehr man sich des Verlangens nach Besitz in allen seinen Formen und besonders der Ichgebundenheit entledigt, um so geringer ist die Angst vor dem Sterben, da man nichts zu verlieren hat." (S. 124).

Diese Aussage weist enge Verwandtschaft zu einem Lehrsatz auf, den Benedict de Spinoza in seiner „Ethik" (Teil IV, 67. Lehrsatz) aufgestellt hat[1]: „Über den Tod denkt der freie Mensch am wenigsten nach; seine Weisheit ist nicht ein Nachsinnen über den Tod, sondern über das Leben." (Spinoza, 1972, S. 119).

---

[1]   Es sei hier angemerkt, dass sich Fromm an vielen Stellen seiner Schrift „Haben oder Sein" ausdrücklich auf Spinoza bezieht.

4.3 Das „Werden" und „Entwerden" als Grundlage des Zurückgehens aus der Außenwelt in das innerste Wesen

Die Aussagen von Erich Fromm zur Vorbereitung auf das Sterben („Anleitung zum Sterben") weisen nicht nur Verwandtschaft zur Ethik des Benedict de Spinoza auf, sondern auch zur Mystik des Meister Eckhart (1260-1327). In der Schrift „Haben oder Sein" (1979) findet sich sogar ein eigenes Unterkapitel zu Meister Eckhart, welches Erich Fromm wie folgt einleitet: „Eckhart hat den Unterschied zwischen den Existenzweisen des Habens und des Seins mit einer Eindringlichkeit und Klarheit beschrieben und analysiert, wie sie von niemandem je wieder erreicht worden ist. (…) Der größte Einfluß ging von seinen deutschen Predigten aus, nicht nur auf seine Zeitgenossen und Schüler, sondern auch auf deutsche Mystiker nach ihm und heute wieder auf viele Menschen, die einen Wegweiser zu einer nicht-theistischen, vernünftigen und dennoch religiösen Lebensphilosophie suchen." (Fromm, 1979, S. 64).

An anderer Stelle unseres Buches (siehe Kap. 6) wird einleitend auf die 53. Predigt von Meister Eckhart eingegangen; dabei werden auch Aussagen zur „Abgeschiedenheit" des Menschen als Grundlage seines Vordringens zum Innersten seines Wesens (welches im Verständnis von Meister Eckhart „göttliches Wesen" ist) getroffen.

An dieser Stelle soll auf eine andere Predigt eingegangen werden; zur Einführung in diese Predigt seien einige Gedanken zur Mystik des Meister Eckhart angeführt. Die grundlegende Aussage seines theoretischen Systems lässt sich wie folgt charakterisieren: *Sein und Erkennen sind im Kern eins.* Alles Geschehen in der Welt ist in seinem tiefsten Wesen Erkennen. Dabei differenziert Meister Eckhart zwischen zwei verschiedenen Prozessen der Erkenntnis. Der erste Prozess – der sich mit dem Begriff der „Selbstoffenbarung" umschreiben lässt – ist das Hervorgehen der Welt aus Gott, der zweite Prozess – der sich mit dem Begriff der „immer höheren Anschauung" umschreiben lässt – ist der Rückgang der Dinge in Gott. Diese beiden Erkenntnisprozesse lassen sich in der Aussage zusammenfassen: Dem Werden aus Gott entspricht das Entwerden in Gott oder das Vergehen. Mit dem Entwerden oder Vergehen ist dabei die Erkenntnis angesprochen, dass die aus Gott hervorgegangenen (entäußerten) Dinge wieder zu Gott zurückkehren, somit in den Grund allen Seins zurückgenommen werden. Die Erkenntnis des Hervorgehens aus Gott sowie der Rückkehr zu Gott (als dem Grund allen Seins) stellt die höchste Einsicht des Menschen dar. Es bedarf, um zu dieser Einsicht zu gelangen, des kontinuierlichen Gebrauchs der geistigen Kräfte, der schließlich das „innere Werk" des Menschen bildet. Das innere Werk ist Grundlage für die „Abgeschiedenheit" und „Armut" des Geistes, das heißt, für dessen volles Zurückgehen aus der Außenwelt in sein innerstes Wesen, nämlich die Gottheit. Menschen, die an dem „inneren Werk" arbeiten, das sie schließlich zur Abgeschiedenheit und inneren Armut führt, fürchten nicht den Tod: Denn dieser ist nur Übergang.

Bevor jene Predigt des Meister Eckhart in Ausschnitten wiedergegeben wird, deren Inhalt die Armut des Geistes (die „innere Armut") bildet, soll dieses Verständnis von Sterben und Tod (nämlich als „Übergang") am Beispiel einer Wiener Brückeninschrift (über deren Autor wie auch deren Entstehungsdatum nichts bekannt ist) veranschaulicht werden (siehe in F. Walter, 1997, S. 43):

Alles ist nur Übergang.
Merke wohl die ernsten Worte:
Von der Stunde, von dem Orte
Treibt dich eingepflanzter Drang.
Tod ist Leben, Sterben Pforte.
Alles ist nur Übergang.

(Wiener Brückeninschrift)

Die Predigt über: „Beati pauperes spiritus, quoniam ipsorum est regnum caelorum" – „Selig sind die Armen des Geistes, denn das Himmelreich ist ihrer" (Matthäus 5,3) nimmt ihren Ausgang von der Differenzierung zwischen zwei Formen der Armut: der *äußeren* und der *inneren* Armut.

„Nun gibt es zweierlei Armut; eine äußere Armut, und die ist gut und ist sehr zu loben an dem Menschen, der sie freiwillig auf sich nimmt aus Liebe zu unserem Herrn Jesus Christus, weil dieser sie selbst auf Erden gehabt hat. Von dieser Armut will ich nicht weiter sprechen. Indessen, es gibt noch eine andere Armut, eine innere Armut, die unter jenem Wort unseres Herrn zu verstehen ist, wenn er spricht: ‚Selig sind die Armen des Geistes'." (Eckhart von Hohenheim, 1986, S. 148).

In einem weiteren Schritt dieser Predigt wird der Begriff der „inneren Armut" definiert:

„Bischof Albert[2] sagt, das sei ein armer Mensch, der an allen Dingen, die Gott je schuf, kein Genügen habe – und das ist gut gesagt.

---

[2]   Gemeint ist hier Albert von Bollstädt (Albertus Magnus), Universitätslehrer in Köln und Paris sowie Bischof von Regensburg. Geboren im Jahre 1193, gestorben im Jahre 1280.

Wir aber sagen es noch besser und nehmen Armut in einem höheren Sinne: Das ist ein armer Mensch, der nicht will und nicht weiß und nicht hat." (Eckhart von Hohenheim, 1986, S. 149).

Wie versteht Meister Eckhart das Nicht-Wollen, das Nicht-Wissen, das Nicht-Haben? Diese drei Begriffe sollen nachfolgend mit seinen eigenen Worten umschrieben und jeweils kurz erläutert werden, wobei diese Erläuterung auch die Beziehungen zum Thema der Endlichkeit aufzeigt.

„Ein armer Mensch ist, wer nicht will." (S. 149). „Solange ihr den Willen habt, den Willen Gottes zu erfüllen, und Begierde habt nach Ewigkeit und nach Gott, solange seid ihr nicht arm; denn das ist ein armer Mensch, der nicht will und begehrt." (S. 150). „Soll der Mensch arm sein an Willen, so muß er so wenig wollen und begehren, wie er wollte und begehrte, als er nicht war. Und in dieser Weise ist der Mensch arm, der nicht will." (S. 151).

Der hier angesprochene Wille meint die Begierde, von der der Mensch getrieben wird – und die diesem den freien Willen nimmt. Der Mensch, der nichts will, hier gemeint im Sinne des Freiseins der Begierde von etwas, kann in innerer Armut und Abgeschiedenheit leben. Dieser Mensch kann auch den Tod annehmen, weil der Tod ihm nichts nimmt, an dem sein Herz hinge.

„Ein armer Mensch ist, wer nicht weiß." (S. 151). „Wer nun arm in geistiger Weise sein soll, der muß arm sein an allem eigenen Wissen, so daß er von allem nicht wisse, weder von Gott, noch von Welt, noch von sich selbst. Darum ist es nötig, daß der Mensch danach begehre, die Werke Gottes weder wissen noch erkennen zu können. In dieser Weise vermag der Mensch arm zu sein an eigenem Wissen." (S. 152).

Mit der Aussage: „Arm an allem eigenen Wissen" ist nicht gemeint, dass der Mensch vergessen soll, was er weiß; vielmehr soll er vergessen, *dass* er weiß. Er soll also sein Wissen nicht als Besitz ansehen, er soll sich nicht an sein Wissen klammern, vor allem soll er sein Wissen nicht im Sinne eines Dogmas verstehen. Vielmehr soll er sich dem Prozess des Erkennens hingeben, er soll sich im Erkennen weiterentwickeln; auf dieser Grundlage kann sich das „innere Werk" ausbilden. Der Mensch, der sich ganz dem Prozess des Erkennens hingibt, fürchtet nicht den Tod, denn – wie bereits dargestellt wurde – Erkennen und Sein ist eins, und dies heißt, dass das Erkennen den Prozess des „Entwerdens" oder „Vergehens" einschließt, dass es selbst Entwerden oder Vergehen *ist*.

„Ein armer Mensch ist, wer nicht hat." (S. 153). „Also sagen wir, daß der Mensch so arm sein solle, daß er keine Stätte sei noch habe, darin Gott wirken könne. Wo der Mensch Stätte behält, da behält er Unterschiedenheit. Darum bitte ich Gott, daß er mich Gottes quitt[3] mache." (S. 154). „Dort findet Gott keine Stätte in dem Menschen, denn der Mensch erlangt mit dieser Armut, was er ewig gewesen ist und immerfort bleiben wird. Hier ist Gott eins mit dem Geiste, und das ist die äußerste Armut, die man finden kann." (S. 155).

Nicht-Haben: Damit wird zum Ausdruck gebracht, dass Menschen *frei von Dingen* sein, das heißt, sich nicht an das, was sie besitzen, binden sollen. Es heißt in dieser Predigt sogar, dass sich der Mensch *nicht an Gott binden* soll. Den Kern dieser Aussagen bildet die *Freiheit* des Menschen. Dieser soll sich von allem Besitz lösen, und dies heißt auch: er soll sich von seinem Ich lösen, denn erst durch die Selbstaufgabe wird er frei für den schöpferischen Akt, der im Erkennen liegt. Das „innere Werk" kann nur im Zustand der absoluten Freiheit gelingen. Der Mensch, der sich nicht an Besitz bindet und dem es schließlich gelingt, die Bindung an sein Ich zu lösen, fürchtet nicht den Tod, denn der Tod nimmt ihm nichts, an das er sich gebunden hätte. Im Zustand der Freiheit kann der Mensch „getrost" auf den Tod zugehen.

Ein bewegendes Beispiel für diese Haltung zum Leben und zum Tod findet sich in den Briefen und Aufzeichnungen von Dietrich Bonhoeffer (geboren 1906 in Breslau, umgebracht im April 1945 im Konzentrationslager Flossenbürg), die in den Jahren seiner Haft von 1943 bis 1945 entstanden sind. Bevor auf zwei Arbeiten eingegangen wird, die Bonhoeffer Ende 1944 und Anfang 1945 verfasst hat, soll zunächst ein Zitat aus einer „Rechenschaft an der Wende zum Jahr 1943"[4] angeführt werden, in der auch das Thema „Tod" angesprochen wird (Bonhoeffer, 1985, S. 26):

„Noch lieben wir das Leben, aber ich glaube, der Tod kann uns nicht mehr sehr überraschen. Unseren Wunsch, er möchte uns nicht zufällig, jäh, abseits vom Wesentlichen, sondern in der Fülle des Lebens und in der Ganzheit des Einsatzes treffen, wagen wir uns seit den Erfahrungen des Krieges kaum mehr einzugestehen. Nicht die äußeren Umstände, sondern wir selbst werden es sein, die unseren Tod zu dem machen, was er sein kann, zum Tod in freiwilliger Einwilligung."

In diesem Zitat deutet sich bereits eine Einstellung zum eigenen Tod an, die in dem Ende 1944/ Anfang 1945 verfassten Gebet „Von guten Mächten", wie auch im Verhalten, das Dietrich Bonhoeffer in den letzten Stunden vor seiner Hinrichtung am 9. April 1945

---

[3]   Gemeint ist: „gott"-los
[4]   Zu Weihnachten 1942 Hans von Dohnanyi, Hans Oster und Eberhard Bethge überreicht.

zeigte[5], dominierte: Die Freiheit nämlich, die ihn befähigte, „getrost" auf den Tod zuzugehen. So heißt es in der letzten Strophe des Gebets „Von guten Mächten": „Von guten Mächten wunderbar geborgen, erwarten wir getrost, was kommen mag" (Bonhoeffer, 1985, S. 436), wobei davon ausgegangen werden muss, dass Bonhoeffer wusste, dass er in den kommenden Wochen oder Monaten hingerichtet werden würde.

Doch kommen wir nun zurück zum Thema der „Freiheit von der Bindung an Besitz und an das eigene Ich". Es wurde hervorgehoben, dass diese Freiheit dem Menschen die Angst vor dem Tode nehme. Die Briefe und Aufzeichnungen von Bonhoeffer in den letzten Monaten seines Lebens machen nun deutlich, dass die Freiheit, die er in dem Gebet „Von guten Mächten" und in seinem Verhalten kurz vor der Hinrichtung zeigte, innerlich erkämpft werden musste, dass Bonhoeffer viele Tage und Wochen voller Verzweiflung durchleiden musste, bevor er in der Lage war, den bevorstehenden Tod bewusst anzunehmen.

Wenn über die letzten Monate von Dietrich Bonhoeffer gesprochen wird, so beschränkt sich die Diskussion häufig auf dessen innere Verfassung bei der Entstehung des Gebets „Von guten Mächten". Doch darf die innere Verfassung zu diesem Zeitpunkt nicht losgelöst von jenem Entwicklungsprozess betrachtet werden, der in den Monaten zuvor stattgefunden hat. Die Briefe und Aufzeichnungen der letzten Monate geben Zeugnis von dem qualvollen Entwicklungsprozess, der schließlich in die Erfahrung der Freiheit durch das Getragensein von Gott mündete. So verfasst Bonhoeffer am 5. Oktober 1944, kurz nach einem Aktenfund durch die Gestapo, der die Situation für die Familie verschlechterte, folgendes Gedicht (Bonhoeffer, 1985, S. 434):

Jona

Sie schrien vor dem Tod und ihre Leiber krallten
sich an den nassen, sturmgepeitschten Tauen
und ihre Blicke schauten voller Grauen
das Meer im Aufruhr jäh entfesselter Gewalten.

„Ihr ewigen, ihr guten, ihr erzürnten Götter,
helft oder gebt ein Zeichen, das uns künde

---

[5]   Davon zeugen Berichte, die ein Arzt und ein Wächter über die letzten Stunden im Leben des Dietrich Bonhoeffer gegeben haben.

den, der euch kränkte mit geheimer Sünde,
den Mörder oder Eidvergessnen oder Spötter,

der uns zum Unheil seine Missetat verbirgt
um seines Stolzes ärmlichen Gewinnes!"
So flehten sie. Und Jona sprach: „Ich bin es!
Ich sündigte vor Gott. Mein Leben ist verwirkt.

Tut mich von euch! Mein ist die Schuld. Gott zürnt mir sehr.
Der Fromme soll nicht mit dem Sünder enden!"
Sie zitterten. Doch dann mit starken Händen
verstießen sie den Schuldigen. Da stand das Meer.

Diesem Gedicht folgt am 28. Dezember 1944 ein Geburtstagsbrief
an die Mutter, in dem die hohen seelischen Belastungen, denen
Bonhoeffer in der Haft ausgesetzt war, angedeutet werden[6]: „Ich glaube, daß diese schweren Jahre uns noch enger miteinander verbunden
haben als es je war. Ich wünsche Dir und Papa und Maria[7] und uns
allen, daß das neue Jahr uns doch wenigstens hier und da einen Licht-
blick bringt und daß wir uns noch einmal zusammen freuen können.
Gott erhalte Euch gesund!" (Bonhoeffer, 1985, S. 435).

   In den Monaten von Oktober bis Dezember 1944 muss sich in
Bonhoeffer ein seelisch-geistiger, vor allem ein spiritueller Prozess
vollzogen haben, der ihn in die Lage versetzte, „getrost" den baldigen Tod zu erwarten. Denn in dem Gebet „Von guten Mächten"
dominieren Vertrauen und Gefasstheit, die verwendeten Sprachbilder
ebenso wie die Melodie des Gedichts vermitteln eine innere Ruhe
sowie die Wahrnehmung von Geborgenheit – so heißt es schon in
der ersten Strophe: „Von guten Mächten treu und still umgeben" –,
deren Grund (auch zu verstehen im Sinne von „Seinsgrund") in der
letzten Strophe genannt wird, wenn es heißt: „Gott ist mit uns am
Abend und am Morgen und ganz gewiß an jedem neuen Tag". Dabei darf dieses Gebet nicht in der Hinsicht fehlinterpretiert werden,
dass die Todeserwartung *nicht* als Belastung, *nicht* als Grenzsituation gedeutet, dass das Sterben verharmlost würde. Dies ist nicht der
Fall. Denn es heißt in der dritten Strophe: „Und reichst Du uns den
schweren Kelch, den bittern des Leids, gefüllt bis an den höchsten

---

[6]   Es ist hier zu berücksichtigen, dass das Mitlesen durch den Zensor die
      Beschreibung der Haftbedingungen sowie der seelischen Situation
      beeinflusst hat. Aus diesem Grunde sind schon Andeutungen von Bela-
      stungen und Krisen als Ausdruck einer hoch belastenden Situation zu
      werten.
[7]   Maria von Wedemeyer, mit der Dietrich Bonhoeffer verlobt war.

Rand." Doch scheint es – folgt man diesem Gebet – Bonhoeffer
gelungen zu sein, dem bevorstehenden Tod den Reichtum seines (auch
spirituellen) Lebens entgegenzusetzen und auf dieser Grundlage den
Tod anzunehmen.

Von guten Mächten

Von guten Mächten treu und still umgeben,
behütet und getröstet wunderbar,
so will ich diese Tage mit euch leben
und mit euch gehen in ein neues Jahr.

Noch will das alte unsre Herzen quälen,
noch drückt uns böser Tage schwere Last,
ach, Herr, gib unsern aufgescheuchten Seelen
das Heil, für das Du uns bereitet hast.

Und reichst Du uns den schweren Kelch, den bittern
des Leids, gefüllt bis an den höchsten Rand,
so nehmen wir ihn dankbar ohne Zittern
aus Deiner guten und geliebten Hand.

Doch willst Du uns noch einmal Freude schenken
an dieser Welt und ihrer Sonne Glanz,
dann wolln wir des Vergangenen gedenken,
und dann gehört Dir unser Leben ganz.

Lass warm und still die Kerzen heute flammen,
die Du in unsere Dunkelheit gebracht,
führ, wenn es sein kann, wieder uns zusammen.
Wir wissen es, Dein Licht scheint in der Nacht.

Wenn sich die Stille nun tief um uns bereitet,
so lass uns hören jenen vollen Klang
der Welt, die unsichtbar sich um uns weitet,
all Deiner Kinder hohen Lobgesang.

Von guten Mächten wunderbar geborgen,
erwarten wir getrost, was kommen mag.
Gott ist mit uns am Abend und am Morgen
und ganz gewiss an jedem neuen Tag.

(aus: Dietrich Bonhoeffer, Widerstand und Ergebung, 1985, S. 436)

Das gleichzeitige Bestehen von Lebenswillen einerseits und Annahme des bevorstehenden Todes andererseits soll anhand eines weiteren Beispiels veranschaulicht werden. Das Beispiel wird auch deswegen ausgewählt, weil auf dieses eine Aussage zutrifft, die bereits bei der Interpretation der von Meister Eckhart überlieferten Predigt über „Beati pauperes spiritus, quoniam ipsorum est regnum caelorum" im Zentrum stand (und die auch für das Leben von Bonhoeffer charakteristisch war): Das bewusste Sich-Einstellen auf den Tod und die Annahme des kurz bevorstehenden Todes gründen vor allem auf der Fähigkeit des Menschen, von seinem Besitz, von seinem Ich *loszulassen*.

Als Beispiel dafür sei das Schicksal des christlichen Dichters Jochen Klepper (1903–1942) genannt, der in der Nacht vom 10. auf den 11. Dezember 1942 mit seiner jüdischen Frau und seiner Stieftochter Renate den Freitod suchte, um diese beiden Menschen vor der Deportation zu schützen.

Sein Freund Reinhold Schneider schreibt über Jochen Klepper (siehe in Gollwitzer et al., 1954, S. 415): „Sein Geschick ist nur deutbar aus seiner Auffassung von der Ehe: er fühlte sich eingefordert für das Heil seiner Frau und ihrer Kinder, für die Heimführung Judas. Denn das ist das Wort des Apostels, daß der Mann der Frau, die Frau dem Mann zum Heil sein sollte." Diese Charakterisierung ist für das Verständnis der Lebenseinstellung von Klepper insofern wichtig, als sie die Fähigkeit und Bereitschaft betont, von seinem Ich loszulassen zugunsten einer wahrhaftigen Beziehung und Liebe. Doch nicht allein diese Charakterisierung gibt Zeugnis von seiner Lebenseinstellung. Die Bereitschaft, von seinem Ich loszulassen (in der Begrifflichkeit von Meister Eckhart: „nichts wissen, nichts wollen, nichts haben"), kommt auch in folgenden Versen Kleppers zum Ausdruck (siehe in Gollwitzer et al., 1954, S. 415–426):

Wer ist hier, der vor dir besteht?
Der Mensch, sein Tag, sein Werk vergeht:
Nur du allein wirst bleiben.
Nur Gottes Jahr währt für und für;
Drum kehre jeden Tag zu dir,
Weil wir im Winde treiben.

Der Mensch ahnt nichts von seiner Frist.
Du aber bleibest, der du bist,
In Jahren ohne Ende.
Wir fahren hin durch deinen Zorn,
und doch strömt deiner Gnade Born
in unsere leeren Hände.

In diesen – bereits Jahre vor dem Tod geschriebenen – Versen deutet
sich eine Einstellung zum Tod an, die in der letzten Tagebucheintragung
(verfasst wenige Stunden vor seinem Tod) mit großer Klarheit ausgedrückt wird (siehe in Gollwitzer et al., 1954, S. 415–426):

10. Dezember 1942
Nachmittags die Verhandlung auf dem Sicherheitsdienst.

> Wir sterben nun – ach, auch das steht bei Gott –
> wir gehen heute Nacht gemeinsam in den Tod.
> Über uns steht in den letzten Stunden das Bild
> des segnenden Christus, der um uns ringt.
> In dessen Anblick endet unser Leben.

4.4   „Stirb an!" als Ausdruck der allmählichen Loslösung von der Welt

Die Fähigkeit und Bereitschaft des Menschen, sich im Laufe seines
Lebens allmählich von der Welt zu lösen, bildet den Inhalt mehrerer
Sonette von Michelangelo Buonarroti (1475–1564). Sich von der Welt
zu lösen, ist dabei nicht im Sinne von Niedergeschlagenheit und Resignation zu verstehen. Gemeint ist vielmehr ein grundlegender Wandel in der Lebenseinstellung – und zwar in der Hinsicht, dass nach
und nach die Welt- und Selbstbezogenheit zugunsten der Einord-
nung der eigenen Existenz in einen umfassenderen Sinnzusammen-
hang aufgegeben werden kann. Dieser grundlegende Wandel in der
Lebenseinstellung kann sich nur allmählich, *kontinuierlich* vollziehen, weswegen in dem nachfolgend zitierten Sonett nicht von „sterben", sondern vielmehr von *„ansterben"* gesprochen wird.
   In diesem Sonett kommt die Bereitschaft zum Ausdruck, bereits
viele Jahre vor Eintritt des Todes „anzusterben", dies heißt, sich allmählich von der Welt zu lösen. Damit wird zum Ausdruck gebracht,
dass wir weder die uns umgebende Welt noch unser Leben als unseren Besitz auffassen dürfen. Im Gegenteil: Wir sind dazu aufgeru-
fen, uns in das Loslassen und Hergeben einzuüben und damit die
Welt und unser Leben im Sinne von Gegebenem, das wir irgendwann zurückgeben müssen, zu deuten. Mit der Loslösung von der
Welt – und dies heißt in den Worten Michelangelos: mit dem „Ansterben" – stellt sich der Mensch auf den eigenen Tod ein. Gelingt
diese allmähliche Loslösung von der Welt nicht, so besteht die Gefahr, dass der Tod den Menschen unvermittelt, plötzlich trifft – in
diesem Falle wird der Tod nicht mehr als Übergang verstanden, sondern als abruptes Lebensende.

Des Todes sicher, nicht der Stunde, wann.
    Das Leben kurz, und wenig komm ich weiter;
    den Sinnen zwar scheint diese Wohnung heiter,
    der Seele nicht, sie bittet mich: stirb an.

Die Welt ist blind, auch Beispiel kam empor,
    dem bessere Gebräuche unterlagen;
    das Licht verlosch und mit ihm alles Wagen;
    das Falsche frohlockt, Wahrheit dringt nicht vor.

Ach, wann, Herr, gibst du das, was die erhoffen,
    die dir vertraun? Mehr Zögern ist verderblich,
    es knickt die Hoffnung, macht die Seele sterblich.

Was hast du ihnen soviel Licht verheißen,
    wenn doch der Tod kommt, um sie hinzureißen
    in jenem Stand, in dem er sie betroffen.

(aus: Michelangelo Buonarroti, 2002, Zweiundvierzig Sonette)

Es sollen nachfolgend einige Aussagen zur Bedeutung getroffen werden, welche die Poesie für Michelangelo besaß. Diese Aussagen lassen nämlich den Schluss zu, dass die Gedichte – wie das hier angeführte – für Michelangelo eine Möglichkeit bildeten, über zentrale Fragen des Lebens zu reflektieren.

Michelangelo Buonarroti war Bildhauer, Maler und Architekt. Er war zwar seinen Zeitgenossen als Dichter bekannt, doch hatte er selbst keine seiner Dichtungen öffentlich gemacht. Die Poesie war für Michelangelo keine Nebentätigkeit; sie hat ihn vielmehr sein Leben lang begleitet. Sie diente ihm als Selbstgespräch, als Ausdruck der Emotionalität und schließlich als Ausdruck seiner Hoffnung auf göttliche Vergebung. In dem vorliegenden Sonett zeigt sich dies zum einen in der Wahl der Ich-Form in der ersten Strophe: „Sie bittet mich: stirb an". Zum anderen wird in der vorletzten Strophe Gott unmittelbar angesprochen: „Ach, wann, Herr, gibst du das, was die erhoffen, die dir vertraun?".

Frey (1897) hat in seiner Ausgabe der „Dichtungen des Michelangelo Buonarroti" dessen Poesie als „biographisch-psychologisches Material vornehmster Art" charakterisiert. Das hier zitierte Sonett vermittelt den Eindruck einer intensiven persönlichen Auseinandersetzung mit dem Leben; dieser Eindruck wird nicht nur durch die bereits angesprochene Ich-Form in der ersten Strophe vermittelt, sondern auch durch die Tatsache, dass hier ein Mensch über die Prozesse in seiner Seele (die hier sowohl in ihren psychischen als auch in ihren spirituellen Merkmalen angesprochen wird) reflektiert. Das obige Sonett stammt aus der Zeit von 1554 bis 1556 und kann damit als ein „Altersgedicht" angesehen werden. Dies lässt uns verstehen, warum in der dritten Strophe *Drängen* („Ach, wann, Herr, gibst du das, was die erhoffen, die dir vertraun?"), ja sogar *Ungeduld* („Mehr Zögern ist verderblich, es knickt die Hoffnung") dominieren: Nach vielen Lebensjahren erscheint ein weiteres Aufschieben der Erfüllung, auf die die Seele hin ausgerichtet ist, als nicht mehr vorstellbar.

4.5 Die Integration des Todes als Ausdruck der abschiedlichen Existenz im Alter

Bislang wurde in den Überlegungen zur Vorbereitung des Menschen auf den Tod noch nicht ausdrücklich Bezug auf das *hohe Lebensalter* genommen. Dies soll nachfolgend geschehen. In welcher Hinsicht, so ist zu fragen, kann das Erreichen eines hohen Lebensalters die Vorbereitung des Menschen auf den Tod fördern? Ist es gerechtfertigt, im Hinblick auf die Auseinandersetzung mit der eigenen Endlichkeit dem hohen Lebensalter eine besondere – gegenüber den vorangehenden Lebensaltern hervorgehobene – Bedeutung beizumessen?

Der Blick in die Literatur – Lyrik, Prosa, philosophische und psychologische Reflexionen, persönliche Aufzeichnungen alter und sehr alter Menschen – lässt die Annahme zu, dass die „abschiedlichen Erfahrungen" im Alter große Bedeutung für die Art und Weise besitzen, wie Menschen den Tod interpretieren. Unter abschiedlichen Erfahrungen sind dabei subjektiv erlebte Verluste zu verstehen, die endgültig, unaufhebbar sind und damit den Menschen mit den Grenzen seiner Existenz konfrontieren. Die Annahme der hervorgehobenen Bedeutung des Alters für die Vorbereitung auf den Tod soll nun anhand einiger Zitate diskutiert werden, die Lebensbetrachtungen sowie psychologischen und philosophischen Arbeiten entnommen sind.

Zunächst sollen einige einleitende Anmerkungen zu den ausgewählten Zitaten getroffen werden.

Hermann Hesse (1877–1962) verbindet in seinen Lebensbetrachtungen die Verluste im Alter mit möglichen Gewinnen dieses Lebensabschnitts. Die Fähigkeit des Menschen, jene Verluste, die sich nicht mehr rückgängig machen lassen, anzunehmen und zugleich die möglichen Gewinne des Alters wahrzunehmen und im eigenen Leben zu verwirklichen, gilt ihm nicht nur als Grundlage für Lebenszufriedenheit, sondern auch als eine bedeutende Voraussetzung für die Annahme des Todes. Zudem sieht er eine bedeutende Aufgabe des Alters darin, sich „weggeben" und „Opfer bringen" zu können (Hesse, 1992, S. 80) – damit ergibt sich eine bedeutende Parallele zu den bereits getroffenen Aussagen über die Bedeutung der Loslösung vom Ich und von der Welt als Grundlage für die Annahme der eigenen Endlichkeit. Von Norberto Bobbio, dem 1909 geborenen und im Januar 2004 gestorbenen italienischen Rechtsphilosophen, wurde ein Buch mit dem Titel „Vom Alter" (1999) veröffentlicht, in welchem er die provozierende These aufstellt: „Das Leben kann nicht ohne den Tod gedacht werden." (Bobbio, 1999, S. 49). Nach der Explikation dieser These geht er ausführlich auf Grenzen des Alters ein, die er vor allem in der zunehmenden Langsamkeit der Funktions- und Handlungsabläufe sieht. In diesem thematischen Kontext spricht er noch einmal den Tod an – diesmal aber eher indirekt: Er beschreibt seine Sorge, nicht mehr genügend Zeit für die Ausführung von Plänen und Vorhaben zu besitzen, und macht deutlich, dass auch die Erfahrung zunehmender Langsamkeit zu dieser Sorge beitrage. In einer wissenschaftlich-psychologischen Analyse des Alters, die von dem Psychologen und Gerontologen Hans Thomae (1915–2001) in seiner Schrift „Persönlichkeit – eine dynamische Interpretation" vorgenommen wird, ist ebenfalls eine enge Verbindung zwischen Alter und Tod erkennbar: Die Einstellung des alten Menschen zum Tod steht diesem Verständnis zufolge in enger Beziehung zur Art und Weise, wie er die Endgültigkeit seiner Situation wahrnimmt und zu verarbeiten versucht. Im Alter nehmen Erfahrungen der Endgültigkeit des Lebens zu. Wenn es dem Menschen gelingt, solche Erfahrungen bewusst zu reflektieren und anzunehmen, so gelingt es ihm auch eher, den Tod zu „integrieren", wie dies Thomae nennt. Entscheidend für den konstruktiven Umgang des alten Menschen mit Erfahrungen der Endgültigkeit und Endlichkeit ist die *Offenheit* für neue Möglichkeiten und Anforderungen der Situation. Offenheit ist im Verständnis von Hans Thomae als eine Lebenseinstellung zu verstehen, die sich im Laufe der Biographie ausbildet. Aus diesem Grunde ist der Umgang alter Menschen mit den Erfahrungen der Endgültigkeit und Endlichkeit nur im Kontext einer ausführlichen Analyse der Biographie zu verstehen.

Im ersten Teil seiner Schrift „Das Prinzip Hoffnung" (Bloch, 1959) charakterisiert der Philosoph Ernst Bloch (1885-1977) die verschiedenen Lebensalter aus philosophisch-anthropologischer Sicht. Auch er hebt die Gleichzeitigkeit von Verlusten und Gewinnen im Alter hervor, betont jedoch dabei, dass die Gewinne zumindest in Teilen Verluste „auszugleichen" vermögen. Die Gleichzeitigkeit von Verlusten und Gewinnen wird nicht als ein spezifisches Merkmal des hohen Alters gewertet; sie findet sich – folgt man Bloch – in allen Lebensaltern. Als entscheidende Gewinne des hohen Alters werden

Überblick, Erfahrung und Wissen gewertet, wobei diese Entwicklung allerdings an die Voraussetzung der Offenheit des Menschen in früheren Lebensjahren sowie der Wertschätzung des Alters durch die Gesellschaft gebunden ist. Als weiteres Merkmal des Alters wird das Bedürfnis nach Stille genannt, das Grundlage der Kontemplation bildet, die ihrerseits die gefasste Auseinandersetzung mit Grenzen – und auch mit der Endlichkeit des Lebens – fördert.

Erstes Beispiel –
Aus den Lebensaufzeichnungen von Hermann Hesse

„Jeder weiß, daß das Greisenalter Beschwerden bringt und daß an seinem Ende der Tod steht. Man muß Jahr um Jahr Opfer bringen und Verzichte leisten. Man muß seinen Sinnen und Kräften mißtrauen lernen. Der Weg, der vor kurzem noch ein kleines Spaziergängchen war, wird lang und mühsam, und eines Tages können wir ihn nicht mehr gehen. Auf die Speise, die wir zeitlebens so gern gegessen haben, müssen wir verzichten. Die körperlichen Freuden und Genüsse werden seltener und müssen immer teurer bezahlt werden. Und dann alle die Gebrechen und Krankheiten, das Schwachwerden der Sinne, das Erlahmen der Organe, die vielen Schmerzen, zumal in den oft so langen und bangen Nächten – all das ist nicht wegzuleugnen, es ist bittere Wirklichkeit. Aber ärmlich und traurig wäre es, sich einzig diesem Prozeß des Verfalls hinzugeben und nicht zu sehen, daß auch das Greisenalter sein Gutes, seine Vorzüge, seine Trostquellen und Freuden hat. Wenn zwei alte Leute einander treffen, sollen sie nicht bloß von der verfluchten Gicht, von den steifen Gliedern und der Atemnot beim Treppensteigen sprechen, sie sollen nicht bloß ihre Leiden und Ärgernisse austauschen, sondern auch ihre heiteren und tröstlichen Erlebnisse und Erfahrungen. Und deren gibt es viele." (Hesse, 1992, S. 70 f.).
    „Wohl aber kann ich einige von den Gaben, die das Alter uns schenkt, dankbar mit Namen nennen. Die mir teuerste dieser Gaben ist der Schatz an Bildern, die man nach einem langen Leben im Gedächtnis trägt und denen man sich mit dem Schwinden der Aktivität mit ganz anderer Teilnahme zuwendet als jemals zuvor." (Hesse, 1992, S. 71).
    „Das Bedürfnis der Jugend ist: sich selbst ernst nehmen zu können. Das Bedürfnis des Alters ist: sich selber opfern zu können, weil über ihm etwas steht, was es ernst nimmt. Ich formuliere nicht gern Glaubenssätze, aber ich glaube wirklich: ein geistiges Leben muß zwischen diesen beiden Polen ablaufen und spielen. Denn Aufgabe, Sehnsucht und Pflicht der Jugend ist das Werden, Aufgabe des reifen Menschen ist das Sich Weggeben oder, wie die deutschen Mystiker

es einst nannten, das Entwerden. Man muß erst ein voller Mensch, eine wirkliche Persönlichkeit geworden sein und das Leiden dieser Individuation erlitten haben, ehe man das Opfer dieser Persönlichkeit bringen kann." (Hesse, 1992, S. 80).

Zweites Beispiel –
Aus den Lebensaufzeichnungen von Norberto Bobbio

„Das Leben kann nicht ohne den Tod gedacht werden. (…) Die einzig mögliche Weise, den Tod ernst zu nehmen, ist, ihn so zu vergegenwärtigen, wie er dir erscheint, wenn du vor der Unbeweglichkeit eines zum Leichnam gewordenen menschlichen Körpers stehst: das Gegenteil des Lebens, das Bewegung ist. Wird der Tod ernst genommen, bedeutet er das Ende des Lebens, das definitive Ende, ein Ende, nach dem es keinen neuen Anfang gibt. Das Leben achtet, wer den Tod achtet. Wer den Tod ernst nimmt, nimmt auch das Leben ernst, dieses Leben, mein Leben, das einzige Leben, das mir gewährt wurde, auch wenn ich nicht weiß, von wem, und den Grund nicht kenne. Das Leben ernst nehmen bedeutet, uneingeschränkt, ausdrücklich und so gelassen wie möglich zu akzeptieren, daß es endlich ist." (Bobbio, 1999, S. 49).

„Während der Lebensrhythmus des alten Menschen sich zunehmend verlangsamt, wird die Zeitspanne, die er noch vor sich hat, von Tag zu Tag kürzer. Wer in den letzten Lebensabschnitt eingetreten ist, macht eine Erfahrung, die ihn einmal mehr, mal weniger erschrecken wird: Es ist der Gegensatz zwischen der Langsamkeit, zu der er gezwungen ist, wenn er seine tägliche Arbeit verrichtet, für deren Erledigung er eigentlich viel mehr Zeit zur Verfügung haben müßte, und dem unvermeidlichen Nahen des Endes. Der junge Mensch ist schneller und hat mehr Zeit vor sich. Der alte Mensch kommt nicht nur langsamer voran, auch die Zeit, die ihm noch bleibt, um die Arbeit, die er in Angriff genommen hat, zu Ende zu führen, wird immer knapper. Die Zeit drängt. Ich müßte schneller werden, um noch rechtzeitig anzukommen, stattdessen erlebe ich Tag für Tag, daß ich gezwungen bin, mich immer langsamer zu bewegen. (...) Ich fühle mich getrieben von der Notwendigkeit, zu einem Ende zu kommen, denn ich weiß, daß die kurze Lebenszeit, die noch bleibt, mir nicht gestattet, von Zeit zu Zeit anzuhalten, um auszuruhen." (Bobbio, 1999, S. 60 f.).

Drittes Beispiel –
Psychologische Charakteristik des Alters nach Hans Thomae

„So könnte man etwa als Maßstab der Reife die Art nehmen, wie der
Tod integriert oder desintegriert wird, wie das Dasein im ganzen eingeschätzt und empfunden wird, als gerundetes oder unerfüllt und
Fragment gebliebenes, wie Versagungen, Fehlschläge und Enttäu-
schungen, die sich auf einmal als endgültige abzeichnen, abgefangen
oder ertragen werden, wie Lebenslügen, Hoffnungen, Ideale, Vorlie-
ben, Gewohnheiten konserviert oder revidiert werden. Güte, Gefaßtheit, Abgeklärtheit sind Endpunkte einer Entwicklung zur Reife hin,
Verhärtung, Protest, ständig um sich greifende Abwertung solche
eines anderen Verlaufs. Manches Dasein leiert sich auch nur noch so
zum Tode hin, nachdem es zuvor verheißungsvoll begonnen hatte.
Entscheidend für die Form, welche am Ende erreicht wird, dürfte
das Schicksal in vielfacher Gestalt sein. Neben manchem, was sich
dazu aus der individuellen Lebensgeschichte sagen läßt, ist hier vor
allem ein Faktor zu nennen: Güte, Abgeklärtheit und Gefaßtheit sind
nämlich nicht einfach Gesinnungen oder Haltungen, die man diesen
oder jenen Anlagen oder Umweltbedingungen zufolge erhält. Sie sind
auch Anzeichen für das Maß, in dem eine Existenz geöffnet blieb,
für das Maß also, in dem sie nicht zu Zielen, Absichten, Spuren von
Erfolgen oder Mißerfolgen gerann, sondern so plastisch und beein-
druckbar blieb, daß sie selbst in der Bedrängnis und noch in der äußersten Düsternis des Daseins den Anreiz zu neuer Entwicklung
empfindet." (Thomae, 1966, S. 145).

Viertes Beispiel –
Philosophische Charakteristik des Alters nach Ernst Bloch

„Gerade Liebe zur Stille kann so der kapitalistischen Hetze ferner
stehen als eine Jugend, die die Hetze mit Leben verwechselt. Hier
hat das Alter (mit dem die bürgerliche Welt nichts mehr anfangen
kann) das Recht, altertümlich zu sein. Vornehm zu sein, eine Haltung gebend, Worte gebrauchend, überblickende Blicke sendend, die
nicht aus dem jeweiligen Tag und nicht für ihn sind." (Bloch, 1959,
S. 43).
    „Die Meißelschläge des Lebens haben eine wesentliche Gestalt her-
ausgearbeitet, und Wesentliches ist ihr besser als je erblickbar."
(Bloch, 1959, S. 42 f.).
    „Wunsch und Vermögen, ohne gemeine Hast zu sein, das Wichti-
ge zu sehen, das Unwichtige zu vergessen: dergleichen ist eigentli-
ches Leben im Alter." (Bloch, 1959, S. 44).

„Insgesamt zeigt das Alter, wie jede frühere Lebensstufe, durchaus
möglichen, spezifischen Gewinn, einen, der den Abschied von der
vorhergehenden Lebensstufe gleichfalls kompensiert. Altwerden bezeichnet also nicht nur eine wünschenswerte Zeitstrecke, auf der
möglichst viel erlebt worden ist, möglichst viel in seinem Ausgang
erfahren werden kann. Altwerden kann auch ein Wunschbild dem
Zustand nach bezeichnen: das Wunschbild Überblick, gegebenenfalls Ernte." (Bloch, 1959, S. 41).

„Im allgemeinen werden derart die Spätjahre eines Menschen desto
mehr Jugend enthalten, dem unkopierten Sinne nach, je mehr Sammlung bereits in seiner Jugend war; die Lebensabschnitte, also auch das
Alter, verlieren dann ihre isolierte Schärfe." (Bloch, 1959, S. 41).

4.6   „Im Alter kommt der Tod zur rechten Zeit"

Den Abschluss dieses Kapitels bilden Ausschnitte aus einem Interview mit dem Geiger, Dirigenten und Lehrer Yehudi Menuhin (1916–
1999) (abgedruckt in Hasselmann & Jensen, 1999, S. 181–198). Yehudi
Menuhin ist ein halbes Jahr nach diesem Interview gestorben.

„Da ist also der Tod, den man im Alter erfährt – der Tod, der zur
richtigen Zeit kommt, wenn man reif und überreif für ihn ist, wenn
Geist wie Körper gleichermaßen fällig dafür sind. Bei vielen Menschen wird nun durch fabelhafte medizinische neue Errungenschaf-
ten, besonders in der Chirurgie, das Leben verlängert. Hinterher ist
es jedoch nicht mehr so intensiv und glücklich, wie man es sich vielleicht erhoffte. Im idealen Falle, glaube ich, kommt das Sterben also
zu einer Zeit, zu der es fällig ist. Und dann ist es nur ein kontinuier-
licher Übergang irgendeiner Art, den wir nicht verstehen, auf den
wir uns aber Zeit unseres Lebens vorbereiten konnten." (S. 183).

Auf die Frage: „Wie wünschen Sie sich Ihren eigenen Tod?" antwortet er:

„Ich glaube, das Beispiel meiner Mutter steht mir vor Augen,
das hat sich mir eingeprägt. Ich habe schon in ein paar Notizen
über meine persönlichen Wünsche gesprochen: Ein fröhliches Pick-
nick an einem Flußufer, das wäre schön. Der Gedanke an Särge
und Kirchen, an Feuer, Grabplatten und Gedenksteine ist mir ein
Gräuel. Am liebsten etwas, das mich möglichst schnell zu den Quel-
len des Lebens zurückbringt, begleitet von Volksmusik und Tanz.
(...) Also: Zurück zur Erde, unter einen Baum, in einen Fluß, das
wünsche ich mir. Und daß die Menschen sagen: Nun ist es gut,
jetzt ist er tot, und wir gehen weiter. Wenn er etwas Wertvolles hin-
terlassen hat, dann wird es uns zugute kommen, das können wir
jetzt brauchen." (S. 187 f.).

Auf die Frage: „Wie könnten wir Bescheidenheit lernen?" antwortet Menuhin:

„Indem uns zum Beispiel in der Mitte des Lebens, bei strotzender Gesundheit, die Bescheidenheit des Sterbens bewußt würde. Das heißt, man ist gesund, man meint alles zu können, und muß sich doch ständig vor Augen halten, daß alles gefährdet ist und nicht von Dauer." (S. 190).

Menuhins Antwort auf die Frage: „Glauben sie, daß den Sterbenden, die ja in das, was Sie den ‚größeren Raum' genannt haben, eingehen werden, durch Musik geholfen werden kann?" lautet:

„Ich glaube, ja. Wahrscheinlich könnte ihnen das sehr wohl helfen. In dem großen Glauben eines Johann Sebastian Bach zum Beispiel und gerade in Stellen etwa der Matthäuspassion, die sehr traurig sind, gibt es immer eine Würde. (...) Wenn es ein Leiden ist, das die ganze Menschheit, die ganze Welt erfahren hat, das sogar durch den Glauben der Kirche bekräftigt wird, in dem Sinne von ‚auch der gute Herr Jesus hat dieses Leid erfahren', dann ist eine Erleichterung denkbar und es kann eine Katharsis stattfinden, die an die Stelle der eigenen, vielleicht schmerzlichen Situation tritt." (S. 195).

Auf die Frage: „Würden Sie sich selber in so einem Fall auch Musik wünschen?" antwortet er:

„Ja, vielleicht. Vielleicht. Ich denke jedoch, wenn man stirbt, ist man erst einmal allein. Man kann auf so verschiedene Weise sterben. (...) Wir denken natürlich immer gern an den idealen Tod: in Ruhe, umgeben von Menschen, die man liebt, zu denen man sagen kann: ‚Macht euch keine Sorgen um mich.' Wie oft passiert das heute? Ich weiß es nicht. Meist ist man sehr krank und stirbt in einem Spital, auf einer Intensivstation, getrennt von denen, die man liebt, und dort ist kein Platz für Musik. (...) Man sollte das Leben, das man hier gelebt hat, wach und bewußt bis zum Ende leben. Die Menschen, die man liebt und die dabei sind, bewußt verlassen. Das Sterben ist genauso ein Teil des Lebens wie das Feiern und die Geburt, die ja auch nicht schmerzlos ist." (S.196).

4.7   Zusammenfassung und Kontrollfragen

Geistesgeschichtliche Zeugnisse der Reflexion menschlichen Lebens sind von Beginn an durch die Einsicht geprägt, dass Sterben, Tod, Endlichkeit und Vergänglichkeit Grundphänomene menschlicher Existenz darstellen, die beim Versuch einer begrifflichen Annäherung an das Wesen menschlichen Lebens berücksichtigt werden müssen. Entsprechend nehmen Aussagen darüber, unter welchen Bedingungen individuelles Leben gelingen kann oder misslingen muss, auch auf die

Haltung Bezug, die gegenüber dem eigenen Tod angemessenerweise zu entwickeln und einzunehmen ist. In Abhängigkeit von der jeweils betrachteten Kultur ergeben sich mit Blick auf eine solche Vorbereitung des Menschen auf den eigenen Tod zwar Unterschiede in dem Ausmaß, in dem eine Loslösung von vergänglichen Gütern, die Zuwendung zu einer überirdischen Existenz oder eine Einübung des eigenen Todes (im Sinne eines „Ansterbens") akzentuiert werden. Einigkeit besteht aber im Allgemeinen dahingehend, dass die Endlichkeit mit dem Leben gegeben ist und der Mensch sich gegenüber der Erfahrung dieser Endlichkeit öffnen muss. Die Konfrontation mit Sterben, Tod und Endlichkeit lässt sich als eine Grenzsituation beschreiben, an der Menschen scheitern, aber auch wachsen können. Die mit fortschreitendem Alternsprozess zunehmenden Verlusterfahrungen können nicht nur für die grundlegende Thematik der Endlichkeit sensibilisieren und damit auch neue Perspektiven auf das gegenwärtige Leben eröffnen, sondern darüber hinaus über einen verantwortlichen Umgang mit Aufgaben und Belastungen zu einer weiteren Entwicklung der Persönlichkeit beitragen.

Fünf Kontrollfragen zu Kapitel 4

1. Erläutern Sie die Bedeutung der „Einübung auf den Tod" mit Bezug auf die Begriffe „Haben" und „Sein" bei Erich Fromm.
2. Wie versteht Meister Eckhart das Nicht-Wollen, das Nicht-Wissen und das Nicht-Haben?
3. Was ist in dem Sonett von Michelangelo Buonarroti mit dem Begriff des „Ansterbens" gemeint?
4. In welcher Beziehung steht der Begriff der „Offenheit" nach Thomae zur Erfahrung von Endlichkeit und Endgültigkeit?
5. Fördert das Erreichen eines hohen Lebensalters die Vorbereitung des Menschen auf den Tod? Nehmen Sie in Ihrer Antwort Bezug auf Thomaes „dynamische Interpretation" von Persönlichkeit und Blochs philosophische Charakteristik des Alters.

Weiterführende Literatur

Bloch, E. (1959). *Das Prinzip Hoffnung*. Frankfurt: Suhrkamp.
Bobbio, N. (1999). *Vom Alter*. München: Piper.
Fromm, E. (1979). *Haben oder Sein. Die seelischen Grundlagen einer neuen Gesellschaft*. Stuttgart: DVA.

5   Die psychische Situation schwerkranker und sterbender Menschen

Als erste Annäherung an ein Verständnis der psychischen Situation Schwerkranker und Sterbender soll im Folgenden zunächst eine längere Passage aus „Une Mort trés douce" (dt.: Ein sanfter Tod) wiedergegeben werden. In diesem 1964 erschienenen Buch gibt Simone de Beauvoir (1908-1986) eine detaillierte Beschreibung des Todes ihrer Mutter, bei der im Alter von 77 Jahren nach einem leichten Unfall eine fortgeschrittene Krebserkrankung diagnostiziert wurde. Zugleich gibt sie sich selbst Rechenschaft über ihr Verhältnis zu Sterben und Tod.

„Doktor J., Professor B. und Doktor T., parfümiert, geschniegelt und gebügelt, beugten sich herablassend über diese schlecht frisierte, etwas verwahrloste alte Frau: ‚Herren'. Ich kannte dieses Scheininteresse von Mitgliedern des Schwurgerichts für einen Angeklagten, dessen Kopf auf dem Spiele steht. ‚Sie haben sich hübsche kleine Gerichte gemacht?' Zum Lächeln war kein Grund, wenn Mama sich selbst gutwillig und vertrauensvoll die Frage stellte: ihre Gesundheit stand auf dem Spiele. Und mit welchem Recht hatte B. gesagt: ‚Sie wird ihre bescheidene frühere Lebensweise wiederaufnehmen können'? Ich lehnte seine Maßnahmen ab. Wenn aus dem Munde meiner Mutter diese Elite sprach, sträubte ich mich; doch ich fühlte mich verbunden mit der Kranken, die an ihr Bett gefesselt war und darum kämpfte, die Lähmung, den Tod hinauszuzögern.

Sympathie dagegen hatte ich für die Krankenschwestern; durch Frondienste, die für die Kranke demütigend, für sie selbst abstoßend waren, waren sie mit der Patientin verbunden, und so hatte das Interesse, das sie ihr bekundeten, wenigstens den Anschein von Freundschaft. Die Krankengymnastin, Fräulein Laurent, ein schönes, tüchtiges junges Mädchen, verstand es, Mama zu ermuntern, ihr Vertrauen einzuflößen und sie zu beschwichtigen, ohne sie jemals ihre Überlegenheit spüren zu lassen." (de Beauvoir, 1972a, S. 23).

„Mama schlief flach auf dem Rücken. Sie war bleich wie Wachs, die Nase eingefallen und der Mund offen. Meine Schwester und eine Pflegerin würden bei ihr wachen. Ich ging nach Hause und unterhielt mich mit Sartre; wir hörten uns Musik von Bartók an. Plötzlich, um elf Uhr abends, ein Weinkrampf, der fast in eine Nervenkrise ausartet.

Ich war wie gelähmt. Als mein Vater starb, habe ich keine Träne vergossen. Zu meiner Schwester hatte ich noch gesagt: ‚Bei Mama wird es genauso sein.' Bis zu dieser Nacht hatte ich all meine Schmerzen verstanden: selbst wenn sie mich übermannten, erkannte ich mich in ihnen wieder. Diesmal entzog sich die Verzweiflung meiner Kontrolle: jemand anders weinte in mir. Ich erzählte Sartre vom Munde meiner Mutter, wie ich ihn am Morgen gesehen, und von allem, was ich daran abgelesen hatte: verdrängte Essgier, fast unterwürfige Demut, Hoffnung, Bedrängnis und eine Einsamkeit – die des Todes, die des Lebens –, die sich nicht zu erkennen geben wollte. Auch mein eigener Mund, so sagte er, gehorche mir nicht mehr: ich hätte meinem Gesicht das meiner Mutter aufgesetzt, und ob ich wollte oder nicht, ich ahmte seine Bewegungen nach. Ihr ganzes Wesen und ihr ganzes Dasein verkörperte sich darin, und Mitleid zerriß mich." (S. 33 f.).

„Sehr selten geschieht es, daß Liebe, Freundschaft oder Kameradschaft die Einsamkeit des Todes überwinden; allem Anschein zum Trotz und selbst wenn ich Mamas Hand hielt, war ich nicht bei ihr: ich belog sie…

‚Er ist in dem Alter, wo man stirbt.' Das ist die traurige Wahrheit der alten Leute und zugleich ihre Zuflucht: die meisten von ihnen denken nicht daran, daß für sie dieses Alter gekommen ist. Auch ich habe in dieser Schablone gedacht, sogar als es um meine Mutter ging. Ich verstand nicht, daß man allen Ernstes um einen Angehörigen, einen alten Verwandten weinen kann, der über siebzig Jahre alt ist. (…) Zu wissen, daß meine Mutter durch ihr Alter einem nahen Ende zubestimmt war, hat die schreckliche Überraschung nicht gemildert: sie hatte ein Sarkom. Ein Krebs, eine Embolie, eine Lungenkongestion: all das kommt ebenso brutal und unversehens wie das Aussetzen eines Flugzeugmotors mitten am Himmel. Meine Mutter ermutigte zum Optimismus, als sie, die Gelähmte und Sterbende, den unermeßlichen Wert jedes einzelnen Augenblicks bekräftigte; doch ihr vergeblicher erbitterter Kampf zerriß den beruhigenden Schleier des Alltäglich-Banalen. Einen natürlichen Tod gibt es nicht: nichts, was einem Menschen je widerfahren kann, ist natürlich, weil seine Gegenwart die Welt in Frage stellt. Alle Menschen sind sterblich: aber für jeden Menschen ist sein Tod ein Unfall und, selbst wenn er sich seiner bewußt ist und sich mit ihm abfindet, ein unverschuldeter Gewaltakt." (S. 118 ff.).

Simone de Beauvoir betont die Einsamkeit des Todes. Die Sterbende befindet sich nicht nur durch ihre Krankheit in einer grundsätzlich anderen Situation als Ärzte, Pfleger und Angehörige (was sich im Übrigen bereits in ihrem äußeren Erscheinungsbild widerspiegelt), darüber hinaus erscheint eine authentische Beziehung zu Angehörigen als nicht möglich, trotz aller Anstrengung ist die Tochter „nicht bei ihr", der Kontakt zwischen sterbender Mutter und Tochter lediglich „Lüge". Sowohl die Sterbende als auch die Tochter erscheinen als Opfer des Denkens in einer „Schablone", der zufolge Sterben in einem bestimmten Alter „natürlich" oder „alltäglich banal" ist. Die Gewissheit um den baldigen Tod ist immer „schreckliche Überraschung", entsprechend können sich Menschen ebenso wenig wirklich auf ihren Tod vorbereiten, wie Angehörige ihre Reaktion auf den bevorstehenden Tod nahe stehender Menschen vorhersehen oder kontrollieren können. Unabhängig vom erreichten Lebensalter erscheint die Nachricht vom baldigen Tod „wie das Aussetzen eines Flugzeugmotors mitten am Himmel", also als ein überraschendes, vorzeitiges Ende.

5.1   Das Phasenmodell von Kübler-Ross

Bei der Beschreibung der psychischen Situation schwerkranker und sterbender Menschen beziehen sich viele Autoren auf Phasenmodelle der Belastungsverarbeitung, die jedoch nicht frei von Kritik geblieben sind.

Das in der Öffentlichkeit bekannteste Phasenmodell der psychischen Verarbeitung des herannahenden Todes wurde von Kübler-Ross (1969) in ihrem Buch „On death and dying" (dt. 1971: „Interviews mit Sterbenden") vorgestellt. In diesem Buch schildert Kübler-Ross sowohl die Entwicklung ihres Zugangs zu sterbenden Patienten als auch die spezifischen Probleme, die mit einer wissenschaftlichen Analyse des Erlebens sterbender Patienten verbunden sind. Nachfolgend seien Passagen aus diesem Buch angeführt:

„Im Herbst 1965 baten mich vier Studenten des Chicagoer Theologischen Seminars um Unterstützung bei einem besonderen Vorhaben: Ihr Jahrgang hatte Arbeiten über das Thema ‚Krisen im Menschenleben' zu schreiben, und die vier wollten sich mit Tod und Sterben als der schwersten Krise für den Menschen beschäftigen. Allerdings standen sie dabei sofort vor der Frage, wie sie die Unterlagen für ihre Untersuchungen bekommen und wie sie ihre eigenen Überlegungen erhärten sollten, wenn doch Experimente von vornherein ausgeschlossen schienen. Nach einiger Beratung beschlossen wir, uns an die Patienten selbst zu wenden und sie zu bitten, unser Lehrer zu werden. Wir wollten Schwerkranke beobachten, ihre Reaktionen und Bedürfnisse feststellen, die Einstellung der Umgebung untersuchen und den Sterbenden bei allem so nahe sein, wie sie es uns gestatten würden." (Kübler-Ross, 1971, S. 39 f.).

„Ich bat Ärzte verschiedener Abteilungen und Stationen um Erlaubnis zum Besuch schwerkranker Patienten, stieß aber auf ablehnende Reaktionen auf allen Seiten, von ungläubiger Verblüffung bis zu abruptem Themenwechsel. Und schließlich erhielt ich nicht ein

einziges Mal die Genehmigung, mich auch nur in die Nähe eines
solchen Patienten zu wagen." (S. 41).

„Als wir dann schließlich einen Patienten bekamen, freute er sich
sichtlich über die Gelegenheit, sich auszusprechen. Doch als er mich
bat, Platz zu nehmen, erklärte ich ihm, daß ich am nächsten Tag
mit dem Interview beginnen wolle, und zwar in Gegenwart meiner
Studenten; ich merkte leider nicht, daß ich einen Fehler beging, als
ich seine Bereitschaft nicht richtig zu würdigen verstand: Schon
dieser erste Fall zeigte mir, daß man die Stunde nutzen muß, wenn
der Patient sagt: ‚Bitte, nehmen Sie jetzt Platz‘ – am nächsten Tag
kann es zu spät sein. Als wir den Kranken am Tag darauf aufsuch-
ten, war er zu schwach zum Sprechen, hob nur kraftlos die Hand
und flüsterte: ‚Vielen Dank, daß sie es versucht haben‘." (S. 42).

„Auf Befragen stellten wir fest, daß alle Patienten über den Grad
ihrer Krankheit Bescheid wußten, ob man es ihnen nun ausdrücklich mitgeteilt hatte oder nicht. Ihre Reaktion hing aber von der Form
ab, die der Arzt für die Mitteilung wählte. Welche Form der Mitteilung ist hier annehmbar? Woher kann der Arzt überhaupt wissen,
ob sein Patient eine kurze Mitteilung oder eine lange wissenschaftliche Erklärung hören oder das Thema lieber ganz umgehen möchte,
wenn er zu diesem entscheidenden Zeitpunkt den Kranken kaum
kennt?" (S. 52 f.).

„Es geht nicht um die Frage, ob, sondern wie man einen Patienten
über seine schlechten Aussichten aufklärt. Der Arzt muß zunächst
seine eigene Einstellung zum Thema Tod und Sterben überprüfen,
um ohne Scheu darüber sprechen zu können, sollte aber auch sorgfältig auf die Hinweise achten, denen er entnehmen kann, in welcher
Form der Patient die Mitteilung am besten verträgt." (S. 59).

„Es ist eine Kunst, schlimme Nachrichten zu übermitteln. Je einfacher es getan wird, um so leichter macht man es dem Kranken; er
ruft sich den Inhalt der Mitteilung später ins Bewußtsein, falls er sie
im selben Augenblick noch nicht ‚hören‘ kann. (…) Alle Patienten
erklärten, daß der Ausdruck von Mitgefühl die Tragik der Mitteilung durchaus überdeckt: Die Versicherung, daß alles getan wird,
daß man niemanden fallen läßt, daß es noch Reserven in der Be-
handlungsmethode gibt, daß auch ein weit fortgeschrittenes Krankheitsstadium immer noch einen Schimmer Hoffnung übrig läßt – alles das ist hilfreich." (S. 60 f.).

Die von Elisabeth Kübler-Ross differenzierten fünf Phasen der Auseinandersetzung mit Sterben und Tod bilden das Ergebnis einer Befragung von ca. zweihundert Patienten. Sie beschreibt diese Phasen
als „seelische Mechanismen zur Bewältigung einer Periode tödlicher
Erkrankung" (S. 61). Diese fünf Phasen werden nachfolgend in den
Worten von Kübler-Ross beschrieben.

Die erste Phase: Nichtwahrhabenwollen und Isolierung

„Die meisten der über zweihundert Patienten, die wir befragt haben, hatten auf die Erkenntnis ihrer bösartigen Erkrankung zunächst mit ‚Ich doch nicht, das ist ja gar nicht möglich!' reagiert, und zwar diejenigen, denen man die Wahrheit sofort mitteilte, wie auch die anderen, die nach und nach selbst dahinter kamen. (…) Fast alle Patienten versuchen, die Krankheit vor sich selbst zu leugnen, und nicht nur im ersten Augenblick, sondern auch später immer wieder einmal. Dieses Verhalten hilft sicher einem Patienten, mit einer quälenden, von Schmerzen beherrschten Situation fertig zu werden, die mancher lange Zeit ertragen muß. Das Nichtwahrhabenwollen schiebt sich wie ein Puffer zwischen den Kranken und sein Entsetzen über die Diagnose; er kann sich wieder fangen und andere, weniger radikale Wege zur inneren Verteidigung suchen." (S. 62 f.).

Die zweite Phase: Zorn

„Auf unsere erste Reaktion ‚Nein, nein, mit mir kann es nichts zu tun haben!' folgt die zweite, in der uns aufgeht: ‚O doch, es betrifft mich, ich bin es selbst'. (…) Auf das Nichtwahrhabenwollen folgen meistens Zorn, Groll, Wut, Neid. (…) In dieser Phase haben es die Familie und das Krankenhauspersonal sehr schwer mit dem Kranken, denn sein Zorn ergießt sich ohne sichtbaren Anlass in alle Richtungen. Die Ärzte taugen einfach nichts, sie wissen nicht, welche Untersuchungen sie vornehmen und welche Diät sie verschreiben sollen; sie halten die Patienten im Krankenhaus fest und nehmen keine Rücksicht auf Sonderwünsche. (…) Die Schwestern werden erst recht zum Ziel des Zorns; was sie nur anfassen, ist falsch. (…) Die Besuche der Familie, ohne Vorfreude und Begeisterung entgegengenommen, werden zu einem Alpdruck, auf den die Angehörigen mit Tränen, mit Schuld- und Schamgefühlen reagieren, den sie nach Möglichkeit vermeiden, so daß sie Unbehagen und Groll des Patienten noch vermehren. Die Situation wäre weniger bedrückend, wenn wir uns mehr in die Lage versetzen und uns fragen würden, woher sein Zorn stammt." (S. 76 f.).

Die dritte Phase: Verhandeln

„Die dritte, meist nur flüchtige Phase ist weniger bekannt, für den Patienten aber oft sehr hilfreich. Wenn wir in der ersten nicht imstande sind, die Tatsachen anzuerkennen, und in der zweiten mit Gott und der Welt hadern, versuchen wir in der dritten vielleicht, das Unvermeidliche durch eine Art Handel hinauszuschieben: ‚Wenn Gott beschlossen hat, uns Menschen von der Erde zu nehmen, und all mein zorniges Flehen ihn nicht umstimmen kann – vielleicht gewährt er mir eine freundliche Bitte'. (...) Der todkranke Patient wendet diese Taktik an und hofft, für sein Wohlverhalten belohnt zu werden. Sein Hauptwunsch ist fast immer eine längere Lebensspanne, dann aber auch ein paar Tage ohne Schmerzen und Beschwerden." (S. 119 f.). (...) Meistens wird der Handel mit Gott geschlossen, streng geheim gehalten und höchstens in der Sprechstunde des Seelsorgers angedeutet. Bei unseren Einzelunterredungen ohne Publikum haben wir festgestellt, daß viele Patienten als Preis für eine etwas längere Frist ihr ‚Leben Gott widmen', ‚sich dem Dienst der Kirche' weihen wollen. Andere versprachen, Teile ihres Körpers oder auch den ganzen ‚der Wissenschaft' zu vermachen, wenn die Ärzte ihre wissenschaftlichen Erkenntnisse zur Verlängerung ihres Daseins nutzen wollten." (S. 122 f.).

Die vierte Phase: Depression

„Erstarrung, Stoizismus, Zorn und Wut weichen bald dem Gefühl eines schrecklichen Verlustes. Das Verlorene hat viele Facetten: Die Patientin mit Brustkrebs grämt sich über das veränderte Äußere, die Patientin mit Uteruskrebs fühlt sich vielleicht nicht mehr als Frau." (Kübler-Ross, 1971, S. 123). (...) „Ist die Depression aber der Weg, auf dem sich der Kranke auf den bevorstehenden Verlust aller geliebten Dinge vorbereitet, um sich so die endgültige Annahme seines Schicksals zu erleichtern, dann sind Aufheiterungen und Ermunterung nicht mehr am Platz; wer ihn jetzt immer wieder auf die lichteren Aspekte hinweist, verbietet ihm, über sein nahes Ende nachzudenken. Er muß trauern dürfen." (S. 125 f.). (...) „Wenn alle, die sich beruflich um den Patienten kümmern, diese Unvereinbarkeit oder gar den Konflikt zwischen dem Kranken und seiner Umgebung erkennen und ihn auch der Familie bewußt machen würden, wäre viel getan. Sie müßten darlegen, daß diese Phase der Depression notwendig und heilsam ist, wenn der Patient eines Tages in Frieden und innerer Bereitschaft sterben soll." (S. 127).

Die fünfte Phase: Zustimmung

„Wenn der Kranke Zeit genug hat und nicht plötzlich stirbt, wenn er Hilfe zur Überwindung der ersten Phasen fand, erreicht er ein

Stadium, in dem er sein ‚Schicksal' nicht mehr niedergeschlagen oder zornig hinnimmt. Er hat seine Emotionen aussprechen dürfen, Neid auf die Lebenden und Gesunden, Zorn auf alle, die ihren Tod nicht so nahe vor sich sehen. (...) Er ist müde, meistens sehr schwach und hat das Bedürfnis, oft und in kurzen Intervallen zu dösen oder zu schlafen. Es ist ein anderer Schlaf als in der Zeit der Depression, er dient jetzt nicht zum Atemholen zwischen den Schmerzanfällen, ist kein Ausweichen und keine Erholungspause mehr; sondern nun wächst allmählich das Bedürfnis, die Stunden des Schlafes auszudehnen wie bei Neugeborenen, nur mit umgekehrtem Sinn. Diese Phase bedeutet nicht ein resigniertes und hoffnungsloses ‚Aufgeben' im Sinne von ‚Wozu denn auch' oder ‚Ich kann jetzt nicht mehr kämpfen'. (...) Die Phase der Einwilligung darf nicht als glücklicher Zustand verstanden werden: Sie ist fast frei von Gefühlen. Der Schmerz scheint vergangen, der Kampf ist vorbei, nun kommt die Zeit der ‚letzten Ruhe vor der langen Reise', wie es ein Patient ausdrückte." (S. 153 f.).

„Immer wieder stellen wir erstaunt fest, daß schon eine einzige Sitzung einen Patienten von unerträglicher Last befreien kann, und immer wieder wundern wir uns, daß es der Umgebung im Krankenhaus und den Angehörigen so schwer fällt, die Bedürfnisse des Kranken zu erraten, obwohl eine einzige offene Frage dazu genügen würde." (S. 351).

Das geschilderte Prozessmodell hat für das Verständnis des Sterbeprozesses und den Umgang mit Sterbenden sehr hohen heuristischen Wert. Kübler-Ross hat den von ihr postulierten Lernprozess immer wieder an ausführlichen Falldarstellungen verdeutlicht und dabei darauf hingewiesen, dass der Prozess der Auseinandersetzung mit Sterben und Tod nicht unabhängig von der biographischen Entwicklung gesehen werden kann. So schreibt sie in der Einführung zu „To live until we say good-bye" (1978, dt. 1979 „Leben bis wir Abschied nehmen"):

„Jeder der von uns ausgewählten Patienten reagierte anders auf seine Krankheit. Jeder hatte seinen eigenen Kampf zu bestehen. Bei jedem hatte das stabilisierende System seine individuelle Ausprägung und seine individuelle Begrenzung." (Kübler-Ross, 1979, S. 12).

Vor allem wegen der Annahme, die von ihr differenzierten Phasen bildeten einen psychischen Entwicklungsprozess ab, der beim größeren Teil der Sterbenden so beobachten sei, wurde Kübler-Ross kritisiert. Die genannte Phasen-Sequenz, so lautet die Kritik, trifft nur auf einen Teil der Sterbenden zu, sie darf nicht verallgemeinert werden (Kruse & Schmitt, 2001b; Lehr, 2004; Samarel, 2003).

5.2   Die individuelle Auseinandersetzung
mit Sterben und Tod

Anhand von Auszügen aus dem im Jahre 1910 veröffentlichten Roman „Die Aufzeichnungen des Malte Laurids Brigge" von Rainer Maria Rilke (1875–1926) sollen nun drei Aspekte der Auseinandersetzung mit Sterben und Tod deutlich gemacht werden, denen Phasenmodelle – die quasi universelle Sequenzen psychischer Entwicklung zu beschreiben versuchen – grundsätzlich nicht gerecht werden können. Erstens ist der Prozess des Sterbens nicht losgelöst vom historischen und kulturellen Kontext zu sehen, in dem der sterbende Mensch lebt, oder anders ausgedrückt: Die Auseinandersetzung des Einzelnen mit Sterben und Tod ist nicht Zeitgeist-unabhängig. Zweitens ist die Auseinandersetzung mit Sterben und Tod ein in hohem Maße von Entwicklungen im Lebenslauf – so zum Beispiel vom Umgang mit Grenzsituationen in früheren Lebensaltern – beeinflusstes Geschehen. Wie in Kapitel 4 („Die Vorbereitung des Menschen auf den Tod") deutlich gemacht wurde, kann aus dieser biographischen Perspektive von einer „Einübung des Menschen auf den Tod" gesprochen werden, wobei diese Einübung eben auch durch den bewussten, reflektierten Umgang mit Grenzsituationen im Lebenslauf erfolgt. In den später zu zitierenden Worten von Rainer Maria Rilke: Wir „tragen den Tod in uns", der Tod „verlangt, getragen zu werden". Drittens – und aus dem eben genannten Aspekt unmittelbar hervorgehend – ist zu berücksichtigen, dass die Auseinandersetzung mit Sterben und Tod prinzipiell individuell, einzigartig und somit nur in Grenzen verallgemeinerbar ist.

Der Roman „Die Aufzeichnungen des Malte Laurids Brigge" beginnt mit folgender Aussage:

„So, also hierher kommen die Leute, um zu leben, ich würde eher meinen, es stürbe sich hier. Ich bin aus gewesen. Ich habe gesehen: Hospitäler. Ich habe einen Menschen gesehen, welcher schwankte und umsank. Die Leute versammelten sich um ihn, das ersparte mir den Rest." (Rilke, 1975, S. 7).

„Ich lerne sehen. Ich weiß nicht, woran es liegt, es geht alles tiefer in mich ein und bleibt nicht an der Stelle stehen, wo es sonst immer zu Ende war. Ich habe ein Inneres, von dem ich nicht wußte. Alles geht jetzt dorthin. Ich weiß nicht, was dort geschieht." (S. 9).

Schon sehr früh steht in dieser Erzählprosa das Thema des Sterbens und des Todes im Vordergrund:

„Ich fürchte mich. Gegen die Furcht muß man etwas tun, wenn man sie einmal hat. Es wäre sehr häßlich, hier krank zu werden, und fiele es jemandem ein, mich ins Hôtel-Dieu zu schaffen, so würde ich dort gewiß sterben. Dieses Hôtel ist ein angenehmes Hôtel, ungeheuer besucht. Man kann kaum die Fassade der Kathedrale von Paris betrachten ohne Gefahr, von einem der vielen Wagen, die so schnell wie möglich über den freien Plan dort hinein müssen, überfahren zu werden. Das sind kleine Omnibusse, die fortwährend läuten, und selbst der Herzog von Sagan müßte sein Gespann halten lassen, wenn so ein kleiner Sterbender es sich in den Kopf gesetzt hat, geradenwegs in Gottes Hôtel zu wollen. Sterbende sind starrköpfig, und ganz Paris stockt, wenn Madame Legrand, brocanteuse aus der rue des Martyrs, nach einem gewissen Platz der Cité gefahren kommt. Es ist zu bemerken, daß diese verteufelten kleinen Wagen ungemein anregende Milchglasfenster haben, hinter denen man sich die herrlichsten Agonien vorstellen kann; dafür genügt die Phantasie einer Concierge. Hat man noch mehr Einbildungskraft und schlägt sie nach anderen Richtungen hin, so sind die Vermutungen geradezu unbegrenzt. Aber ich habe auch offene Droschken ankommen sehen, Zeitdroschken mit aufgeklapptem Verdeck, die nach der üblichen Taxe fuhren: Zwei Francs für die Sterbestunde. Dieses ausgezeichnete Hôtel ist sehr alt, schon zu König Chlodwigs Zeiten starb man darin in einigen Betten. Jetzt wird in 559 Betten gestorben. Natürlich fabrikmäßig. Bei so enormer Produktion ist der einzelne Tod nicht so gut ausgeführt, aber darauf kommt es auch nicht an. Die Masse macht es. Wer gibt heute noch etwas für einen ausgearbeiteten Tod? Niemand. Sogar die Reichen, die es sich doch leisten könnten, ausführlich zu sterben, fangen an, nachlässig und gleichgültig zu werden; der Wunsch, einen eigenen Tod zu haben, wird immer seltener. Eine Weile noch, und er wird ebenso selten sein wie ein eigenes Leben." (S. 11 f.).

„Wenn ich nach Hause denke, wo nun niemand mehr ist, dann glaube ich, das muß früher anders gewesen sein. Früher wußte man (oder vielleicht man ahnte es), daß man den Tod in sich hatte wie die Frucht den Kern. Die Kinder hatten einen kleinen in sich und die Erwachsenen einen großen. Die Frauen hatten ihn im Schoß und die Männer in der Brust. Den hatte man, und das gab einem eine eigentümliche Würde und einen stillen Stolz. Meinem Großvater noch, dem alten Kammerherrn Brigge, sah man es an, daß er einen Tod in sich trug. Und was war das für einer: zwei Monate lang und so laut, daß man ihn hörte bis aufs Vorwerk hinaus. Das lange, alte Herrenhaus war zu klein für diesen Tod, es schien, als müßte man Flügel anbauen, denn der Körper des Kammerherrn wurde immer größer, und er wollte fortwährend aus einem Raum in den anderen getragen sein und geriet in fürchterlichen Zorn, wenn der Tag noch nicht zu Ende war, und es gab kein Zimmer mehr, in dem er nicht schon gelegen hatte." (S. 13).

„Der Tod des Kammerherrn Christoph Detlev Brigge auf Ulsgaard. (…) Aber es war noch etwas. Es war eine Stimme, die Stimme, die noch vor sieben Wochen niemand gekannt hatte: denn es war nicht die Stimme des Kammerherrn. Nicht Christoph Detlev war es, welchem diese Stimme gehörte, es war Christoph Detlevs Tod. Christoph Detlevs Tod lebte nun schon seit vielen, vielen Tagen auf Ulsgaard und redete mit allen und verlangte. Verlangte, getragen zu werden, verlangte das blaue Zimmer, verlangte den kleinen Salon, verlangte den Saal. Verlangte die Hunde, verlangte, daß man lache, spreche, spiele und still sei und alles zugleich. Verlangte Freunde zu sehen, Frauen und Verstorbene, und verlangte selber zu sterben: verlangte. Verlangte und schrie. Denn, wenn die Nacht gekommen war und die von den übermüden Dienstleuten, welche nicht Wache hatten, einzuschlafen versuchten, dann schrie Christoph Detlevs Tod, schrie und stöhnte, brüllte so lange und anhaltend, daß die Hunde, die zuerst mithelften, verstummten und nicht wagten, sich hinzulegen und, auf ihren langen, schlanken, zitternden Beinen stehend, sich fürchteten." (S. 15 f.).

„Und wenn ich an die andern denke, die ich gesehen oder von denen ich gehört habe: es ist immer dasselbe. Sie alle haben einen eigenen Tod gehabt. Diese Männer, die ihn in der Rüstung trugen, innen, wie einen Gefangenen, diese Frauen, die sehr alt und klein wurden und dann auf einem ungeheuern Bett, wie auf einer Schaubühne, von der ganzen Familie, dem Gesinde und den Hunden diskret und herrschaftlich hinübergingen. Ja die Kinder, sogar die ganz kleinen, hatten nicht irgendeinen Kindertod, sie nahmen sich zusammen und starben das, was sie schon waren, und das, was sie geworden wären." (S. 18).

In den hier wiedergegebenen Ausschnitten aus dem Roman „Die Aufzeichnungen des Malte Laurids Brigge" wird, wie bereits hervorgehoben wurde, die individuelle Auseinandersetzung mit Sterben und Tod betont.

In den nachfolgenden Aussagen, die einer Arbeit zum Thema „Der Mensch und sein Leib" (1962) des früheren Heidelberger Internisten Herbert Plügge entnommen sind, wird ein weiterer Aspekt der Auseinandersetzung mit Sterben und Tod deutlich: Dieser Prozess verläuft nicht linear, sondern er ist vielmehr durch erhebliche Schwankungen – in den Worten Herbert Plügges: „ein phasenhaftes Hin und Her" – gekennzeichnet. Die Arbeit von Herbert Plügge behandelt die konsumierenden Erkrankungen, für die ein „langsames Verlöschen" charakteristisch ist. Die psychische Situation der Patienten lässt sich als allmählicher Rückzug von der Welt beschreiben, der oftmals mit einer abnehmenden kognitiven Aktivität verbunden ist und es Außenstehenden erschwert, einen Einblick in den individuellen Prozess der Auseinandersetzung mit Sterben und Tod zu gewinnen. Schließlich hebt Plügge hervor, dass sich im Prozess des Sterbens soziale Ungleichheiten widerspiegeln, die – je nach Richtung – die psychische Entwicklung einerseits unterstützen, andererseits behindern können.

„Es handelt sich hier um eine Art von langsamem Verlöschen; um den Vorgang, daß hier der Kranke seinen Leib gleichsam nach innen verlässt, das Leibliche dagegen immer mehr den Charakter des Körperlichen annimmt und damit zur Hülle wird. Diese Kranken ziehen sich fast unmerklich nach innen zurück. Der menschliche Raum, der sonst nach außen schlechthin unbegrenzt ist, schrumpft allmählich auf den Bereich alles dessen, was innerhalb der Haut liegt, zusammen. Das äußerlich Sichtbare des Leiblichen, die Haut, die Muskulatur, der Blick, nehmen immer mehr den Charakter des Leblosen an. Die Bewegungen werden spärlicher, die Mimik starrer. In extremen Fällen verraten nur die Atmung und die Wärme der Haut, daß hier noch ein lebenden leiblichen Ich gesprochen werden kann. Die Kranken reden auch nicht mehr viel. Sie haben kein rechtes Bedürfnis mehr, sich mitzuteilen. (...) An die Stelle der Sprache tritt das Schweigen. Ähnliches sehen wir bei Menschen hohen Alters. Das langsame Enden im Alter ist von dem Verlöschen bei schweren chronisch konsumierenden Erkrankungen kaum zu unterscheiden." (Plügge, 1962, S. 116 f.).

„Der Weg zur Verwandlung eines Leibes in das Körperlich-Hüllenhafte während eines langen Siechtums ist (...) kein gradliniger, sondern ein phasenhaftes Hin und Her, in dem heute mehr das Lebendig-Leibliche, morgen vorwiegend das Verwelkende, fast Abgestorbene in Erscheinung tritt. Immer ist beides sichtbar, das auch noch in extremis ermöglicht, sich der eigenen Welt, wenn auch unter Umständen nur kurzfristig und dürftig, zuzuwenden, an ihr teilzuhaben, ja: sie in begrenztem Umfang wiederherzustellen bzw. umzuformen." (S. 118).

„‚Vergleichsweise sanft' ... ist tatsächlich weitgehend identisch mit privilegiert. ‚Sanft' ist also von unzähligen Fällen von soziologischen Gegebenheiten abhängig. Abhängig vom Vermögen, das in die Lage versetzt, sich ein Einzelzimmer zu leisten, von der nur für die eine Kranke zur Verfügung stehenden Privatschwester, von der Häufigkeit der ärztlichen Visite, von individuell abgestimmter Besuchserlaubnis, vom häufigen Wechsel der Wäsche – das heißt von den Anderen, von dem Milieu, das die Anderen dem Kranken schaffen können. Abhängig von der Hilfserwartung, die die Anderen dem Schwerkranken vermitteln können. ‚Sanft' ist also weniger gebunden an die Art des Verlaufs der Krankheit, als man gemeinhin glauben möchte und glaubt, sondern oft genug gewährleistet durch den Komfort, den materiellen und fürsorgerischen Komfort, den Angehörige mit ihren Mitteln zur Verfügung stellen." (S. 119 f.).

Die in Phasenmodellen angenommene Möglichkeit der Verallgemeinerung von psychischen Reaktionen im Prozess des Sterbens birgt die Gefahr, die Individualität der Auseinandersetzung mit schwerer Erkrankung und herannahendem Tod und mögliche biographische und soziale Einflussfaktoren zu übersehen. Deren Kenntnis ist aber nicht nur für die medizinisch-psychologische Forschung, sondern auch für das ärztliche, das pflegerische und das seelsorgerische Handeln wichtig.

5.3   Entwicklungsprozesse in früheren Lebensabschnitten

Die Bedeutung der Entwicklung in früheren Lebensabschnitten für die Auseinandersetzung mit dem herannahenden Tod wird zunächst kurz am Beispiel von Leo Tolstois Erzählung „Herr und Arbeitsmann" aufgezeigt. In dieser Erzählung wird das Sterben des aus dem Bauerntum aufgestiegenen Kaufmanns dem des Knechts gegenübergestellt. Der Kaufmann blickt auf ein erfolgreiches Leben zurück. Der Knecht, den er versorgt, fügt sich seinen Befehlen. Aufgrund seiner Abhängigkeit vom Kaufmann findet dieser keinen Ausweg aus seinem Leben – lediglich den Alkohol. Im nüchternen Zustand ist er freundlich und zugewandt, im trunkenen Zustand wild und verletzend. Auf einer Schlittenfahrt verirren sie sich, bleiben in einer Schlucht stecken und schneien ein. Sie stellen eine Stange mit einer Fahne auf, damit sie am Tage ausgegraben werden können. Der Kaufmann bleibt bis kurz vor dem Tod aktiv, er tut, was in der Situation überhaupt noch getan werden kann. Er träumt von dem, was er erreicht hat und was noch vor ihm liegt. Als ihm bewusst wird, dass der Knecht zu erfrieren droht, steht er auf und legt sich mit seinem dicken Pelz über den Knecht, um ihm Wärme zu spenden. Er schläft ein und erfriert. Der Knecht hingegen wartet auf den Tod, er ergibt sich ihm geduldig:

„Der Gedanke an den Tod, der ihn wahrscheinlich noch in dieser Nacht ereilen würde, stieg in ihm auf, aber er hatte gar nichts Peinliches oder Furchtbares für ihn. Das lag daran, daß er sein Lebtag wenig frohe Feste, dafür aber viele saure Wochen gehabt hatte, und er war der ununterbrochenen Arbeit müde." (Tolstoi, 1961, S. 162). Hier wird ein Zusammenhang zwischen der Art des Lebens und der Art des Sterbens betont. Für den Herrn haben das Leben und damit auch das Weiterleben einen hohen Wert. Somit bleibt er aktiv und hilft auch seinem Knecht. Dieser hingegen, der in seinem Leben hart arbeiten musste und der keine eigenen Ziele verfolgen konnte, träumt sich in den Tod, dem er schließlich doch noch entgeht, da er durch den Körper und Pelz des Herrn geschützt wird.

Voraussetzung für das Verständnis der Auseinandersetzung eines Menschen mit Krankheit und herannahendem Tod ist die Kenntnis der Biographie. Denn diese Auseinandersetzung ist von Erfahrungen im Lebenslauf sowie von der Art und Weise, wie der Patient in früheren Lebensjahren Entwicklungsaufgaben und Belastungen verarbeitet hat, beeinflusst (Kruse, 1989, 1992b; Tesch-Römer, 2005).

Diesen Gedanken expliziert Hübner (1995) wie folgt: „Die Wurzeln dafür, wie das Leben im Alter und wie das Sterben gelingt, liegen in der gesamten Biographie. (...) Selbst wenn der leibliche Verfall sehr weit fortgeschritten ist, so ist doch der Gedanke an das gelebte Leben in seiner ganzen Fülle das Orientierungsfeld, das den jetzigen Zustand zu ertragen und zu begleiten hilft. Die Biographie eines Menschen sollte nicht erst anläßlich seines Todes rekapituliert werden. Es kommt darauf an, daß ein individuelles Ende des Lebens gelebt werden kann, das der Individualität des gelebten Lebens entspricht." (Hübner, 1995, S. 119).

„Kliniken, in denen vom Tod nicht gesprochen werden darf – so etwas gibt es –, müssen in einen Widerspruch mit sich selbst geraten, der ein menschenwürdiges Umgehen mit dem Sterben unmöglich macht. Der Anspruch der Medizin, Lebensfunktionen zu erhalten und zu erneuern, darf nicht dazu führen, die Zugehörigkeit des Sterbens zu einem erfüllten Leben zu ignorieren." (Hübner, S. 118).

In der psychoanalytischen und psychologischen Forschung wurden mehrere Theorien der Bewältigung von Belastungen erarbeitet, die den biographischen Bezug in das Zentrum stellen. Unter diesen Modellen sind vor allem psychodynamische, lerntheoretische und kognitive Theorien zu nennen.

Psychodynamische Theorien

Die psychodynamischen Theorien – die vor allem auf Arbeiten von Sigmund Freud und Anna Freud zurückgehen – gehen von einem reifungstheoretischen Ansatz der Bewältigung von Belastungen aus. Diesem Ansatz zufolge sind intrapsychische und zwischenmenschliche Konflikte auch als Reifungsaufgaben zu verstehen; in der Auseinandersetzung mit diesen Konflikten entwickeln sich bestimmte Formen der Konfliktbewältigung. Vor allem den Konflikten in Kindheit und Jugend sowie den in diesen Lebensabschnitten ausgebildeten Formen der Konfliktverarbeitung misst die Psychoanalyse große Bedeutung für die Art der Auseinandersetzung mit späteren Konflikten und Krisen bei. Ungelöste (dies heißt oft: verdrängte)

Konflikte, die fehlende Fähigkeit, Konflikte auszuhalten, sowie unreife Formen der Konfliktverarbeitung führen dazu, dass Menschen in späteren Krisensituationen – so zum Beispiel beim Auftreten von schweren Erkrankungen oder bei der Konfrontation mit dem herannahenden Tod – hilflos reagieren, möglicherweise auf frühkindliche Entwicklungsstufen zurückfallen (Regression). Regressionen spiegeln sich zum Beispiel in ausgeprägter Passivität und im übertriebenen Bedürfnis nach Schutz und Fürsorge wider.

Die Psychoanalyse rückt immer weiter ab von der ursprünglichen Annahme, wonach die Entwicklungsfähigkeit (Plastizität) der Person auf die ersten Lebensjahrzehnte beschränkt sei. An die Stelle dieser Annahme tritt hingegen die Hypothese, dass in allen Lebensabschnitten prinzipiell von Entwicklungspotenzialen und damit auch von Veränderungsmöglichkeiten der Person auszugehen ist (Heuft, Kruse & Radebold, 2000; Kurz & Fuchs, 1998; Radebold, 1998).

Konflikte und Krisen in späteren Lebensabschnitten sind also ebenso wie jene in früheren Lebensphasen auch als Entwicklungsaufgaben zu verstehen, die den Menschen vor die Notwendigkeit der Weiterentwicklung stellen. Die Fähigkeit und Bereitschaft zur Weiterentwicklung ist dabei in hohem Maße von Reifungsprozessen in früheren Lebensabschnitten beeinflusst.

Relativ akut auftretende neurotische Symptome oder funktionelle Körperstörungen können als Lösungsversuche überwiegend unbewusster Konflikte verstanden werden (Heuft, Kruse & Radebold, 2000). Aus therapeutischer Sicht ist zu differenzieren zwischen (a) einem neurotischen Kernkonflikt, der nach langer Latenz zu einer Erstmanifestation der Symptomatik in der zweiten Hälfte des Erwachsenenlebens führt, (b) einem Aktualkonflikt, (c) einer durch das körperliche Altern sowie durch schwere Krankheiten bedingten Reaktivierung früherer Traumata. Als zwei weitere Belastungs- und Konfliktbereiche, die zur Symptomentwicklung im Alter führen können, sind zu nennen: (d) aktuelle familiäre bzw. intergenerationelle Konflikte sowie (e) sensorische, motorische und kognitive Funktionseinschränkungen (vgl. Heuft et al., 1997; Heuft & Senf, 1998).

In neueren Arbeiten werden die lebenslang bestehenden Entwicklungspotenziale des Menschen als Grundlage für die psychotherapeutische Arbeit im mittleren und höheren Erwachsenenalter beschrieben und ihre Bedeutung für die Auseinandersetzung mit Grenzsituationen – wie schwerer Erkrankung und herannahendem Tod – betont (Heuft, Kruse & Radebold, 2000).

Lerntheoretische Beiträge

Lerntheoretische Beiträge akzentuieren die besonderen Einflüsse der sozialen Umwelt und der individuellen Deutung einer Situation auf die Entwicklung von Bewältigungstechniken (siehe schon Bandura, 1989).

Die soziale Umwelt – vor allem die Primärfamilie – dient dem Menschen zum einen als Modell, das heißt, jene Bewältigungstechniken, die die wichtigsten (und zugleich positiv bewerteten) Bezugspersonen bei der Bewältigung von Konflikten und Krisen einsetzen, werden häufig „imitiert". Zum anderen dient die soziale Umwelt als Verstärker einzelner Bewältigungstechniken, das heißt, sie bekräftigt Techniken, die sie als effektiv wahrnimmt. Auf Techniken, die als ineffektiv oder schädlich bewertet werden, reagiert sie hingegen mit Ablehnung oder Ignorieren; dadurch nimmt auch die Wahrscheinlichkeit zu, dass diese Techniken gelöscht (aufgegeben) werden.

Für die Entwicklung und Aufrechterhaltung von Bewältigungstechniken sind weiterhin die Kognitionen eines Menschen bedeutsam. Mit dem Begriff der Kognitionen wird die Art und Weise, wie Menschen eine Situation und ihre Möglichkeiten der Situationsbewältigung deuten, umschrieben: Welche Techniken erscheinen dem Menschen als effektiv oder angemessen für den Umgang mit einer Situation? Die Antwort auf diese Frage hängt zum einen davon ab, welche Möglichkeiten der Situationsbewältigung wahrgenommen werden, zum anderen davon, welche Konsequenzen aus dem Umgang mit einer Situation erwachsen. Die Konsequenzen eigenen Handelns können als Verstärker dienen, die von der sozialen Umwelt möglicherweise nicht als solche wahrgenommen werden.

Ein Beispiel: Menschen, die auf ihre Erkrankung mit Niedergeschlagenheit und Passivität reagieren, können bei ihren Angehörigen gerade durch dieses Verhalten die Tendenz zur Unterstützung hervorrufen. In der erfahrenen Unterstützung liegt der Verstärker von Niedergeschlagenheit und Passivität. Es ist also durchaus möglich, dass durch übertriebene Unterstützung seitens der Angehörigen ein Verhalten verstärkt wird, das im Kern die Wiedergewinnung von Selbstständigkeit und Verantwortung behindert (Zank & Baltes, 1998; Kruse & Ding-Greiner, 2003).

Diese Argumentation wird durch Befunde von Untersuchungen in Alten- und Pflegeheimen gestützt, die zeigen, dass unselbstständige Verhaltensweisen der alten Menschen von den Mitarbeitern des Pflegepersonals am häufigsten mit unselbstständigkeitsunterstützenden Verhaltensweisen beantwortet werden, während selbstständige Verhaltensweisen zumeist ignoriert (und damit nicht verstärkt) werden.

Diese Sequenzmuster wurden als „dependency-support script" bzw. „independence-ignore script" bezeichnet (vgl. Baltes, 1996a).

Nach Baltes (1995, 1996a) folgt aus den in ihrem Arbeitskreis durchgeführten Studien, dass unselbstständiges Verhalten älterer Menschen keinesfalls automatisch – wie etwa im Modell der gelernten Hilflosigkeit von Seligman (vgl. Abramson et al., 1978) angenommen – auf das Erleben einer nicht systematisch reagierenden Umwelt und einen daraus resultierenden Verlust an Kontrolle zurückgeführt werden kann. Vielmehr sind die Lebenswelten alter Menschen, speziell in Institutionen, vielfach durch differenzierte Verstärkungsmuster charakterisiert, und zwar in der Hinsicht, dass Selbstständigkeit ignoriert, auf Abhängigkeit hingegen mit Unterstützung geantwortet wird.

Unselbstständiges Verhalten kann für alte Menschen neben negativen Konsequenzen auch positive Konsequenzen haben, das heißt, im Dienste einer erfolgreichen Anpassung der Person an die Anforderungen ihrer Umwelt stehen. Warum? Auf der Grundlage der gewonnenen Ergebnisse ist davon auszugehen, dass unselbstständiges Verhalten im Selbstpflegebereich durch das Pflegepersonal in stationären Einrichtungen häufig verstärkt wird und damit für alte Menschen in stationären Einrichtungen auch eine Möglichkeit darstellt, eine persönlich zufriedenstellende Beziehung zum Pflegepersonal herzustellen oder aufrechtzuerhalten.

Kognitive Theorien

Kognitive Theorien der Stressbewältigung legen besonderen Wert auf die subjektive Wahrnehmung und Deutung einer objektiv gegebenen Situation (siehe zum Beispiel Beasley et al., 2003; Ferring & Filipp, 2000; Kruse & Schmitt, 2002; Lazarus & Folkman, 1984; Thomae, 1996). Die Art und Weise, wie eine objektiv gegebene Situation wahrgenommen und gedeutet wird – zum Beispiel als „Herausforderung", als „Bedrohung", als bereits eingetretene „Schädigung" –, ist für die Art der Auseinandersetzung mit dieser von größter Bedeutung. Die Wahrnehmung und Deutung einer Situation ist von den Erfahrungen, die Menschen in der Bewältigung ähnlicher Situationen gewonnen haben, beeinflusst. Die Erfahrung, in der Vergangenheit ähnliche Situationen gemeistert zu haben, trägt dazu bei, dass die Situation in der Gegenwart eher als „Herausforderung" denn als „Bedrohung" oder als eingetretene „Schädigung" gedeutet wird. Die Erfahrung, in der Vergangenheit ähnliche Situationen nicht gemeistert zu haben, fördert hingegen die Interpretation der gegenwärtigen Situation als „Bedrohung" oder als bereits eingetretene „Schädigung". Die Wahrscheinlichkeit, dass auf diese Situation mit Angst, übertriebener und unkoordinierter Aktivität, Passivität oder Verdrängung geantwortet wird, nimmt zu.

Nach Horowitz (1979, 1993) lässt sich der Prozess der Verarbeitung von belastenden Lebensereignissen und Traumata in einem Phasenmodell abbilden (siehe Abbildung 5.1). Dieses Phasenmodell soll hier ausführlicher dargestellt werden, da es unmittelbare Relevanz für die Thematik dieses Buches – Erleben eigener Endlichkeit und Auseinandersetzung mit Sterben und Tod – besitzt.

Nach einer (kurzen) Schockphase, die durch heftige emotionale Ausbrüche in Form von Angst, Trauer oder Wut gekennzeichnet ist, wechseln sich Phasen der Leugnung und selektiven Unaufmerksamkeit mit Phasen der Aufmerksamkeitszuwendung, insbesondere auch in Form unkontrollierbarer, intrusiver Gedanken, ab (siehe dazu Filipp & Aymanns, 1996). Hierbei ist die Leugnung bzw. die Weigerung, sich an das traumatisierende Geschehen zu erinnern, zunächst eine durchaus adaptive Reaktion, da sie die Person vor einer emotionalen Überwältigung schützt. Gleiches gilt für die Intrusion, da durch das Sich-Aufdrängen von Erinnerungen an das Erlebte verhindert wird, dass sich die Person allzu weit von der Realität entfernt und so ihre „Funktionstüchtigkeit" verliert. Nach Horowitz geht die „Oszillation" zwischen Leugnung und Aufmerksamkeitszuwendung mit fortschreitendem Verarbeitungsprozess zurück, im Laufe der Zeit sollte es der Person in einer Phase des Durcharbeitens gelingen, das traumatische Geschehen allmählich zu akzeptieren und in ihre Selbst- und Weltsicht zu integrieren.

Sofern der Person die Verarbeitung des erlittenen Traumas nicht gelingt, sind je nach der Phase, in der es zu einer Stagnation des Verarbeitungsprozesses kommt, unterschiedliche pathologische Reaktionen zu beobachten. So können aus einem Persistieren der Weigerung, sich an das Erlebte zu erinnern, extreme Vermeidungsreaktionen (u.a. in Form von Drogenkonsum) resultieren, die die Funktionstüchtigkeit der Person auf Dauer nachhaltig beeinträchtigen. Stagniert der Verarbeitungsprozess auf der Stufe des unerwünschten Sich-Aufdrängens von Erinnerungen und sind eine bewusste Konfrontation sowie – darauf aufbauend – eine kognitiv emotionale Verarbeitung nicht möglich, kommt es zu einer Überflutung mit traumabezogenen Gedanken und Bildern, die die Person gleichfalls handlungsunfähig macht. Stagniert der Verarbeitungsprozess in der an die Oszillation zwischen Leugnung und Aufmerksamkeitszuwendung anschließenden Durcharbeitungsphase, so treten entweder psychosomatische Reaktionen oder Persönlichkeitsstörungen auf.

Ähnlich wie Horowitz geht auch Filipp (1999) in ihrem Drei-Stufenmodell der Bewältigung von Verlusten und Traumata von einer Informationsverarbeitungsperspektive aus, die berücksichtigt, dass sich Menschen in der Verarbeitung von Belastungen nicht einfach an einer in ihren Implikationen für individuelle Wünsche, Ziele und Bedürfnisse eindeutigen Realität bzw. an einer Diskrepanz zwischen Ist- und Soll-Zustand orientieren, sondern Realität erst auf der Basis von Prozessen der Aufmerksamkeitszuwendung, persönlichen Konstrukten und Bewertungen konstruieren oder rekonstruieren (Filipp, 1999). Auch dieses Modell ist für unser Thema – Erleben eigener Endlichkeit sowie Auseinandersetzung mit Sterben und Tod – von Bedeutung, sodass es ebenfalls ausführlicher dargestellt werden soll.

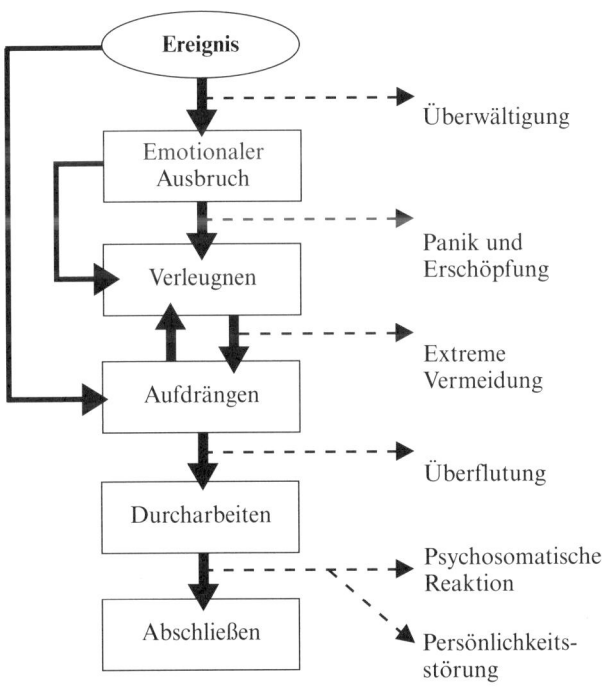

Abb. 5.1: Normale und pathologische Bewältigung traumatischer Erfahrungen (modifiziert nach Horowitz, 1993)

Im Prozess der Bewältigung von Verlusten und Traumata stellt sich nach Filipp (1999) vor allem die Aufgabe, eine objektive, durch „schlechte Nachrichten" gekennzeichnete Realität schrittweise in eine subjektive Realität zu überführen, in der ein relativ zufrieden stellendes (unbedrohtes) Weiterleben möglich ist. Entsprechend wird in diesem Modell zwischen drei fundamentalen Prozessen unterschieden, die zwar nicht notwendigerweise im Sinne einer Stufensequenz aufeinander folgen müssen, im Prozess erfolgreicher Traumaverarbeitung aber dennoch häufig qualitativ unterschiedliche Stadien kennzeichnen:

1. *attentive* Prozesse, die zur Konstruktion einer „perzeptiven Realität" beitragen; zu beachten ist hier insbesondere die Verteidigung „positiver Illusionen",
2. *komparative* Prozesse, die zur Überführung der perzeptiven Realität in eine Realität, die schrittweise toleriert, akzeptiert und gelebt werden kann, beitragen,
3. *interpretative* Prozesse, vor allem ruminierendes Denken und das Bemühen, den Aspekten der wahrgenommenen Realität Sinn und Bedeutung zu verleihen.

Das von Filipp (1999) vorgeschlagene Modell geht ebenso wie jenes von Horowitz (1993) davon aus, dass ein Wechsel zwischen Aufmerksamkeitszuwendung und Leugnung unmittelbar nach dem Auftreten des traumatischen Erlebnisses insofern adaptiv ist, als einerseits eine sofortige Konfrontation mit dem traumatischen Geschehen und seinen Implikationen für das Selbst- und Weltverständnis eine emotionale Überforderung bedeuten würde, andererseits aber eine aufrechterhaltene Verleugnung eine allzu weite Entfernung von der Realität bedeuten und die psychische Anpassung dauerhaft beeinträchtigen würde.

Sowohl für das Modell von Horowitz (1993) als auch für das Modell von Filipp (1999) kann festgestellt werden, dass auf eine *Bewertung* spezifischer Resultate der Verarbeitung im Sinne von normativen Standards verzichtet wird. Das Modell von Horowitz (1993) begnügt sich hier mit der Aussage, dass im Durcharbeiten des traumatischen Erlebnisses (a) notwendig ist und (b) nach einer nicht näher definierten Zeitspanne abgeschlossen werden muss. Nur so könne sich die Person wieder auf ihre Zukunft hin orientieren und auf Dauer funktionstüchtig bleiben, das heißt, die Entwicklung von psychosomatischen Symptomen oder einer Persönlichkeitsstörung vermeiden. Auch das Modell von Filipp (1999) legt die Annahme nahe, dass sich betroffene Menschen früher oder später mit dem Trauma auseinandersetzen, diesem eine bestimmte Bedeutung verleihen *müs-*

sen, um handlungsfähig zu bleiben. Indem aber im Anschluss an die Bemühung um Herstellung einer interpretativen Realität keine abschließende Phase postuliert wird, lässt das Modell durchaus die Möglichkeit zu, dass im Falle extremer Traumatisierung keine wirklich tragfähige „subjektive Realität" mehr hergestellt werden kann, bzw. eine einmal hergestellte subjektive Realität prinzipiell nur vorläufigen Charakter haben kann.

Im Prozess der Auseinandersetzung mit Konflikten und Krisen sind nicht selten Veränderungen der Kognitionen (Deutungsformen) erkennbar. Thomae (1996) spricht in diesem Zusammenhang von „kognitiver Umstrukturierung", das heißt, von einer „Neubewertung der Situation". Dieser psychologische Vorgang lässt sich am Beispiel der Verarbeitung einer chronischen Krankheit veranschaulichen. Das Bewusstwerden der Tatsache, dass eine Erkrankung chronisch verläuft, einzelne Symptome also nicht mehr aufgehoben oder wesentlich gelindert werden können, stellt den Patienten vor eine psychologisch „neue" Situation. Während er früher die Hoffnung hatte, dass er in absehbarer Zeit beschwerdefrei sein werde, wird ihm nun deutlich, dass er auch in Zukunft mit chronischen Schmerzen, mit Einschränkungen seiner körperlichen Leistungsfähigkeit und Mobilität oder mit Veränderungen in seinen Ernährungsgewohnheiten leben muss und die belastenden Krankheitssymptome möglicherweise an Intensität zunehmen werden. Die Verarbeitung dieser Erkenntnis schließt bei den meisten Patienten Versuche einer Neubewertung der Situation ein. Beispiele für die Neubewertung sind:

- Die Betonung erhaltener Fähigkeiten und Fertigkeiten,
- die Betonung positiver Lebensbereiche (z.B. Partnerschaft, Familie, Freundeskreis),
- die Hervorhebung bestimmter Aufgaben und Interessen, denen man gerne nachgeht und die einem das Gefühl geben, trotz der Krankheit etwas Sinnvolles tun zu können,
- der Vergleich der eigenen Situation mit jener anderer Menschen, die ähnliche oder sogar noch größere Belastungen verarbeiten müssen (Kruse & Schmitt, 2002; Lehr, 1986; Olbrich, 1985).

Mit dem Begriff der „kognitiven Umstrukturierung" wird ausgedrückt, dass durch die Neubewertung einzelner Lebensbereiche die psychologische Gesamtsituation des Menschen verändert („umstrukturiert") wird. Schon in frühen Arbeiten zur Medizinischen Anthropologie wird betont, dass eine Komponente ärztlichen Handelns in der psychologischen Unterstützung des Patienten bei seinen Versuchen zur Neubewertung der Situation besteht (Christian, 1962; Siebeck, 1953; v. Weizsäcker, 1951).

Auf diese psychologischen Aufgaben des Arztes bei der Betreuung
sterbender Patienten hat Plügge (1961, 1962) hingewiesen. Als eine
Möglichkeit, zur Neubewertung der Situation im Prozess des Sterbens
zu gelangen, nennt Plügge den Lebensrückblick, das heißt, die Ver-
gegenwärtigung persönlich bedeutsamer Erlebnisse in der Biographie. Wenn dieser Lebensrückblick positiv ausfällt, dann gelingt es
Menschen eher, den herannahenden Tod hinzunehmen; eine Aussage, die durch empirische Studien gestützt wird (Munnichs, 1966;
Kruse, 1992b).

5.4   Einstellung und Verhalten der sozialen Umwelt gegenüber schwerkranken und sterbenden Menschen

Leo Tolstoi behandelt in der Novelle „Der Tod des Iwan Iljitsch"
das Problem, dass Sterbende mit der Gewissheit ihres baldigen Todes häufig alleine gelassen werden und nicht auf Verständnis oder
Unterstützung durch andere Menschen zählen können, ein Phänomen, das Glaser und Strauss (1965) als „sozialen Tod" beschrieben
haben.

Iwan Iljitsch lebte „beständig in einer bevölkerten Stadt und umgeben von seinen zahlreichen Bekannten und seiner Familie in einer
Einsamkeit, wie sie vollkommener nicht zu finden war: weder auf
dem Grunde des Meeres, noch im Schoße der Erde" (Tolstoi, 1961,
S. 34). Iwan konnte die Gewissheit seines Todes mit niemandem teilen und musste „völlig einsam so am Rande des Verderbens leben,
ohne einen einzigen Menschen, der ihn begreifen wollte oder bemit-
leidet hätte." (S. 36).

„Das, was Iwan Iljitsch am meisten quälte, war die Lüge – jene aus
irgendeinem Grunde von allen verbreitete Lüge, daß er nur krank sei
und keineswegs auf den Tod darniederläge und daß er sich nur ruhig
verhalten und sich kurieren lassen müsse, damit etwas sehr Schönes
dabei herauskomme. (…) Lüge, Lüge – diese noch am Vorabend seines Verscheidens sich über ihn ergießende Lüge, die die furchtbare
und feierliche Tatsache seines Todes auf eine Stufe herabdrücken mußte,
wie sie durch alle jene Besuche, jene mit Gardinen geschmückten Zimmer und jene beim Diner servierten Störe gekennzeichnet wurde (…)
dies war für Iwan Iljtsch das Allerqualvollste." (S. 47).

Einstellung und Verhalten der wichtigsten Bezugspersonen (zu
denen Familienmitglieder und Freunde genauso wie Ärzte und Pfleger gehören können) üben Einfluss darauf aus, inwieweit Patienten
Möglichkeiten eines bewussten und verantwortlichen Umgangs mit
der Krankheit oder mit dem herannahenden Tod wahrnehmen und
wie sie sich mit der Grenzsituation auseinandersetzen. Folgende

Einstellungs- und Verhaltensmerkmale auf Seiten der sozialen Umwelt sind für die Art der Auseinandersetzung mit schwerer Erkrankung und herannahendem Tod besonders wichtig:

- Einstellung gegenüber Sterben und Tod: „Eigene Angst und Unsicherheit sind für viele Sterbebegleiter nur schwer überwindbare Hindernisse. Sie treten in vielfältiger Form auf und deuten sich zum Beispiel in der Sorge an, in einem letzten Kontakt das Falsche zu sagen, nicht zu wissen, wie man reagieren soll; in der Angst vor Verlust und in der Konfrontation mit der Endlichkeit der eigenen Existenz." (Schmitz-Scherzer, 1992, S. 556).
- Einstellung gegenüber kranken und behinderten Menschen: Werden Kranke und Behinderte als „gleichberechtigte" Menschen angesehen, oder werden diese eher diskriminiert (zum Beispiel durch Hervorhebung der Erkrankung oder Behinderung bei der Wahrnehmung der Person)?
- Verhalten gegenüber kranken und behinderten Menschen: Besteht die Fähigkeit und Bereitschaft zu differenziertem Verhalten gegenüber Kranken und Behinderten, oder ist das Verhalten gegenüber diesen hauptsächlich von der Tatsache der Krankheit und Behinderung bestimmt?
- Welche Einstellung besteht hinsichtlich möglicher Erfolge medizinischer Behandlung: Werden diese zu optimistisch oder zu pessimistisch bewertet?
- Welche Einstellung besteht gegenüber eigener – eingetretener oder möglicher – Erkrankung und Behinderung?
- Traut man dem Patienten zu, durch eigenes Verhalten eine Verbesserung seines Gesundheitszustandes sowie seiner Gesamtsituation zu erreichen, oder spricht man ihm diese Fähigkeit ab?
- Inwieweit besteht die Fähigkeit und Bereitschaft zur Wahrnehmung von Veränderungen im körperlichen und psychischen Zustand des Patienten, seien es positive oder seien es negative Veränderungen? Inwieweit ist man fähig und bereit, das eigene Verhalten an diese Veränderungen anzupassen?
- Inwieweit nimmt man die Notwendigkeit zur Unterstützung des Patienten wahr? Inwieweit ist man fähig und bereit, den Patienten zur Aufrechterhaltung oder Wiedergewinnung möglichst hoher Selbstständigkeit und Selbstverantwortung zu motivieren?
- In welchem Maße ist man dazu fähig, mit dem Patienten über Konflikte und Krisen zu sprechen? Besonders in der Kommunikation mit Sterbenden gewinnen Offenheit und Wahrhaftigkeit der Bezugspersonen großes Gewicht. Nicht selten sind die Bezugspersonen darüber unterrichtet, dass der Patient an einer tödlichen Krankheit leidet, sie teilen diesem ihr Wissen aber verbal

nicht mit. Jedoch geben sie dem Patienten häufig durch ihr non-verbales Verhalten Hinweise auf seinen bedrohlichen Zustand. Diese fehlende Übereinstimmung zwischen verbalem und non-verbalem Verhalten beeinträchtigt die Kommunikation zwischen Sterbenden und ihren Bezugspersonen außerordentlich.

Aus Untersuchungen, die auf Explorationen mit erfahrenen Pflegern beruhen, lassen sich nach Schmitz-Scherzer (1992) folgende charakteristische Belastungsmomente des Pflegepersonals ableiten:

* Alter des Sterbenden (die Begleitung jüngerer Sterbender wird als belastender erlebt)
* Unsicherheit
* Frustration durch eigene Hilflosigkeit
* Schockreaktion bei plötzlichem Tod
* Schuldgefühle bei nicht offener Kommunikation
* Angst vor Fangfragen des Patienten
* Stetige Kontrolle bei ahnungslosen Patienten
* Identifikation mit dem Sterbenden
* Mangel an Erfolgserlebnissen
* Gespräche mit Sterbenden über das Sterben.

In einer mittlerweile „klassisch" zu nennenden Untersuchung von Glaser und Strauss (1965) wurde gezeigt, dass Stationsschwestern auf einen (durch Klingelzeichen gegebenen) Notruf sterbender Patienten sehr viel langsamer antworteten als auf den Notruf von Patienten, die nicht an einer tödlichen Krankheit litten. Die Zeit, die vom Notruf bis zum Besuch des Patienten verstrich, war für die Gruppe der sterbenden Patienten im Durchschnitt doppelt so lange wie für die Gruppe nicht-tödlich erkrankter Patienten. Diese Untersuchungsergebnisse, die durch nachfolgende Studien bestätigt wurden, interpretieren Glaser und Strauss als Zeichen des „sozialen Todes", den sterbende Patienten zum Teil lange vor dem biologischen Tod erleiden. Der Begriff des „sozialen Todes" beschreibt die wachsende Isolation Sterbender im Vorfeld des Todes. Dieser ist nicht mit „Nachlässigkeit" oder gar „bösem Willen" zu erklären, sondern mit einer Scheu der Bezugspersonen vor offener Kommunikation mit Sterbenden.

Auf der Grundlage einer direkten Beobachtung der Kommunikationsmuster sterbender Patienten in öffentlichen und privaten Krankenhäusern sowie von Interviews mit Pflegekräften gelangten Glaser und Strauss (1965) zu einer Differenzierung von vier Bewusstseinskontexten, die jeweils durch spezifische Formen des Umgangs zwischen Sterbenden und ihren Bezugspersonen gekennzeichnet sind:

1. *Geschlossene Bewusstheit*: Der Patient erkennt nicht, dass er im Sterben liegt, weil er durch Familienangehörige und Pflegekräfte bewusst nicht informiert oder getäuscht wird. Dieser Bewusstseinskontext ist insbesondere dann, wenn sich der Zustand des Patienten verschlechtert und Veränderungen in der medizinischen Behandlung eintreten, mit Spannungen verbunden, weil „improvisierte Erklärungen" und Beschwichtigungen unglaubwürdig werden. An strukturellen Bedingungen, die zur Entstehung geschlossener Bewusstheit beitragen, sind insbesondere zu nennen: (a) Fehlende Vertrautheit der meisten Patienten mit Anzeichen des bevorstehenden Todes, (b) Zurückhaltung der Ärzte, wenn es darum geht, den Patienten davon zu unterrichten, dass er wahrscheinlich sterben wird, (c) Wunsch der Familie, den Patienten abzuschirmen und zu schützen, (d) Vertraulichkeit medizinischer Information im Gesundheitssystem, (e) Fehlen von Bezugspersonen, die nicht in die „Konspiration des Schweigens" einbezogen sind (vgl. auch Samarel, 2003).

2. *Argwöhnische Bewusstheit*: Der Patient ahnt, dass er sterben wird, und versucht, Ärzte, Pflegekräfte und Familienangehörige zu Widersprüchen zu verleiten. Dieser Bewusstseinskontext wird dadurch gefördert, dass es Ärzte häufig vorziehen, den Patienten selbst darauf kommen zu lassen, dass er sterben wird, und Antworten auf direkte Fragen vermeiden.

3. *Wechselseitige Täuschung*: Obwohl alle Beteiligten (Patient, Familie, Personal) wissen, dass der Patient sterben wird, verhalten sie sich weiterhin so, als sei dies nicht der Fall. Nach Samarel (2003) ist dieser Bewusstseinskontext zum einen für die Wahrung einer emotionalen Distanz zum sterbenden Patienten hilfreich, zum anderen kann er die Bemühungen des Patienten um Privatheit, Würde und Kontrolle unterstützen. Nicht übersehen werden sollte aber, dass dieser Bewusstseinskontext auch die Gefahr einer Entfremdung in sich birgt und nicht selten – wie schon von Tolstoi im Roman „Anna Karenina" beschrieben (siehe unten) – von allen Beteiligten als unerträglich empfunden wird.

4. *Offene Bewusstheit*: Alle Beteiligten wissen, dass der Patient im Sterben liegt, und bringen dies auch in ihren Interaktionen zum Ausdruck. Dieser Bewusstseinskontext ermöglicht es dem Patienten, mit dem Sterben verbundene Aufgaben wie den Abschied von anderen Menschen, die Reflexion des eigenen Lebens, die Auseinandersetzung mit Ängsten oder die Regelung des Nachlasses zu bewältigen.

Zur Verdeutlichung des von Glaser und Strauss beschriebenen Bewusstseinskontextes der *wechselseitigen Täuschung* sei im Folgen-

den eine Passage aus Leo Tolstois Roman „Anna Karenina" wiedergegeben (Tolstoi, 1985):

„Kaum hatte er den Bruder in der Nähe erblickt, so wich das Gefühl der persönlichen Enttäuschung einem aufrichtigen Mitleid.
Nikolajs Magerkeit und sein kränkliches Aussehen hatten schon früher einen schrecklichen Anblick geboten, nun aber war er noch ma-
gerer, noch elender geworden. Er bestand nur noch aus Haut und
Knochen." (Tolstoi, 1985, S. 531).

„Diese beiden Menschen standen einander innerlich so nah, daß
sie sich durch eine flüchtige Bewegung, durch den bloßen Tonfall
der Rede mehr sagen konnten, als was sich in Worten ausdrücken
läßt. Jetzt hatten sie beide den gleichen Gedanken: die Krankheit
und den nahen Tod Nikolajs. Und dieser Gedanke drängte alles Üb-
rige zurück. Aber keiner von den beiden wagte davon zu reden, und
darum war alles, was sie einander sagten, Lüge, denn das, was sie
allein beschäftigte, wurde verschwiegen. Noch nie war Lewin so froh
gewesen, daß der Abend zu Ende war und die Schlafenszeit gekommen war. Keinem Fremden gegenüber, bei keinem offiziellen Besuch
war er so unnatürlich und unwahrhaftig gewesen wie heute. Und das
Bewußtsein dieser Unwahrhaftigkeit, das damit verbundene Reue-
gefühl machte ihn noch unnatürlicher. Er wollte weinen über seinen
geliebten Bruder, der sterben mußte, und stattdessen sah er sich gezwungen, ein Gespräch darüber, wie der Bruder sein Leben einrich-
ten wolle, in Gang zu halten.

Da es im Hause feucht und nur ein Zimmer geheizt war, richtete
Lewin seinem Bruder ein Nachtlager in seinem eigenen Schlafzimmer hinter einem Schirm ein.

Nikolaj legte sich hin. Ob er nun schlief oder wach war, immerfort
wälzte er sich umher wie ein Kranker und hustete; wenn er die Kehle
nicht freibekommen konnte, brummte er irgendetwas vor sich hin.
Manchmal seufzte er tief und sagte: ‚Ach mein Gott!' Mitunter, wenn
der Schleim ihm den Atem nahm, sagte er ärgerlich: ‚Ei zum Teufel!'
Lewin konnte lange nicht einschlafen und horchte immer zu ihm hin.
Die verschiedensten Gedanken beschäftigten ihn, am Ende aller dieser
Gedanken stand aber immer wieder – der Tod. Der Tod, das unvermeidliche Ende aller Dinge, trat zum ersten Mal mit unwiderstehlicher
Gewalt vor ihn hin. Und dieser Tod, der sich hier befand, bei seinem
geliebten Bruder, der im Halbschlaf stöhnte und gewohnheitsgemäß bald
den lieben Gott, bald den Teufel anrief, war gar nicht so fern, wie es ihm
sonst immer vorgekommen war. Der Tod saß auch in ihm, das fühlte er.
Wenn nicht heute, so morgen, wenn nicht morgen, so nach dreißig Jahren – war das nicht ganz gleich? Was aber dieser unvermeidbare Tod
war, das wußte er nicht, daran hatte er nie gedacht, ja er hatte überhaupt nicht verstanden, hatte nie gewagt, daran zu denken. (…)

Erst unmittelbar vor der Abreise gab Nikolaj ihm einen Kuss und sagte, den Bruder plötzlich seltsam ernst anblickend: ‚Bewahre mir trotzdem ein gutes Gedächtnis, Kostja.' Und seine Stimme zitterte. Das waren die einzigen Worte, die aufrichtig waren. Lewin verstand, daß das bedeuten sollte: ‚Du weißt und siehst, daß ich erledigt bin und daß wir uns vielleicht nie wieder sehen werden.' Lewin begriff das und Tränen traten ihm in die Augen. Er küßte seinen Bruder noch einmal, wußte ihm aber nichts mehr zu sagen." (Tolstoi, 1985, S. 533 f.).

Auch wenn die *offene Bewusstheit* im Allgemeinen den anderen Bewusstseinskontexten vorzuziehen ist, so ist doch zu bedenken, dass die Aufrechterhaltung dieses Bewusstseinskontextes in vielen Fällen nicht möglich und mitunter auch nicht wünschenswert ist. Denn nicht immer verfügen alle Beteiligten über die Voraussetzungen für eine offene Interaktion über den Tod, zum Beispiel weil sie Ängste haben, den Anforderungen einer entsprechenden Kommunikation nicht gewachsen zu sein, oder weil sie dazu neigen, Negation als Abwehrmechanismus einzusetzen (Samarel, 2003). Nach Weisman (1972) bildet der *Abwehrmechanismus der Negation* in vielen Fällen eine sinnvolle, wenn nicht sogar notwendige Form der Auseinandersetzung, wobei drei Formen der Negation differenziert werden können: Negation erster Ordnung im Sinne einer Leugnung der medizinischen Fakten, Negation zweiter Ordnung im Sinne einer Leugnung von Implikationen der Erkrankung und Negation dritter Ordnung im Sinne einer Leugnung der Tatsache, dass die Krankheit nicht heilbar ist und zum Tode führen wird.

Sporken (1982) betont, dass in der Kommunikation mit Sterbenden immer auch die *Person des Helfers* angesprochen ist. Entsprechend kennzeichnet er das zwischenmenschliche Geschehen aus der Perspektive des Helfers sowohl als Chance, spezifische Anforderungen im Prozess der Sterbebegleitung zu erkennen und diesen besser gerecht zu werden, als auch als Quelle von Gefühlen der Hilflosigkeit, die die Sterbebegleitung erheblich erschweren können: „Gerade das zwischenmenschliche Geschehen bildet für den Helfer einerseits eine Kraftquelle, um seine Aufgabe zu erfüllen, andererseits die Erklärung für die Tatsache, daß der Helfer sich manchmal hilflos fühlt. Ich habe dies erst richtig verstanden und zutiefst erlebt in einem langen Gespräch mit einer jungen Frau, die wußte, daß sie bald sterben würde. Sie hatte den Kampf gegen den kommenden Tod aufgegeben; sie tat sich aber sehr schwer damit, diese unumgängliche Realität anzunehmen. Ich versuchte, sie zu unterstützen bei der Suche nach einem Anhaltspunkt, mit Hilfe dessen eine Bejahung für sie möglich werden konnte. Nachdem es eine Weile stille war, hat sie das Gespräch fortgesetzt, und zwar indem sie – für mich völlig unerwartet – die Frage stellte: ‚Hast du eigentlich bejaht, dass ich jetzt sterben muß?' (…) In allen Beziehungen zwischen Sterbenden und ihren Helfern wird die Person des Helfers, wird seine eigene Haltung gegenüber Lebens- und Sterbeproblemen mit angesprochen." (Sporken, 1982, S. 31 f.).

Die Kommunikation mit Sterbenden stellt an den Helfer besondere Anforderungen, da zum einen immer auch Fragen angesprochen sind, auf die der Helfer keine Antwort weiß, zum anderen mit heftigen emotionalen Reaktionen des Sterbenden wie auch mit Situationen umgegangen werden muss, in denen Gefühle verborgen bleiben oder nicht ausgedrückt werden:

„Viele Helfer ringen um die Schwierigkeit, überhaupt etwas Sinnvolles auszusagen über Fragen nach dem Sinn des Lebens und des Sterbens. Außerdem weiß man sich oft keinen Rat für die (bisweilen sehr heftigen) Gefühlsäußerungen eines Schwerkranken. Oder man kommt gerade mit dem Stillschweigen anderer nicht zurecht." (S. 33).

Probleme und Chancen des Zuhörens beschreibt Sporken wie folgt:

„Zuhören setzt zunächst einmal voraus, daß der Helfer von seinem Inneren her bereit ist, in der Tat zuzuhören, das heißt sein Herz zu öffnen für die Äußerungen der Kranken. Die Bereitschaft allein genügt aber nicht. Wenn der Helfer unter Zeitdruck steht, wenn er selbst mit schwierigen Problemen kämpft, wenn er sich durch die angesprochene Thematik überfordert fühlt, besteht die Gefahr, daß er die Äußerungen des Sterbenden überhört, falsch versteht oder interpretiert." (S. 34). (…) „In anderen Fällen ist der Helfer zwar darum bemüht, dem Sterbenden wirklich zuzuhören, wird dabei aber gehemmt durch die Tatsache, daß er inzwischen fast fieberhaft nach irgendetwas Gutem sucht, das er dem Sterbenden sagen könnte, damit dieser wieder ein Stück weiter kann." (S. 36).

Eine besondere Anforderung der Kommunikation mit Sterbenden ist darin zu sehen, dass Zuhören einerseits nicht unverbindlich bleiben kann, andererseits Sterbender und Helfer als „Schicksalsgenossen einer gemeinsamen Ohnmacht" zu betrachten sind:

„Das bedeutet, daß der Helfer in einem solchen Moment keine tatkräftige Antwort, sondern nur sich selbst anbieten kann." (S. 40).

5.5   Bewältigungsverhalten bei schwerkranken und sterbenden Menschen

Simone de Beauvoir (1908–1986) hat sich in ihrem 1970 erschienenen Buch: „La Vieillesse" (dt. 1972b: Das Alter) auch mit psychologischen Besonderheiten der subjektiven Deutung des Todes sowie der Bewältigung der eigenen Endlichkeit beschäftigt. In der folgenden Textpassage macht sie deutlich, dass die Auseinandersetzung mit dem Tod genau genommen nichts anderes ist als eine Auseinandersetzung mit dem eigenen Leben. Ihre zentrale These lautet, dass es Menschen dann leichter fällt zu sterben („Schluss zu machen mit dem Leben"), wenn sie zentrale Lebensziele verwirklicht haben oder wenn sie – sei es infolge körperlicher Einbußen, sei es infolge gesellschaftlich definierter Rollenverluste – frühere Lebensentwürfe als nicht mehr realisierbar aufgegeben haben. Denn in diesem Falle sind Menschen am „Ende ihrer Möglichkeiten" angekommen. Folgt man den Aussagen von de Beauvoir, dann ist die These, im Alter sei der Tod infolge einer reduzierten Restlebenszeit gegenwärtiger, falsch. Weiterhin widerspricht sie der Annahme, für eine beeinträchtigte emotionale Befindlichkeit im Alter seien primär die Gedanken an den Tod verantwortlich zu machen. Stattdessen ist, wie sie betont, die Erwartung des Todes „mit 80 so vage wie mit 70 Jahren". Die vermehrte Beschäftigung mit dem Tod ist eher als *Ergebnis* einer reduzierten emotionalen Befindlichkeit infolge der „Beschwerden und Verstümmelungen, die das Alter mit sich bringt", zu verstehen, denn als deren *Ursache*:

„In Wahrheit ist die Vorstellung, der Tod komme näher, falsch. Er ist weder nah noch fern: er ist nicht. Ein außerhalb seiner selbst befindliches Verhängnis lastet auf dem Lebenden jeden Alters; nirgendwo ist der Augenblick bestimmt, in dem es sich vollziehen wird. Der alte Mensch weiß, daß er ‚bald' sterben wird: das Verhängnis ist mit 70 Jahren ebenso gegenwärtig wie mit 80, und das Wort ‚bald' bleibt mit 80 so vage wie mit 70 Jahren. Es ist nicht richtig, von einem Verhältnis zum Tod zu sprechen: Tatsache ist, daß der alte Mensch – wie jeder andere – nur ein Verhältnis zum Leben hat. Was zur Debatte steht, ist sein Wille weiterzuleben. Es gibt einen Ausdruck, der genau sagt, was er meint: mit dem Leben Schluß machen. Den Tod wünschen oder akzeptieren, bedeutet positiv: daß jemand den Wunsch hat oder es akzeptiert, Schluß zu machen mit dem Leben. Es ist normal, daß dieses einem mit fortschreitendem Altersabbau immer unerträglicher vorkommt.

Um sich davon zu überzeugen, genügt es, an die Beschwerden und Verstümmelungen zu denken, die das Alter mit sich bringt. Das ist zunächst der physische Schmerz. Freud hat zugegeben: der Schmerz war es und nicht der Todestrieb, der in ihm den Wunsch zu sterben weckte. Es ist der Wunsch aller, die von ihrem Körper gefoltert werden. Zu lange leben bedeutet andererseits, die überleben, die man liebt. (…) Victor Hugo hat sich nach Juliettes Tod danach gesehnt, zu sterben. Und Verdi dachte nur noch an den Tod, nachdem er seine Frau verloren hatte.

Wenn die Welt sich wandelt oder sich in einer Weise offenbart, die das Verweilen in ihr unerträglich macht, behält ein junger Mann die Hoffnung auf eine Änderung; der Greis jedoch nicht: ihm bleibt nur noch, den Tod herbeizusehnen. (…) Oder es ist die eigene Situation, die dem alten Menschen aussichtslos erscheint und ihm zur Qual wird. (…)

Vor allem hat der alte Mensch, auch wenn ihn kein besonderes Unglück trifft, seine Gründe, zu leben, verloren oder ihr Fehlen entdeckt. (…) Der biologische Abbau bringt die Unmöglichkeit, sich zu überschreiten, sich zu begeistern, mit sich; er tötet die Entwürfe, und über diesen Umweg macht er den Tod annehmbar.

Selbst wenn der alte Mensch seine Kräfte und seine Gesundheit behält und wenn ihn die Gesellschaft nicht brutal aus seiner Tätigkeit herausgerissen hat, sterben seine Wünsche und Entwürfe allmählich ab, und zwar (…) infolge seiner Endlichkeit. Das Programm, das wir in unserer Kindheit aufgestellt haben, erlaubt uns nur eine begrenzte Zahl von Dingen zu tun, kennen zu lernen, zu lieben; wenn sie erreicht ist, wenn wir am Ende unserer Möglichkeiten sind, dann wird uns der Tod gleichgültig, oder er erscheint uns sogar barmherzig: er befreit uns von jenem Überdruß, den die Alten satietas vitae nannten. (…)

Mich macht der Gedanke an den Tod (…) weniger traurig als früher: der Tod ist Abwesenheit von der Welt, und mit dieser Abwesenheit konnte ich mich nicht abfinden. Aber so viele Abwesenheiten haben schon an mir gezehrt! Meine Vergangenheit ist abwesend, meine toten Freunde sind es, die verlorenen Freunde und all die vielen Orte hier auf Erden, die ich nicht mehr wieder sehen werde. Wenn die Abwesenheit eines Tages alles verschlungen hat, wird das keinen sehr großen Unterschied machen.

Es gibt alte Menschen, die sich in Furcht vor dem Sterben verzehren. (…) Die Psychiater versichern, daß der Tod bei alten Menschen nur dann zur Obsession wird, wenn sie schon in der Vergangenheit morbide Angstgefühle gehabt haben. (…)

Nach den Zeugnissen, die ich gesammelt habe, ist Furcht vor dem Tod im allgemeinen nicht die Kehrseite einer starken Lebensfreude: im Gegenteil. ‚Der Tod macht mich schwindeln, denn ich lebte nicht gern‘, schrieb Sartre, sich auf seine Kindheit beziehend. So wie nicht die ängstlichen Eltern oder Eheleute am stärksten lieben, sondern jene, die einen Mangel an Herzlichkeit in ihren Gefühlen spüren, so grübeln diejenigen Menschen, die sich nicht wohl fühlen in ihrer Haut, über ihren Tod am beharrlichsten nach. (…)

Daß Angst vor dem Tod bei alten Menschen eher ungewöhnlich ist, sehe ich darin bestätigt, daß sie ihre Gesundheit vernachlässigen. Sie spielen (…) ein Verwechslungsspiel mit Alter und Krankheit: aber dieses Spiel würde nicht aufrechterhalten werden, wenn der alte Mensch unaufhörlich von der Furcht vor dem Sterben gequält würde. (…)

Der Tod wird dem Leiden vorgezogen. Man denkt an ihn, wenn man trüber Stimmung ist, und es sieht nicht so aus, daß der Tod diese Stimmung auslöst, sondern eher so, daß er in seiner bedrohlichen Sinnlosigkeit zutage tritt, sobald die Gegenwart düster erscheint. Er ist nicht ein Gegenstand der Sorge. Man sorgt sich um ganz bestimmte Realitäten, die einem entgleiten: Gesundheit, Geld, die nahe Zukunft. Der Tod ist von anderer Art. Da er zum Unrealisierbaren gehört, ist er eine vage, unbestimmte Aussicht. Seine Schicksalhaftigkeit wird von außen her begriffen. ‚Reich oder arm, wir kommen alle dran.‘ (…)

Aber es ist eine Tatsache, daß nicht wenige alte Menschen sich ans Leben klammern, auch wenn sie jeden Grund zu leben längst verloren haben. (…) Viele alte Menschen kennen diese Angst, und Angst zu haben bedeutet, in seinem Körper das Nicht-sterben-Wollen zu realisieren. Sanft wird der Tod alter Menschen oft dadurch, daß die Krankheit sie erschöpft hat, oder auch dadurch, daß sie sich nicht klarmachen, was ihnen geschieht.

Doch es gibt auch bewußte und friedliche Todeserlebnisse: wenn jeder physische oder geistige Lebensdrang erloschen ist, ist dem alten Menschen ein ewiger Schlaf lieber als der Kampf oder der tägliche Überdruß." (de Beauvoir, 1972b, S. 379ff.).

Im Folgenden sollen empirische Ergebnisse aus zwei Längsschnittstudien zur Auseinandersetzung mit schwerer Erkrankung sowie mit Sterben und Tod – aus einer Studie von Filipp (1992) und aus einer eigenen Studie (Kruse, 1995a, 1995b) – vorgestellt werden. Die Darstellung dieser beiden Studien sei mit einem Zitat eingeleitet, dessen Kernaussage die Fähigkeit des schwerstkranken Menschen bildet, unabänderliche Einbußen zu bewältigen: „Die persönliche Bewältigung der unabänderlichen Einbußen, die die Krankheit mit sich bringt, ist wesentlich für die Lebensqualität. Das heißt, daß die Einwilligung in das Gegebene eine wichtige Voraussetzung für eine Lebensqualität in der Onkologie ist." (Aulbert, 1997, S. 88).

Das Bewältigungsverhalten bei Tumorpatienten –
die Studie von S.-H. Filipp

Filipp (1992) berichtet Ergebnisse einer Längsschnittstudie, in der Patienten mit der Diagnose „Krebs" untersucht wurden. Während des ersten Jahres wurden subjektiv wahrgenommene Bewältigungsaufgaben sowie das Bewältigungsverhalten in Zeitintervallen von drei bis fünf Monaten viermal erfasst. Zwei Jahre nach dem ersten Messzeitpunkt fand die fünfte Erhebung statt. Zum ersten Messzeitpunkt bestand die Stichprobe aus n = 332 Patienten (178 Frauen, 154 Männer), mit einem Altersbereich von 20 bis 74 Jahren und einem mittleren Lebensalter von 51 Jahren. Zum vierten Messzeitpunkt haben n = 202 Personen, zum fünften Messzeitpunkt n = 145 Personen an der Untersuchung teilgenommen. Die Studie von Filipp ist im hier vorliegenden Zusammenhang von besonderem Interesse, weil sie durch den Vergleich der zwischen dem vierten und fünften Messzeitpunkt Verstorbenen mit jenen, die den fünften Messzeitpunkt erlebt haben, Aussagen darüber erlaubt, inwieweit sich der kurz bevorstehende Tod in Veränderungen von Bewältigungsverhalten widerspiegelt.

Zur Erfassung des Bewältigungsverhaltens wurden die folgenden fünf Skalen eingesetzt:

1. *Rumination*: Intrapsychische Antworten, die sich auf die Krankheit konzentrieren und die einen sozialen Rückzug einschließen,
2. *Suche nach Anschluss an Andere*: Sozial orientierte Bewältigungsstrategien, die Ablenkung von der Krankheit einschließen,
3. *Minimierung der Bedrohung*: Intrapsychische Bewältigungsstrategien, die auf eine Beeinflussung der Emotionen zielen; hier sind zum Beispiel Selbstinstruktionen zu positivem Denken und zu Vertrauen in die medizinische Behandlung zu nennen,
4. *Suche nach Informationen*: Die Bewältigung zielt darauf, Informationen über die Krankheit und deren Behandlung zu erhalten, manchmal durch Anschluss an eine Selbsthilfegruppe,
5. *Suche nach Sinn in der Religion*: Es wird nach Sinn in der Erkrankung gesucht, wobei sich die Person hier speziell auf religiöse Inhalte bezieht.

Zu allen fünf Messzeitpunkten fanden sich keine Altersunterschiede in den Indikatoren für emotionale Anpassung an die Erkrankung, wobei zu diesen Indikatoren das Selbstwertgefühl, das subjektive Wohlbefinden sowie der Grad der Hoffnung zählten. Zu den ersten vier Messzeitpunkten fanden sich auch keine Altersunterschiede in folgenden vier Bewältigungsstrategien: Rumination, Suche nach Anschluss an Andere, Informationssuche, Suche nach Sinn in der Religion. Lediglich in Bezug auf die *Minimierung der Bedrohung* war eine positive lineare Beziehung zwischen Alter und Bewältigungsstrategie zu allen Messzeitpunkten erkennbar. Aus diesen Ergebnissen folgert Filipp: "One might also conclude from these data that the diagnosis of cancer is a traumatic experience at all ages; thus, individual differences in coping with cancer should rather be due to psychological variables than to age per se." (Filipp, 1992, S. 35).

Die Stabilität der Bewältigungsstrategien erwies sich als sehr hoch; die interindividuellen Unterschiede im Gebrauch der Bewältigungsstrategien waren relativ stabil. Dieser Befund stützt die Annahme, wonach der Persönlichkeit eine zentrale Bedeutung für die Bewältigung von Verlusten zukommt (siehe dazu schon McCrae, 1989). Doch sind über die fünf Messzeitpunkte die Mittelwerte von drei Bewältigungsstrategien: Rumination, Informationssuche und Minimierung der Bedrohung zurückgegangen. Dies heißt, dass einige Formen der Bewältigung der Erkrankung mit zunehmender Krankheitsdauer an Bedeutung verlieren; es handelt sich dabei um Bewältigungsformen, deren gemeinsames Element in der *Konzentration auf die Erkrankung* liegt.

In Bezug auf die Indikatoren der emotionalen Anpassung ergaben sich im Durchschnitt nur geringe Veränderungen über die fünf Messzeitpunkte: Der durchschnittliche Grad der Hoffnungslosigkeit, der schon beim ersten Messzeitpunkt relativ gering ausgeprägt war, veränderte sich über die weiteren Messzeitpunkte nicht. Das durchschnittliche subjektive Wohlbefinden, das zu Beginn eher niedrig war, hat sich ebenfalls über die weiteren Messzeitpunkte nicht verändert.

Bei einem Anstieg der Hoffnungslosigkeit zwischen dem zweiten und vierten Messzeitpunkt war auch die Wahrscheinlichkeit, dass die Patienten zum fünften Messzeitpunkt nicht mehr leben würden, deutlich erhöht. Die Zunahme an Hoffnungslosigkeit zeigt somit den Zusammenbruch aller Bewältigungsstrategien an. Darüber hinaus war bei den Verstorbenen die Bewältigungsstrategie: „Suche nach Sinn in der Religion" – vor allem zu einem späteren Zeitpunkt der Erkrankung – sehr viel stärker ausgeprägt als bei den Überlebenden. Die Suche nach Anschluss war bei den Verstorbenen zum vierten Messzeitpunkt deutlich zurückgegangen. Diese Befunde deutet Filipp wie folgt: "Thus, it can be probably assumed that increase in hopelessness in patients deceased after Time 4 is, at least partially, due to an increase in withdrawal from others who, up to then, might have helped them to maintain hope. (…) Hopelessness in the face of death should be seen to be more reflective of despair rather than calm acceptance, and may come close to (...) depressive realism." (Filipp, 1992, S. 49).

Bei den Überlebenden war das subjektive Wohlbefinden zwischen dem zweiten und vierten Messzeitpunkt hoch geblieben, bei den Verstorbenen ist es in diesem Zeitraum – vor allem zwischen dem dritten und vierten Messzeitpunkt – deutlich zurückgegangen. Daraus folgert Filipp: "Whether our results are also to be seen in contradiction to the notion that acceptance of death is likely to occur in the last stages largely depends on what we really mean by acceptance and hopelessness" (Filipp, 1992, S. 50).

Bewältigungsverhalten am Lebensende – die Studie von A. Kruse

Die zweite hier vorzustellende Untersuchung (Kruse, 1995a, 1995b) schloss Patienten ein, bei denen der Tumor bereits so weit fortgeschritten war, dass langfristig nicht mehr mit dem Überleben dieser Patienten gerechnet werden konnte. Schon zu Beginn der Untersuchung lag bei diesen Patienten eine infauste Diagnose vor. Aus diesem Grunde ordneten wir diese Studie auch dem Gebiet der Palliativmedizin und Palliativpflege zu, das heißt einem Gebiet, in dem die Betreuung unheilbar Kranker und Sterbender im Zentrum steht (siehe auch Kapitel 9 dieses Buches).

An der Untersuchung zum Bewältigungsverhalten am Lebensende nahmen 29 Frauen und 21 Männer teil, die mit einer infausten Diagnose aus dem Krankenhaus entlassen worden waren (Altersspanne: 60 bis 85 Jahre). Die Untersuchung erstreckte sich über einen Zeitraum von neun bis 24 Monaten: die Untersuchungsdauer hing davon ab, wann bei den Patienten der Tod eintrat. Mit dem Zeitraum der Untersuchung variierte auch die Anzahl der Messzeitpunkte: Im kürzesten Falle fanden vier, im längsten Falle fanden sechs Messzeitpunkte statt. Die Betreuung der Patienten wurde in 30 Familien von der Ehefrau, in 13 Familien vom Ehemann und in sieben Familien von der Tochter übernommen. Auch die betreuenden Angehörigen wurden zu den einzelnen Messzeitpunkten ausführlich befragt (Kruse, 1987; 1995a, 1995b).

Die Gruppe der Patienten

In die Stichprobe wurden nur Patienten aufgenommen, die nicht an schweren psychischen Krankheiten (zum Beispiel hirnorganischen Psychosyndromen, Demenzen verschiedener Ätiologie, Majore Depressionen) litten. Diese Einschränkung war notwendig, da bei schweren psychischen Erkrankungen keine zuverlässigen Aussagen über psychische Reaktionen sterbender Patienten möglich gewesen wären. Die Behandlung der Patienten lag in der Verantwortung mehrerer Hausärzte (Ärzte für Allgemeinmedizin). Zusätzlich wurden die Patienten durch ambulante Dienste und Sozialstationen betreut. Es bestand eine enge Kooperation zwischen den Hausärzten und den Diensten. Die Patienten wurden schmerztherapeutisch ausreichend behandelt. Es war ausdrücklich erwünscht, dass sie gemeinsam mit dem Hausarzt die einzelnen Schritte der Schmerztherapie erörtern konnten. Bei jenen Patienten, bei denen die vom Hausarzt überwachte Schmerztherapie nicht zu einer subjektiv als ausreichend eingeschätzten Linderung der Schmerzen führte, wurden Fachärzte für Anästhesie hinzugezogen.

Die Patienten wie auch deren Angehörige wurden von Sozialarbeitern betreut. In jenen Fällen, in denen die Patienten und ihre Angehörigen eine seelsorgerische Betreuung wünschten, wurde diese ermöglicht. Allen Patienten wurde die Sicherheit gegeben, dass auch bei einer Verschlechterung der Erkrankung, vor allem bei einer Zunahme der Schmerzen, alle medizinischen (vor allem schmerztherapeutischen) und pflegerischen Maßnahmen ergriffen würden, um die Situation möglichst erträglich zu machen. Dabei wurde auch versichert, dass die medizinischen und pflegerischen Maßnahmen mit dem Patienten und seinen Angehörigen genau besprochen würden.

Wir fanden in dieser Längsschnittuntersuchung fünf verschiedene Formen des Erlebens der eigenen Endlichkeit und der Auseinandersetzung mit dieser. Dabei wurde der Einfluss deutlich, den die Intensität empfundener Schmerzen, die Beziehung zum sozialen Umfeld (vor allem zu den Familienangehörigen) sowie das Verhältnis zwischen dem Patienten und dem Arzt auf das Erleben und die Auseinandersetzung ausüben.

Im Folgenden werden die fünf Formen des Erlebens der eigenen Endlichkeit und der Auseinandersetzung mit dieser kurz charakterisiert. Zudem wird angegeben, wie die Patienten
1. die Schmerzen,
2. ihre Beziehung zum sozialen Umfeld und
3. das Verhältnis zu ihrem Arzt
beschrieben haben.

---

*1. Akzeptanz des Sterbens und des Todes
bei gleichzeitiger Suche nach jenen Möglichkeiten,
die das Leben noch bietet.*

Allgemeine Charakterisierung: Diese Erlebens- und Auseinandersetzungsform fanden wir bei zwölf der 50 Patienten. Im Laufe der Zeit nahm die Bereitschaft der Patienten zu, die Krankheit und den heranrollenden Tod zu akzeptieren. Auf der Grundlage dieser Akzeptanz wuchs auch die Fähigkeit, jene Möglichkeiten, die das Leben noch bietet, aufzugreifen und zu verwirklichen.

Erleben der Schmerzen: Den Patienten konnte durch die Schmerztherapie sehr gut geholfen werden. Sie gaben an, an keinen oder

nur an relativ geringen Schmerzen zu leiden. Sie erörterten gemeinsam mit dem Arzt die Möglichkeiten der Schmerztherapie
und folgten den ärztlichen Empfehlungen.

Beziehung zum sozialen Umfeld: Die Patienten betonten, dass sie mit
ihren Angehörigen offen über ihre Situation sprechen könnten
und sich von ihnen verstanden fühlten.

Bedeutung des Arztes: Die vorsichtige Aufklärung durch den Arzt,
der ihnen nie die ganze Hoffnung geraubt habe, wurde positiv
erlebt. Die Unterstützung bei der Bewältigung von Ängsten wurde ebenfalls positiv bewertet. Die Kombination aus medizinischer,
psychologischer und pflegerischer Betreuung wurde von den Patienten als sehr hilfreich wahrgenommen.

> *2. Zunehmende Resignation und Verbitterung,*
> *die mit dazu beiträgt, dass das Leben*
> *als Last empfunden wird und die Endlichkeit des eigenen Daseins*
> *immer stärker in den Vordergrund des Erlebens tritt.*

Allgemeine Charakterisierung: Diese Erlebens- und Verarbeitungsform fanden wir bei zehn der 50 Patienten. Die Patienten wurden
im Laufe der Zeit zunehmend verbittert, sie erlebten das Leben
nur noch als Last und fühlten sich von anderen Menschen abgelehnt.

Erleben der Schmerzen: Schmerzen dominierten im Erleben dieser
Patienten. Sie gaben dem Arzt schon früh zu verstehen, dass die
Schmerzen nicht wirklich gelindert werden könnten, und sie nahmen auch trotz vorsichtiger Steigerung der Dosis keine wirkliche
Entlastung wahr. Es wurde angenommen, dass die Schmerzen
auch eine Mitteilungs- oder Ausdrucksfunktion hatten, das heißt,
dass sie den Patienten auch dazu dienten, ihre Verzweiflung und
Verbitterung auszudrücken. Eine weitere Erhöhung der Dosis
wurde ab einem gewissen Zeitpunkt nicht mehr als sinnvoll erachtet. Vielmehr wurde versucht, in Gesprächen mit den Patienten eine psychische Beruhigung zu erreichen und aufzuzeigen, dass
die Schmerzen auch durch die angespannte psychische Situation
verursacht seien.

Beziehung zum sozialen Umfeld: Die Patienten wiesen dem sozialen
Umfeld die Schuld für ihre Situation zu. Sie fühlten sich „abge-

schoben", nahmen die Angehörigen als „gleichgültig" wahr und fanden zu anderen Menschen keinen Kontakt mehr.

Bedeutung des Arztes: Der Arzt wurde für die Patienten immer mehr zur einzigen Vertrauensperson. Allerdings wurde bisweilen auch dem Arzt vorgeworfen, er bemühe sich nicht richtig. Vor allem die mangelnden Erfolge der Schmerztherapie bildeten den Kern dieser Vorwürfe.

> *3. Linderung der Todesängste*
> *durch die Erfahrung eines neuen Lebenssinnes und*
> *durch die Überzeugung, im Leben noch Aufgaben wahrnehmen*
> *zu können.*

Allgemeine Charakterisierung: Diese Erlebens- und Verarbeitungsform fanden wir bei neun der 50 Patienten. Das Erleben der Patienten war zunächst von Schmerzen und Ängsten bestimmt. Jedoch gelang es ihnen allmählich wieder, sich stärker zu öffnen, an gemeinsamen Unternehmungen teilzunehmen und das Leben als eine Aufgabe wahrzunehmen. Sie fühlten sich für den weiteren Lebensweg des Ehepartners und der Kinder mitverantwortlich. Außerdem wurden sie sich ihrer gemeinsamen Geschichte mit dem Ehepartner bewusst und erblickten in dieser eine Aufforderung, auch die gegenwärtige und zukünftige Situation gemeinsam zu tragen. Auch die Religiosität gewann im Laufe der Zeit eine bedeutende Stellung.

Erleben der Schmerzen: Einige Patienten berichteten, nur geringe Schmerzen zu haben. Bei diesen Patienten genügte bereits die Gabe eines milden Analgetikums, um weitgehende Schmerzfreiheit zu erzielen. Bei einem anderen Teil der Patienten wurden schwach wirksame Opiate eingesetzt. Diese genügten, um weitgehende Schmerzfreiheit zu erzielen.

Beziehung zum sozialen Umfeld: Die Patienten erlebten den Kontakt zu den Angehörigen, Nachbarn und Freunden als eine Bereicherung und als große Hilfe bei der Verarbeitung ihrer Situation.

Bedeutung des Arztes: Sie interpretierten das Verhalten des Arztes als wichtige Hilfe, um zu einer tragfähigen Lebensperspektive zu finden.

> *4. Bemühen,*
> *die Bedrohung der eigenen Existenz*
> *nicht in das Zentrum des Erlebens treten zu lassen.*

Allgemeine Charakterisierung: Diese Erlebens- und Verarbeitungsform fanden wir bei acht der 50 Patienten. Die Patienten vermieden die bewusste Auseinandersetzung mit Sterben und Tod. Diese Tendenz zum Nichtwahrhabenwollen war auch schon in
früheren Abschnitten der Krankheit erkennbar, nahm aber mit
Schwere der Erkrankung zu. In den letzten Lebensmonaten fanden sich jedoch immer wieder vorsichtige Andeutungen, die auf
ein – allerdings nicht voll bewusstes – Wissen um die Bedrohung
der eigenen Existenz schließen ließen.

Erleben der Schmerzen: Die Patienten klagten häufiger über Schmerzen und erwarteten von dem Arzt vor allem eine Linderung ihrer
Schmerzen. Es drängte sich manchmal der Eindruck auf, dass die
vermiedene Auseinandersetzung mit der lebensbedrohlichen Erkrankung dazu beitrug, dass die Patienten fast ausschließlich über
Schmerzen sprachen. Aus diesem Grunde war die Schmerztherapie
mit Schwierigkeiten verbunden.

Beziehung zum sozialen Umfeld: Die Kontakte zu den Angehörigen,
Freunden und Nachbarn wurden positiv erlebt. Man erwartete
von ihnen Anregungen zur Erhaltung einer positiven Lebenseinstellung. Es fiel auf, dass sich die Patienten häufig mit Klagen
über Schmerzen an die Angehörigen wandten. In diesen Situationen erhielten sie besondere Zuwendung.

Bedeutung des Arztes: Der Arzt wurde um regelmäßige Besuche gebeten. Dabei wurden vor allem Möglichkeiten der Linderung be-
stehender Schmerzen thematisiert. Die Schmerzen bildeten das
wichtigste Thema dieser Gespräche.

> *5. Durchschreiten von Phasen tiefer Depression*
> *zur Hinnahme des Todes.*

Allgemeine Charakterisierung: Diese Erlebens- und Verarbeitungsform fanden wir bei elf der 50 Patienten. Zunächst reagierten die
Patienten depressiv, sie zogen sich immer mehr von ihren Angehörigen und Freunden zurück. Gesundheitliche Belastungen,
Schmerzen und der herannahende Tod bestimmten zu Beginn ganz

ihr Erleben, positive Erlebnisse wurden nicht erwähnt. Allmählich wandelte sich die Einstellung zur Situation. Die Patienten öffneten sich wieder stärker gegenüber ihren Angehörigen und Freunden, sie äußerten wieder häufiger den Wunsch, Besuche zu empfangen.

Erleben der Schmerzen: Die Schmerzen nahmen im Erleben dieser Patienten eine bedeutende Stellung ein. Zunächst äußerten sie die Überzeugung, dass der Arzt ihre Schmerzen nicht lindern könne, und sie unterstützten diesen nicht bei der Entwicklung eines Therapieplans. Zu einem späteren Zeitpunkt der Erkrankung, als die Patienten ihre Situation eher hinnehmen konnten, änderte sich dieses Verhalten. Sie öffneten sich gegenüber den Empfehlungen des Arztes und gaben differenziert Auskunft über die Wirkung der Schmerztherapie. Bei diesen Patienten konnte zum späteren Zeitpunkt der Erkrankung weitgehend Schmerzfreiheit erzielt werden.

Beziehung zum sozialen Umfeld: Zunächst zogen sich die Patienten ganz von den Angehörigen und Freunden zurück. Zu einem späteren Zeitpunkt wurde die Nähe der Angehörigen und Freunde als Hilfe wahrgenommen.

Bedeutung des Arztes: Die Bereitschaft des Arztes, sich um die Patienten zu kümmern, obwohl diese häufig Gesprächsangebote abgelehnt hatten, wurde als Hilfe erlebt.

Aus der Beschreibung dieser Verlaufsformen geht die große Bedeutung des Arztes für Erleben und Verhalten sterbender Patienten hervor. Die Bereitschaft des Arztes zu ehrlichen Aussagen gegenüber dem Patienten, gleichzeitig seine Fähigkeit, einzuschätzen, wie viel er dem Patienten mitteilen kann und auf welche Weise er dies tun sollte, die dem Patienten gegebene Zusicherung, alles zu tun, um eine fundierte Therapie (zum Beispiel Schmerztherapie) sicherzustellen und die Behandlung bis zum Eintritt des Todes aufrechtzuerhalten, sind wichtige Merkmale der fachlich und ethisch fundierten Begleitung Sterbender. In der Untersuchung wurde deutlich, dass diese Merkmale die bewusste Auseinandersetzung des Patienten mit dem herannahenden Tod förderten und Ängste vor Einsamkeit sowie vor starken Schmerzen im Vorfeld des Todes linderten.

Die Gruppe der Angehörigen

Herbert Plügge beschreibt in seinem bereits genannten Buch „Der Mensch und sein Leib" (1962) die Entfremdung zwischen Sterbenden und Angehörigen als Teil eines sich im Prozess des Sterbens vollziehenden Rückzugs von der Welt:

„Ebenso wie der Sterbende sich von seiner Welt zurückzieht, gibt auch die Welt ihn auf. Es entsteht zwischen ihm und seiner Welt eine zunehmende Entfremdung. In diese Entfremdung werden auch, da sie ja wichtige Bestandteile der Welt des Sterbenden waren, die Angehörigen miteinbezogen. Man versteht sich nicht mehr, weil man im Begriff ist, sich zu trennen. Das geht oft unter Unredlichkeiten, Verlogenheiten und unter dem Mantel von Albernheiten, Zudringlichkeiten, Gereiztheiten oder Exaltiertheiten vor sich. (…) Der Akt der Entfremdung zwischen Krankem und den Angehörigen betrifft beide: Wenn der Sterbende sich anschickt, die Welt zu verlassen, sich nach innen zurückzuziehen, läßt er die Angehörigen, die ja ein gut Teil seiner Welt waren, allein. Die Angehörigen aber, zu deren Welt der Sterbende gehört, erfahren durch diesen Verlust die Welt als verändert, entfremdet." (Plügge, 1962, S. 120 f.).

Die Behandlung und Betreuung chronisch kranker und sterbender Patienten richtet an den Arzt Anforderungen, die über die körperliche Diagnostik und Therapie hinausgehen. Unter diesen Anforderungen sind auch Fähigkeiten in der psychologischen Gesprächsführung sowie in der Betreuung der pflegenden Angehörigen zu nennen.

Die psychologische Gesprächsführung ist wichtig, da sich schwere und zugleich lang andauernde Erkrankungen auf die psychische Situation des Patienten auswirken. Dies ist vor allem bei Krankheiten der Fall, die mit chronischen Schmerzen verbunden sind und die den Patienten in seiner Fähigkeit zur selbstständigen Lebensführung behindern.

Die Betreuung der Angehörigen – und dies heißt auch: die Integration eines familienpsychologischen Ansatzes in das Behandlungskonzept – ist wichtig, da die meisten chronisch kranken und sterbenden Menschen von Angehörigen unterstützt oder gepflegt werden. Auch wenn die Aussage zutrifft, nach der viele Menschen in Institutionen sterben – wie bereits in Kapitel 2 dargestellt wurde, sterben 70 bis 80 Prozent aller Menschen in Kliniken oder Einrichtungen der Altenhilfe –, darf nicht übersehen werden, dass die meisten Patienten lange von Angehörigen gepflegt werden und erst kurz vor dem Eintritt des Todes, wenn sich der körperliche und psychische Zustand deutlich verschlechtert, in ein Krankenhaus oder in ein Pflegeheim kommen. Die Unterstützung und Pflege chronisch kranker und sterbender Menschen geht häufig mit hohen physischen und psychischen Belastungen der Angehörigen einher, die aus diesem Grunde nicht selten ebenfalls auf fachliche Betreuung angewiesen sind.

In unserer Untersuchung wurden die Angehörigen zu den mit der Begleitung eines sterbenden Familienmitglieds verbundenen Anforderungen und Belastungen befragt (Kruse, 1994). Die nachfolgenden Ausführungen beziehen sich auf die Ergebnisse der Befragung von 37 Angehörigen. In Tabelle 5.1 sind die erlebten Anforderungen, in Tabelle 5.2 die erlebten Belastungen aufgeführt, die von den Angehörigen zum ersten, dritten und sechsten Messzeitpunkt berichtet wurden. Wir beschränken uns dabei auf die Nennung der vier wichtigsten Anforderungen und Belastungen (in Klammern ist die Anzahl der Angehörigen angegeben, die die jeweilige Anforderung und Belastung genannt haben).

Bei der Analyse der erlebten Anforderungen fällt zunächst auf, dass die persönliche Auseinandersetzung mit dem herannahenden Tod des Patienten von den meisten Angehörigen über den gesamten Zeitraum der Sterbebegleitung als zentrale Anforderung wahrgenommen wurde. Wir hatten erwartet, dass es den Angehörigen im Laufe der Zeit gelingen würde, den herannahenden Tod des Patienten zu akzeptieren. Doch machen die Befunde deutlich, dass die meisten Angehörigen auch nach längerer Auseinandersetzung den drohenden Tod des Patienten nicht annehmen konnten.

Die Sterbebegleitung ist nicht nur mit pflegerischen, sondern auch mit psychologischen Aufgaben verbunden, wie die von vielen Angehörigen genannte Anforderung „Versuche, die Ängste des Patienten vor dem Tod zu lindern", zeigt. Diese Anforderung wurde auch von Angehörigen geschildert, die ihr persönliches Verhältnis zum Patienten als gespannt und belastet beschrieben. Eine weitere Aufgabe bestand in der Motivierung des Patienten zur Befolgung ärztlicher Therapiemaßnahmen und zur Ausübung von Interessen.

Bei der Analyse der erlebten Belastungen fällt auf, dass diese nicht nur aus der aktuellen Situation, sondern ebenso aus der Antizipation der persönlichen Zukunft erwuchsen. Zum ersten Messzeitpunkt stand die Antizipation zunehmender Hilfsbedürftigkeit des Patienten im Vordergrund, beim dritten und sechsten Zeitpunkt die Antizipation von Einsamkeit nach dem Tod des Patienten. Daneben wurde das Verhalten des Patienten von vielen Angehörigen als Belastung erlebt. Phasen der Niedergeschlagenheit und des Rückzugs des Patienten sowie dessen Klagen wegen zunehmender Beschwerden und Schmerzen wurden als entscheidende Ursachen für diese Belastung genannt.

In den Befragungen der Angehörigen wurde auch die Bedeutung der ärztlichen Hilfe für die Bewältigung der genannten Anforderungen und Belastungen thematisiert. Die Angehörigen nannten sechs

Tab. 5.1: Von Angehörigen erlebte Anforderungen
bei der Sterbebegleitung (nach Kruse, 1994)

1. Erhebungszeitpunkt	3. Erhebungszeitpunkt	6. Erhebungszeitpunkt
Fertigwerden mit der Erkenntnis, dass der Patient an einer tödlichen Krankheit leidet (n = 36)	Fertigwerden mit der Erkenntnis, dass der Patient an einer tödlichen Krankheit leidet (n = 34)	Versuche, die Ängste des Patienten vor dem Tod zu lindern (n = 32)
Versuche, die Ängste des Patienten vor dem Tod zu lindern (n = 29)	Unterstützung des Patienten bei der Ausübung von Alltagsaktivitäten (n = 30)	Intensive Pflege des Patienten (n = 32)
Sich-Einstellen auf zunehmende Beschwerden des Patienten (n = 26)	Versuche, dem Patienten bei seinen Ängsten vor dem Tod beizustehen (n = 29)	Fertigwerden mit dem herannahenden Tod des Patienten (n = 32)
Motivieren des Patienten zur Befolgung ärztlicher Therapiemaßnahmen (n = 22)	Motivieren des Patienten zur Ausübung von Interessen (n = 21)	Motivieren von Angehörigen und Freunden, den Patienten zu besuchen (n = 24)

Tab. 5.2: Erlebte Belastungen der Angehörigen bei der Sterbebegleitung (nach Kruse, 1994)

1. Erhebungszeitpunkt	3. Erhebungszeitpunkt	6. Erhebungszeitpunkt
Antizipation wachsender Hilfsbedürftigkeit des Patienten (n = 33)	Bewusstwerdung des herannahenden Todes des Patienten (n = 34)	Erwartung des in kurzer Zeit eintretenden Todes des Patienten (n = 33)
Konfrontation mit einer infausten Diagnose des Patienten (n = 32)	Phasen der Niedergeschlagenheit und des Rückzugs des Patienten (n = 31)	Antizipation von Einsamkeit nach dem Tod des Patienten (n = 29)
Phasen der Niedergeschlagenheit und des Rückzugs des Patienten (n = 31)	Antizipation von Einsamkeit nach dem Tod des Patienten (n = 24)	Klagen des Patienten wegen zunehmender Beschwerden und Schmerzen (n = 24)
Gespräche mit dem Patienten über den herannahenden Tod (n = 24)	Hohe zeitliche Belastung durch die Unterstützung des Patienten (n = 22)	Zunehmender Rückzug und Depressionen des Patienten (n = 25)

Merkmale ärztlichen Handelns, die sie bei der Sterbebegleitung als Hilfe empfunden hatten:

1. *Offenheit und Wahrhaftigkeit des Arztes in der Kommunikation mit ihnen und mit dem Patienten*: Sie erwarteten, dass der Arzt sie und den Patienten über den weiteren Verlauf der Erkrankung und über mögliche Symptome aufklärt.

2. *Sicherheit des Arztes bei der Behandlung und in der Kommunikation*: Den Angehörigen war bewusst, dass die Behandlung eines sterbenden Patienten hohe ärztliche Kompetenz in Diagnostik und Therapie erfordert. Die Kontrolle der Schmerzen sowie der fachlich fundierte und einfühlsame Umgang mit psychischen Veränderungen des Patienten wurden von den Angehörigen als höchste Anforderungen an den Arzt beschrieben. Sie erwarteten, dass der Arzt die notwendige Kompetenz und Erfahrung im Hinblick auf die Behandlung sterbender Patienten besitzt.

3. *Erreichbarkeit des Arztes*: Vor allem in den letzten Tagen vor Eintritt des Todes legten die Angehörigen großen Wert darauf, den Hausarzt zu erreichen. Die Erreichbarkeit des Arztes gab ihnen Sicherheit, dass der Patient auch in den letzten Tagen vor dem Tod nicht an unnötigen Schmerzen leiden müsse.

4. *Offenheit des Arztes für die Anliegen der Angehörigen*: Die Angehörigen betonten, dass auch sie auf ärztliche Unterstützung angewiesen seien. Die hohen psychischen Anforderungen, die mit der Begleitung eines sterbenden Familienmitglieds verbunden sind, führen häufig zu Spannungs- und Erschöpfungszuständen, verbunden mit vegetativen oder psychosomatischen Symptomen. Gespräche mit dem Arzt über die eigene psychische Situation wurden als Hilfe im Umgang mit diesen Zuständen und Symptomen wahrgenommen.

5. *Aufklärung durch den Arzt über die von ihm eingesetzten oder geplanten Therapiemaßnahmen*: Die Angehörigen äußerten das Bedürfnis, über therapeutische Maßnahmen aufgeklärt zu werden. Von dieser Aufklärung erwarteten sie Hilfen für das Verständnis der veränderten Reaktionen des Patienten.

6. *Beratung durch den Arzt hinsichtlich notwendiger Pflegehandlungen und hinsichtlich des Verhaltens gegenüber dem Patienten.*

Wenn es Ärzten gelingt, neben der fachlich fundierten Therapie sterbender Patienten eine medizinisch wie psychologisch ansprechende Begleitung der Angehörigen zu leisten, so verwirklichen sie wichtige Zielsetzungen, die auch im Zusammenhang mit der Betreuung in

Hospizen genannt werden (Saunders & Baines, 1991; Student, 1999). Die hausärztliche Behandlung bildet in diesen Fällen eine wichtige Alternative oder Ergänzung zur Sterbebegleitung in Hospizen.

5.6   Zusammenfassung und Kontrollfragen

Jeder Versuch einer allgemeinen Charakterisierung der psychischen Situation Schwerkranker und Sterbender muss dem Prozesscharakter der Belastungsverarbeitung gerecht werden. Das von Kübler-Ross auf der Grundlage umfangreicher Erfahrungen in der Begleitung Sterbender entwickelte Phasenmodell ist ohne Frage von hohem heuristischen Wert, es vernachlässigt aber die – nicht zuletzt auch von Kübler-Ross selbst betonte – Individualität der Auseinandersetzung mit Sterben und Tod. Für ärztliches, pflegerisches und seelsorgerisches Handeln ist die Kenntnis möglicher biographischer und sozialer Einflussfaktoren der Belastungsverarbeitung ebenso unverzichtbar wie die Reflexion sozialer Interaktionsprozesse, die nicht zuletzt auch Ängste und Abwehrmechanismen nahestehender Personen widerspiegeln. Inwieweit Patienten und Angehörige in der Lage sind, aus der Erkrankung resultierende Belastungen zu verarbeiten, hängt nicht zuletzt von der Fähigkeit und Bereitschaft des Arztes ab, instrumentelle und emotionale Unterstützung zu leisten. Entsprechend ist in der hausärztlichen Behandlung eine wichtige Alternative oder Ergänzung zur Sterbebegleitung in Hospizen zu sehen.

Fünf Kontrollfragen zu Kapitel 5

1. Erläutern Sie das von Kübler-Ross vorgeschlagene Phasenmodell und seine Bedeutung für das Verständnis des Sterbeprozesses.
2. Welchen Beitrag leisten psychodynamische Theorien zum Verständnis des Prozesses der Auseinandersetzung mit Sterben und Tod?
3. Diskutieren Sie die von Horowitz und Filipp vorgeschlagenen Prozessmodelle der Belastungsverarbeitung.
4. Erläutern Sie Thomaes Konzept der kognitiven Umstrukturierung.
5. Erläutern Sie die vier von Glaser und Strauss differenzierten Bewusstseinskontexte der Auseinandersetzung mit Sterben und Tod.

Weiterführende Literatur

Filipp, S.-H. (1992). Could it be worse? The diagnosis of cancer as a prototype of traumatic life events. In L. Montada, S.-H. Filipp & M.J. Lerner (Hrsg.), *Life crises and experiences of loss in adulthood* (S. 23–56). Hillsdale, NJ: Lawrence Erlbaum.

Glaser, B. J. & Strauss, A. L. (1965). *Awareness of Dying*. Chicago: Aldine.

Kruse, A. (1995). Die psychosoziale Situation Schwerstkranker und Sterbender sowie ihrer Angehörigen. In A. Keseberg & H.-H. Schrömbgens (Hrsg.), *Hausärztliche Betreuung des Schwerkranken und Sterbenden* (S. 20–43). Stuttgart: Hippokrates.

Kübler-Ross, E. (1969). *On death and dying*. New York: Macmillan (dt. 1971: Interviews mit Sterbenden).

6 Religiöse und spirituelle Bedürfnisse schwerkranker und sterbender Menschen

Die Erörterung der Lebenssituation des Menschen in seinem letzten Lebensjahr darf spirituelle und religiöse Fragen nicht ausschließen. Denn gerade unter dem Eindruck einer schweren Erkrankung werden Sinnfragen angestoßen, die schließlich in eine spirituell oder religiös geführte Auseinandersetzung mit Lebensfragen münden können. In den letzten Jahren häufen sich Veröffentlichungen zur Spiritualität und Religiosität (vor allem im US-amerikanischen Raum), in denen auch auf das – oft nicht erkannte – Bedürfnis vieler kranker und sterbender Menschen nach spiritueller und religiöser Ansprache eingegangen und die Notwendigkeit der Erfassung dieses Bedürfnisses im Kontext einer umfassenden Diagnostik aufgezeigt wird. Das folgende Kapitel möchte an das Thema der Spiritualität und Religiosität heranführen und dafür sensibilisieren, dass von kranken und sterbenden Menschen vielfach Signale ausgehen, die auf deren Wunsch nach spiritueller und religiöser Ansprache deuten.

6.1 Die Kommunikation religiöser und spiritueller Erfahrungen

Die Behandlung von Fragen der Religiosität und Spiritualität im Alter soll mit einem von Thomas von Aquin (1225–1274) verfassten Hymnus sowie mit einer von Meister Eckhart (1260–1327) verfassten Ansprache an die Gemeinde der Gläubigen eingeleitet werden. Dies geschieht, weil in beiden Dokumenten die Unaussprechlichkeit Gottes zum Ausdruck kommt. Diese Unaussprechlichkeit lässt den gläubigen Menschen nicht an der Existenz Gottes zweifeln. Sie verweist ihn vielmehr darauf, dass Gott den Grund und Ursprung seiner eigenen Existenz bildet, dass seine Existenz von Gott ausgeht und in ihm aufgeht. Die Kommunikation dieser Erfahrung – sowohl der Unaussprechlichkeit Gottes als auch der Erfahrung des göttlichen Grundes der eigenen Existenz – bildet ein bedeutendes Merkmal der *communicatio in communione*, das heißt der Mitteilung in einer Gemeinde von Menschen, für die der Glaube gleichfalls ein zentrales Lebensthema bildet. Damit wird zugleich zum Ausdruck gebracht, dass Gespräche über den Glauben sowie über Religiosität und Spiritualität nur dann ertragreich sind, wenn sie die thematische Struktur des Individuums berühren und dabei den Blick auf dessen religiöse oder spirituelle Praxis richten. Im fünften Kapitel: „Die psychische Situation Schwerkranker und Sterbender" wurde auf Veröffentlichungen von Elisabeth Kübler-Ross sowie von Paul Sporken eingegangen, in denen das Erleben der eigenen Endlichkeit bei sterbenden Menschen anhand von ausführlichen Fallbeispielen dargestellt wird. Diese Veröffentlichungen geben auch wertvollen Einblick in die Art und Weise, wie Gespräche mit Menschen geführt werden können, für die Religiosität oder Spiritualität ein wichtiges Lebensthema darstellt und die auch den Dialog über dieses Thema suchen. Dabei zeigen die Gespräche, dass sich Patienten nur dann in einer fruchtbaren Weise mit religiösen oder spirituellen Fragen auseinandersetzen können, wenn der Begleitende (sei es ein Seelsorger, sei es ein Angehöriger eines Heilberufs) offen ist für jene Erfahrungen, die der Patient in der religiösen oder spirituellen Praxis gewinnt.

Adoro Te

Ich bete an und beuge,
Gottheit, mich vor Dir:
Du, der Tiefgeheime,
Bist in Zeichen hier.
All mein Wesen neigt sich,
Gibt sich ganz dahin,
Weil ich, Dich betrachtend,
Nichts als Armut bin.

Thomas von Aquin (1225–1274)

Predigt 53

Wenn ich predige,
pflege ich zu sprechen:
von Abgeschiedenheit
und dass der Mensch seiner selbst
und aller Dinge ledig werde.
Zum zweiten von Wiedergeburt
in das einfaltige Gut,
das Gott ist.
Zum dritten vom hohen Adel,
den Gott in die Seele gelegt.
Zum vierten von Lauterkeit

der göttlichen Natur:
wie rein und durchsichtig sie ist,
das ist unaussagbar.

Meister Eckhart (1260–1327)

Der von Thomas von Aquin verfasste Hymnus „Adoro Te" (Ich bete
Dich an) zentriert sich um die Erfahrung des „verhüllten Gottes"
(latens Deitas). Den Ausgangspunkt seiner in der „summa theo-
logica" (Thomas von Aquin, 1985) vorgenommenen Untersuchung
bildet die Aussage, dass die göttliche Vorsehung vom Menschen nicht
wirklich erkannt werden könne: „Der Mensch hat von Gott seine
Ordnung auf einen Endzweck hin, der die Fassenskraft der Vernunft
übersteigt." Er hebt hervor, dass der Mensch zwar wisse, dass Gott
sei, dass er aber nicht angeben könne, *was* Gott sei: „So ist es, daß
wir von Ihm wissen, daß Er ist, obgleich Er uns unbekannt ist nach
der Frage, was Er ist." Die Erkundung Gottes, so Thomas, sei somit
nicht allein auf der Grundlage der menschlichen Vernunft möglich,
sondern bedürfe auch des Unterrichts durch die göttliche Offenbarung: „Damit also das Heil den Menschen allgemeiner und unbe-
zweifelbarer sich erbiete, war es notwendig, daß sie über die göttlichen Dinge durch göttliche Offenbarung unterwiesen wurden."

Folgen wir dem Hymnus „Adoro Te", so wird uns *ein* Weg gewie-
sen, durch den wir an der göttlichen Offenbarung teilhaben können:
jener der Betrachtung. Der Begriff der Betrachtung lässt sich nach
unserem Verständnis im Sinne des „Einwirkens auf den Menschen
durch dessen Nachsinnen" auslegen. Hier finden wir eine Entsprechung in den beiden lateinischen Wörtern *meditatio* (das Nachdenken, die Übung, die Vorbereitung) und *meditor* (nachsinnen, über-
denken, sich vorbereiten, einüben).

Meister Eckhart als Schöpfer der deutschen Mystik wurde bereits
im vierten Kapitel: „Die Vorbereitung des Menschen auf den Tod"
genannt; einige Aussagen seiner Mystik wurden dort angeführt.
Meister Eckhart ist in den begrifflichen Grundzügen seiner Predigten in hohem Maße von dem Lehrer seines Ordens – also Thomas
von Aquin – beeinflusst. Seine Predigten (Eckhart von Hohenheim
1986) zentrieren sich zunächst um die Aussage, dass die Gottheit, als
Urgrund aller Dinge, über Sein und Erkenntnis hinausgeht. Sie wird
als „Übervernunft", als „Übersein" verstanden. Gott schafft alles
und ist alles – damit ist auch die menschliche Seele in ihrer innersten
Natur göttlichen Wesens. Zu diesem Innersten, nämlich dem „*Fun-
ken*" (ein von Meister Eckhart verwandter Begriff) kann der Mensch
nur im Prozess des „Abscheidens" (nämlich der Vielheit, der

Materialität) vordringen, der auch im Sinne der Herausbildung des geistigen Wesens der Person zu verstehen ist. Dies ist gemeint, wenn Meister Eckhart in seiner 53. Predigt von der „Abgeschiedenheit", von dem „Ledig-Werden", von der „Wiedergeburt in das einfaltige Gut", vom „hohen Adel, den Gott in die Seele gelegt" und von der „Reinheit und Durchsichtigkeit der göttlichen Natur" spricht und zugleich betont, dass diese Reinheit und Durchsichtigkeit „unaussagbar" seien.

Diese beiden Dokumente, deren thematischen Kern die Unaussprechlichkeit Gottes bildet, stehen zwar in der Tradition des christlichen Glaubens. Doch beschränkt sich deren Gehalt nicht auf die Erfahrungswelt des christlichen Glaubens. Vielmehr besitzen sie Gültigkeit für alle religiösen und spirituellen Erfahrungen, die auf den erlebten Grund und Ursprung der eigenen Existenz verweisen. Bei der Schilderung solcher Erfahrungen – sei es im Interview oder sei es im therapeutischen Prozess – wird die Individualität des menschlichen Erlebens und des verbalen Ausdrucks offenbar (Kruse, 1992a; Ritschl, 2004; Ritschl & Jones, 1976). Begegnet man dieser Individualität des Erlebens und des verbalen Ausdrucks mit einem Kategoriensystem, in dem sich eher allgemein gehaltene Vorstellungen von Religiosität und Spiritualität widerspiegeln, so kann man die individuelle Praxis der Religiosität und Spiritualität nicht adäquat abbilden, weil man im Kern nicht mit dem Individuum über diese Erfahrungen kommunizieren kann. Auch im Hinblick auf die wissenschaftliche Analyse der Formen von Religiosität und Spiritualität ist die von Hans Thomae (1968) getroffene Aussage wichtig, wonach eine Psychologie der Persönlichkeit auf die Entwicklung einer Theorie der Individualität zielen müsse. Damit ist gemeint, dass eine solche Theorie zum einen die Grundlagen der Individualität menschlichen Erlebens und Verhaltens, zum anderen die Grundlagen der individuellen Formen verbalen und nonverbalen Ausdrucks beschreiben muss. Erst wenn dies erreicht ist, kann ein Kategoriensystem für die wissenschaftliche Analyse entwickelt werden, das ausreichend differenziert ist, um individuelles Erleben und individuellen Ausdruck abbilden zu können (idiographische Orientierung), das aber gleichzeitig eine Grundlage für den interindividuellen Vergleich und damit für die Erarbeitung allgemein gültiger Aussagen darstellt (nomothetische Orientierung).

6.2   „Das Werden zu sich selbst" in der Auseinandersetzung mit religiösen und spirituellen Erfahrungen

Ein weiteres literarisches Dokument sei hier angeführt, diesmal mit dem Ziel, das Werden zu sich selbst in der Auseinandersetzung mit religiösen und spirituellen Erfahrungen zu veranschaulichen. Die Themen „Religiosität" und „Spiritualität" werden in der Forschung viel zu selten unter dem Gesichtspunkt betrachtet, inwieweit sie Entwicklungsprozesse im Menschen anzustoßen vermögen; der Blick ist eher auf die Frage gerichtet, *ob* sich Menschen als religiös oder spirituell einschätzen bzw. von *welchen Glaubensinhalten* deren Religiosität oder Spiritualität bestimmt ist. Dabei kommt der Frage, welche Entwicklungsprozesse religiöse oder spirituelle Erfahrungen anzustoßen vermögen, für das psychologische Verständnis von Religiosität und Spiritualität im Grunde eine noch größere Bedeutung zu (Sperling, 2004; Sulmasy, 2002).

Bei dem im Folgenden aufgeführten Dokument handelt es sich um einen von Francesco Petrarca (1304–1374) verfassten Brief, den dieser im Jahre 1336 nach Besteigung des Mont Ventoux an den Augustinermönch Francesco Dionigi gerichtet hat. Petrarca – jener Dichter, Philosoph und Theologe, der die Renaissance eingeleitet hat – versteht das Schreiben von Briefen als eine bedeutende Möglichkeit zur Mitteilung von Erlebnissen, zu deren Reflexion und damit zur Reflexion des Selbst. Diese Briefe begleiten ihn vom frühen Erwachsenenalter bis in das hohe Alter; noch in seinem Todesjahr verfasst er einen Brief, in dem er auf weite Abschnitte seiner Biographie zurückblickt. Von besonderer Bedeutung für das Verständnis seiner seelischen (und hier vor allem seiner religiösen) Entwicklung ist jener Brief, in dem er seine Erlebnisse bei der Besteigung des Mont Ventoux in Südfrankreich beschreibt (Petrarca, 1995).

Bevor auf dieses Dokument eingegangen wird, sei kurz dargestellt, warum dieses für unsere Argumentation so bedeutsam ist. Zunächst wird in diesem Brief ein psychischer Prozess erkennbar, der im Sinne einer Aktualgenese (also des Entstehens der Wahrnehmung und Auffassung einer prägnanten Gestalt aus anfänglich diffusen Eindrücken) gedeutet werden kann: In einem kurzen Zeitraum („Augenblick") entwickelt sich eine neue Einsicht, eine neue Lebensperspektive. Dieser Entwicklungsprozess wird höchst detailliert beschrieben. Sodann zeigt dieser Brief, dass diese Aktualgenese an eine bestimmte Voraussetzung gebunden ist: nämlich an die Offenheit des Menschen für neue Erfahrungen und Einsichten (Csikszentmihalyi, 1985; Thomae, 1968). Und drittens macht dieser Brief deutlich, dass eine neue Einsicht, eine neue Lebensperspektive den

weiteren Lebensweg tiefgreifend beeinflussen und strukturieren kann.
Diese drei Aspekte sollten beachtet werden, wenn es um die Frage
geht, welche Bedeutung religiöse oder spirituelle Erfahrungen für
das Individuum haben können.

In dem genannten Brief stellt Petrarca zunächst die Schönheit der
Natur dar, die ihm beim Aufstieg auf den Mont Ventoux aufs Neue
bewusst geworden sei. Zugleich hebt er hervor, dass sich Menschen
zu wenig der Tatsache bewusst seien, dass ihre eigenen Erlebnisse
zum einen auf „die Seele" einwirken und Entwicklungen in dieser
anstoßen könnten, dass die Erlebnisse zum anderen durch Prozesse
in der Seele mit bedingt seien, durch diese erst ermöglicht würden.

„Was du heute so oft bei der Besteigung dieses Berges erfahren
hast, wisse, dass dies dir und vielen widerfährt, die das selige Leben
zu gewinnen suchen. Aber es wird deswegen nicht leicht von den
Menschen richtig gewogen, weil die Bewegungen des Körpers offen-
sichtlich sind, die der Seele jedoch unsichtbar und verborgen."
(Petrarca, 1995, Absatz 12, S. 13).

In einem weiteren Schritt schildert Petrarca den Übergang von der
„Betrachtung des Raumes zur Betrachtung der Zeit", wobei die Betrachtung der Zeit sowohl die Reflektion der persönlichen Vergangenheit als auch die Reflektion der persönlichen Zukunft einschließt.

„Ich sagte zu mir selbst: ‚Heute erfüllt sich das zehnte Jahr, seit du
nach Abschluß der jugendlichen Studien Bologna verlassen hast, und
wie viele und wie große Änderungen deiner Sitten hat doch die Zwi-
schenzeit gesehen. (…) Dabei übergehe ich, was noch nicht endgültig ist. Denn noch bin ich nicht im Hafen, daß ich sorglos mich vergangener Stürme erinnern dürfte. Die Zeit wird vielleicht einmal
kommen, da ich in derselben Abfolge, in der es sich abspielte, alles
schildern kann. (…) Meiner harren allerdings viele noch ungelöste
und bedrückende Aufgaben.' So durchging ich in Gedanken das voll-
endete Jahrzehnt." (Petrarca, 1995, Absatz 19-22, S. 19f.).

Den Kern dieses Briefes bildet nun die innere Auseinandersetzung
mit den von Augustinus (354–430) verfassten „Bekenntnissen"
(Confessiones). Petrarca beschreibt, wie er das zehnte Buch der
Confessiones aufschlägt und darin auf folgende Aussage stößt:

„Und es gehen die Menschen hin, zu bewundern die Höhen der
Berge und die gewaltigen Fluten des Meeres und das Fließen der
breitesten Ströme und des Ozeans Umlauf und die Kreisbahnen der
Gestirne – und verlassen dabei sich selbst." (Augustinus, 1989, X,
Absatz 15, S. 261).

Wie antwortet Petrarca auf diese Aussage? „Ich hätte lernen müssen, daß nichts bewundernswert ist außer der Seele. Im Vergleich zu
ihrer Größe ist nichts groß. Dann aber wandte ich, zufrieden, vom
Berg genug gesehen zu haben, die inneren Augen auf mich selbst,

und von jener Stunde an konnte keiner mich reden hören, bis wir ganz unten angelangt waren; jenes Wort hatte mir genügend stumme Beschäftigung gebracht." (Petrarca, 1995, Absatz 29, S. 25).

Er habe darüber nachgedacht, „wie groß bei den Menschen der Mangel an Einsicht sei, so daß sie sich unter Vernachlässigung des edelsten Teils ihres Selbst in vielerlei Dingen verzetteln, sich durch nichtige Schauspiele abhanden kommen und außerhalb suchen, was drinnen zu finden gewesen wäre." (Petrarca, 1995, Absatz 32, S. 27).

Der in diesem Brief beschriebene Entwicklungsprozess kann auch im Sinne des „Werdens zu sich selbst" (Rentsch, 1995; Rentsch & Birkenstock, 2004; siehe auch Kruse, 1995c, 2004) charakterisiert werden. Petrarca gibt zu erkennen, dass die Einsicht, die er gewonnen hat, nicht im Sinne einer von vielen Einsichten gedeutet werden darf, die der Mensch im Lebenslauf gewinnt. Vielmehr handelt es sich hier um eine grundlegende Einsicht, vor deren Hintergrund das eigene Leben in einer ganz neuen Weise interpretiert wird. Erst diese Einsicht trägt dazu bei, dass das eigene Leben als „stimmig" erlebt wird – wobei das Erleben der Stimmigkeit auch als „Sinnerleben" umschrieben werden kann (Kruse, 2005a; Thomae, 1968).

6.3   Zur Bedeutung von Religiosität und Spiritualität im Prozess des Sterbens

Bislang wurde nicht ausdrücklich zwischen Religiosität und Spiritualität unterschieden – vielmehr wurden Gemeinsamkeiten zwischen diesen beiden grundlegenden Orientierungen angenommen. Im Folgenden wird zwischen Religiosität und Spiritualität differenziert.

Die Definition von Religiosität setzt an dem Begriff Religion an. Religion (lateinisch: *religio* = Rückbindung) beschreibt die Rückbindung des Menschen an eine göttliche Instanz. Oder differenzierter ausgedrückt: Sie beschreibt ein System von Überzeugungen, Praktiken und sprachlichen Symbolen in einer Gemeinschaft, die von einem transzendentalen Selbst- und Weltverständnis ausgeht und dabei Transzendenz im Sinne des Göttlichen deutet. Dabei lässt sich der Begriff der Religion auf sehr verschiedenartige Glaubenskodizes anwenden: Entscheidend ist der Glaube an Transzendenz, und zwar im Sinne des Göttlichen. Religiosität beschreibt die Identifikation des Menschen mit einem Glaubenssystem, für das Transzendenz und Existenz des Göttlichen konstitutiv sind. Eine gelungene Umschreibung der Religiosität findet sich bei Teilhard de Chardin (1961). Dieser hebt hervor, dass sich um das „interne Milieu" – mit dem die seelisch-geistige Dimension des Menschen angesprochen ist – das

„göttliche Milieu" legt. Lehnen wir uns an die Terminologie von Karl Rahner (1963, 1976) an, so können wir feststellen: Das göttliche Milieu offenbart sich uns vor allem in „Chiffren der Transzendenz", das heißt, das Göttliche erfahren wir in ganz spezifischen Situationen – wobei eine Voraussetzung für diese Erfahrung die Offenheit des Menschen für derartige Erfahrungen darstellt, wie dies bereits im thematischen Kontext des von Petrarca verfassten Briefes hervorgehoben wurde.

Spiritualität lässt sich definieren als transzendentales Selbst- und Weltverständnis ohne die ausdrückliche Bezugnahme auf eine göttliche Instanz. Die Suche des Menschen nach einer letzten Antwort auf zentrale Fragen seines Lebens – Beispiel: „Woher komme ich, wohin gehe ich, was ist der Grund, der Ursprung meines Seins?" – deutet auf spirituelles Fragen hin.

Die Bedeutung des transzendentalen Selbst- und Weltverständnisses für den Prozess der Gesundung nach Auftreten einer schweren Krankheit wird von Sulmasy (2002) in einem theoretisch-konzeptuellen Beitrag zum Wesen der Krankheit thematisiert. Seinem Verständnis zufolge ist Krankheit nicht einfach mit Schädigungen des Organismus und daraus hervorgehenden Symptomen und Funktionseinschränkungen gleichzusetzen. Vielmehr ist Krankheit im Sinne von *gestörten Beziehungen innerhalb und außerhalb der Person* zu verstehen. Dabei differenziert Sulmasy zwischen vier verschiedenen Beziehungen – nämlich jenen zwischen

1. verschiedenen Organsystemen,
2. Seele/Geist und Körper,
3. Individuum und Umwelt sowie
4. Individuum und Transzendenz.

Vor dem Hintergrund dieser Differenzierung zwischen verschiedenen Beziehungsformen beschreibt der Prozess der „Heilung" die Wiederherstellung von Beziehungen, wobei in Bezug auf die beiden letztgenannten Beziehungsformen nur dann von Wiederherstellung gesprochen werden kann, wenn der Patient diese als persönlich bedeutsam und sinnstiftend erfährt. Sulmasy hebt hervor, dass sich Heilung somit nicht allein auf die Aufhebung oder Linderung organischer Störungen beschränkt. Ein holistischer Heilungsansatz schließt auch die Konzentration auf mögliche Störungen zwischen Seele/Geist einerseits und dem Körper andererseits („Ich fühle mich in meinem Körper fremd", „Ich fühle mich als Gefangener meines Körpers"), zwischen Individuum und Umwelt („Ich kann mich in der gegebenen räumlichen Umwelt nicht mehr selbstständig bewegen", „Ich fühle mich meinen Familienangehörigen gegenüber unterlegen") sowie zwischen Individuum und Transzendenz („Ich finde nichts mehr, was mein Leben trägt", „Mein Glauben droht mir abhanden zu kommen") ein.

Es sei schließlich kurz auf den Unterschied zwischen „intrinsischer Religiosität" und „extrinsischer Religiosität" eingegangen. Die Grundlage für diese Differenzierung bildet die Motivation. Im Falle der intrinsischen Religiosität werden religiöse Akte um ihrer selbst willen ausgeübt, in ihnen erlebt das Individuum einen tiefen Lebenssinn. Im Falle der extrinsischen Religiosität hingegen werden religiöse Akte primär aufgrund eines als verbindlich betrachteten Normenkodexes ausgeübt. Empirische Befunde deuten auf unterschiedliche Zusammenhänge zwischen intrinsischer und extrinsischer Religiosität einerseits und psychischer Gesundheit bei sterbenden Menschen andererseits hin (siehe dazu vor allem Nelson et al., 2002). Es wurden in dieser Grenzsituation keine konsistenten Unterschiede zwischen intrinsisch religiösen und nicht religiösen Menschen im Ausprägungsgrad depressiver Störungen ermittelt. Jedoch fanden sich signifikante Unterschiede zwischen extrinsisch religiösen Menschen einerseits und intrinsisch religiösen sowie nicht religiösen Menschen andererseits. Bei ersteren waren die Werte in den Depressionsskalen höher. Zudem war bei einigen Patienten mit extrinsischer Religiosität die Tendenz erkennbar, die Religion als eine Quelle für Belastungen zu deuten, die vor allem durch die Angst vor einem „strafenden Gott" hervorgerufen wird. Bei sterbenden Menschen mit intrinsischer Motivation ließ sich hingegen diese Deutung nicht finden. Auch in unserer eigenen Studie zur Sterbebegleitung (siehe Kapitel 5) erkannten wir bei Menschen, bei denen die Religiosität intrinsisch motiviert war, Vertrauen in die göttliche Instanz, hingegen keine Angst vor einem strafenden Gott (Kruse, 1995a, 1995b).

In einzelnen Arbeiten werden religiöse und spirituelle Bedürfnisse zwar von ihrer inhaltlichen Akzentuierung her differenziert – und zwar in dem hier explizierten Sinne –, doch wird bei der Darstellung von Untersuchungsergebnissen nicht mehr explizit zwischen „Religiosität" und „Spiritualität" unterschieden; es wird vielmehr von „religiösen und spirituellen" Menschen gesprochen (zum Beispiel: Koenig, 2002). Dies geschieht aus der Erkenntnis heraus, dass Religiosität und Spiritualität in einem zentralen Aspekt Übereinstimmung aufweisen: Die eigene Existenz wird als Teil eines umfassenden Ganzen verstanden, auf das sich das Individuum in der Deutung seiner Existenz bezieht.

Dabei wird die große Bedeutung religiöser oder spiritueller Bedürfnisse vor allem bei schwerer Erkrankung und im Prozess des Sterbens hervorgehoben (Kayser-Jones, 2002). Doch auch bei nicht lebensbedrohlich erkrankten Menschen sind vielfach religiöse oder spirituelle Bedürfnisse erkennbar: In einer Studie, an der Patienten einer chirurgischen Klinik teilgenommen haben, wurde ermittelt, dass bei 76 Prozent drei und mehr religiöse oder spirituelle Bedürfnisse bestanden (Fitchett et al., 1997). In einer weiteren Studie äußerten 90 Prozent der Patienten einer internistischen Klinik, dass ihnen ihr Glaube helfe, die eingetretene Erkrankung psychisch zu verarbeiten (Koenig, 1998). Eine zentrale Aufgabe der Begleitung kranker Menschen ist vor dem Hintergrund dieser Befunde auch darin zu sehen, religiöse oder spirituelle Bedürfnisse dieser Menschen zu erfassen und auf diese differenziert zu antworten. Allerdings deuten empirische Studien darauf hin, dass sich die meisten Mitglieder des medizinischen, pflegerischen und sozialen Teams auf diese Aufgabe nicht ausreichend vorbereitet fühlen und sie aus diesem Grunde vielfach Seelsorgern übertragen (Cuilford, 2002).

Fragen wir schließlich: Welche Bereiche sollten bei der *Erfassung* von Religiosität und Spiritualität berücksichtigt werden? Hierzu liegen mehrere Arbeiten vor, von denen drei kurz genannt werden sollen.

(1.) Sulmasy (2002) nennt die folgenden vier Bereiche: 1. Religiosität im Sinne der Intensität des Glaubens und des Gebets sowie der Differenzierung zwischen intrinsischer und extrinsischer Religiosität. 2. Religiöse/Spirituelle Formen der Verarbeitung von Belastungen, und zwar im Sinne der Suche nach religiösen oder spirituellen Antworten sowie nach Quellen religiöser oder spiritueller Vertiefung. 3. Religiöses/Spirituelles Wohlbefinden. 4. Religiöse/Spirituelle Bedürfnisse, z.B. nach spezifischen Formen des Gebets und der Meditation sowie nach Gesprächen mit religiösem oder spirituellem Inhalt.

(2.) In einer Studie von Hays et al. (2001) wurde eine Skala zur Erfassung der persönlichen Religiositätsgeschichte entwickelt, die sich aus vier Dimensionen zusammensetzt:

1. Die im Lebenslauf erfahrene Hilfe Gottes,

2. die Bedeutung der Religiosität in der Familiengeschichte,

3. die im Lebenslauf erfahrene Unterstützung durch den Glauben sowie

4. die durch Religiosität erfahrenen Nachteile.

(3.) In einer Untersuchung von Idler et al. (2003) werden elf Bereiche von Religiosität/Spiritualität unterschieden, die zudem auf mögliche Zusammenhänge mit Gesundheit hin untersucht werden: 1. Religionszugehörigkeit, 2. eine religiöse/spirituelle Erfahrung im Lebenslauf, die Veränderungen im persönlichen Leben angestoßen hat, 3. religiöse/spirituelle Praktiken im Sinne der Teilnahme an Veranstaltungen der Gemeinde, 4. private religiöse/spirituelle Praktiken, 5. Unterstützung durch Religiosität/Spiritualität, 6. Religiosität/Spiritualität als eine Form der Verarbeitung von Belastungen, 7. Überzeugungen und Werte, 8. erlebte Mit-verantwortung für die Gemeinde, 9. Formen und Intensitätsgrade religiöser/spiritueller Erfahrungen, 10. Vergebung (Verstanden im dreifachen Sinne: Ich vergebe mir selbst. Ich vergebe anderen. Ich weiß, dass mir Gott vergibt.), 11. Religiosität/Spiritualität als Teil des Selbstkonzepts.

6.4 Konfessionszugehörigkeit und Glaubensinhalte im Erwachsenenalter

Gehen wir nun der Frage nach, welcher Konfession ältere Menschen angehören, wobei diese Frage gesondert für die einzelnen deutsch-sprachigen Länder beantwortet werden soll.

Tabelle 6.1 fasst Ergebnisse zusammen, die in der Allgemeinen Bevölkerungsumfrage der Sozialwissenschaften (ALLBUS) für die *Bundesrepublik Deutschland* gewonnen wurden (Zentralarchiv für Empirische Sozialforschung, 2002). Aus diesen Ergebnissen gehen die sehr großen Unterschiede zwischen den alten und den neuen Bundesländern in Bezug auf die Konfessionszugehörigkeit hervor. Während in den alten Bundesländern aus der Altersgruppe der 60- bis 74-Jährigen nur 9.5 Prozent und aus der Altersgruppe der 75-Jährigen und Älteren nur 7.7 Prozent keiner Konfession angehören, belaufen sich die entsprechenden Anteile in den neuen Bundeslän-dern auf 44.8 Prozent bzw. auf 22 Prozent. Zudem fällt auf, dass in den neuen Bundesländern die Zugehörigkeit zur katholischen Kon-fession in der Altersgruppe der 60- bis 74-Jährigen mit 8.8 Prozent und in der Altersgruppe der 75-Jährigen und Älteren mit 10 Prozent nur selten vertreten ist. In Bezug auf die Häufigkeit des Kirchgangs fällt auf, dass in den alten Bundesländern ein nicht geringer Anteil der 75-Jährigen und Älteren regelmäßig in die Kirche geht (24.7 Pro-zent einmal oder mehrmals wöchentlich), während dieser Anteil in den neuen Bundesländern mit 4.1 Prozent sehr gering ausfällt. Gro-ße Altersunterschiede (die vor allem im Sinne von Kohortenunter-schieden zu deuten sind) finden sich im Ausprägungsgrad der selbst attribuierten Religiosität: In den alten Bundesländern schätzen sich von den 18- bis 59-Jährigen 36.4 Prozent als nicht oder nur als wenig religiös ein, hingegen nur 15.8 Prozent der 60- bis 74-Jährigen und 20.5 Prozent der 75-Jährigen und Älteren. Auch in den neuen Bun-desländern lassen sich große Unterschiede zwischen den Altersgrup-pen beobachten, allerdings auf einem ganz anderen Niveau.

Tab. 6.1: Konfessionszugehörigkeit, Kirchgang und Religiosität in der
Bevölkerung der Bundesrepublik Deutschland, differenziert nach
verschiedenen Altersgruppen, Angaben in Prozent
(nach: Zentralarchiv für Empirische Sozialforschung, 2002)

	West			Ost		
	18–59	**60–74**	**75+**	**18–59**	**60–74**	**75+**
Konfessionen	N=1405	N=400	N=117	N=652	N=181	N=50
römisch-katholisch	38,6	42	41	5,7	8,8	10
evangelisch	36,2	44,5	49,6	20,9	45,3	66
evangelisch freikirchlich	1,5	1,5	0,9	0,9	0,6	0
andere christliche	2,2	1,8	0	1,2	0,6	0
andere nichtchristliche	4,1	0,8	0,9	0,3	0	2
keine	17,4	9,5	7,7	71	44,8	22
Kirchgang	N=1411	N=403	N=117	N=655	N=181	N=49
über 1x die Woche	2,3	5,5	6,8	0,5	1,1	0
1x pro Woche	6,7	13,4	17,9	2,7	2,8	4,1
1–3 x pro Monat	9,9	18,6	12	2,3	8,3	8,2
mehrmals im Jahr	20,1	20,3	15,4	9	13,3	14,3
seltener	34,7	25,1	18,8	27,9	27,6	22,4
nie	26,4	17,1	29,1	57,6	47	51
Religiosität*	N=1405	N=399	N=117	N=650	N=181	N=48
1–3	36,4	15,8	20,5	62,6	43,1	33,3
4–7	45,3	45,9	35,1	28,5	36,5	43,8
8–10	18,3	38,3	44,4	8,9	20,4	22,9

*1=nicht religiös, 10=sehr religiös

In Tabelle 6.2 finden sich Angaben darüber, wie häufig in den einzelnen Altersgruppen der Glaube an die Hölle, an den Himmel, an die
Sünde und an ein Leben nach dem Tod vertreten ist (Zentralarchiv
für Empirische Sozialforschung, 2002). In Bezug auf den *Glauben
an ein Leben nach dem Tod* fällt zunächst der relativ hohe Anteil der
in den alten Bundesländern lebenden Menschen auf, bei denen dieser Glaube besteht. Zudem ist auffallend, dass dieser Glaube in den
jüngeren Altersgruppen stärker vertreten ist als in den höheren Altersgruppen. Zudem sind die großen Unterschiede zwischen den alten und neuen Bundesländern im Hinblick auf diesen Glaubensinhalt
zu berücksichtigen. Der *Glaube an die Hölle* – ein bedeutendes Merk-

Tab. 6.2: Glaubensinhalte in der Bevölkerung der Bundesrepublik
Deutschland, differenziert nach verschiedenen Altersgruppen –
angegeben ist jeweils der prozentuale Anteil von Personen, bei
denen die genannten Glaubensinhalte zu finden sind (nach:
Zentralarchiv für Empirische Sozialforschung, 2002)

	West			**Ost**		
	18–59	**60–74**	**75+**	**18–59**	**60–74**	**75+**
Glauben an Hölle	N=1331	N=372	N=105	N=639	N=173	N=49
Ja	28,7	32,5	34,3	8,6	13,3	20,4
Nein	71,3	67,5	65,7	91,4	86,7	79,6
Glauben an Himmel	N=1313	N=367	N=106	N=633	N=172	N=47
Ja	42,3	50,4	50	16	23,3	44,7
Nein	57,7	49,6	50	84	76,7	55,3
Glauben an Sünde	N=1337	N=387	N=112	N=635	N=174	N=45
Ja	55	62,8	70,5	26,3	34,5	57,8
Nein	45	37,2	29,5	73,7	65,5	42,2
Glauben an Leben nach dem Tod	N=1265	N=365	N=99	N=626	N=170	N=45
Ja	50,7	47,4	46,5	19,3	15,9	24,4
Nein	49,3	52,6	53,5	80,7	84,1	75,6

mal des christlichen Glaubens – ist unter den Menschen in den alten
Bundesländern deutlich seltener vertreten als der Glaube an den
Himmel. Gleiches gilt für Menschen in den neuen Bundesländern.

Angaben des Statistischen Jahrbuchs für *Österreich* (2003) zufolge
gehörten im Jahre 2001 in Österreich ca. 73.7 Prozent der römisch-
katholischen Kirche und ca. 4.7 Prozent der evangelischen Kirche
an; 12 Prozent waren konfessionell nicht gebunden. Die Jugend-
Wertestudie (Bundesministerium für Bildung, Wissenschaft und Kultur, 2000) gibt einen Überblick über den Anteil jener Menschen, die
sich als religiös *vs.* nicht religiös einschätzen; darüber hinaus finden
sich in dieser Studie Angaben darüber, wie häufig der Glaube an die
Hölle, an den Himmel, an die Sünde sowie an ein Leben nach dem
Tod in den verschiedenen Altersgruppen vertreten ist (vgl. Tab. 6.3).

Zunächst fällt der hohe Anteil von Personen auf, die sich selbst als
religiös bezeichnen. Zugleich wird deutlich, dass in der Gruppe der
unter 30-Jährigen der Anteil jener Personen, die sich als religiös bezeichnen, gegenüber der Gruppe der über 30-Jährigen erkennbar niedriger ist. Angesichts des hohen Anteils an Personen, die sich selbst

Tab. 6.3: Ausprägungsgrade der Religiosität sowie Glaubensinhalte in der Bevölkerung Österreichs – angegeben ist jeweils der prozentuale Anteil von Personen, bei denen die einzelnen Ausprägungsgrade der Religiosität sowie die genannten Glaubensinhalte zu finden sind (nach: Bundesministerium für Bildung, Wissenschaft und Kultur, 2000)

	Altersgruppen					
	≤29	30–39	40–49	50–59	60–69	=70
Religiosität	N=293	N=305	N=240	N=221	N=158	N=184
Ein religiöser Mensch	66	75	75	79	81	79
Kein religiöser Mensch	24	19	18	14	13	13
Ein überzeugter Atheist	3	1	2	2	1	2
Weiß nicht	6	4	3	5	3	5
Keine Angabe	1	1	2	1	1	1
Glauben an Hölle	N=293	N=305	N=240	N=221	N=158	N=184
Ja	13	16	16	14	22	20
Nein	79	75	77	75	68	60
Weiß nicht	7	9	7	10	9	20
Keine Angabe	0	0	0	0	0	0
Glauben an Himmel	N=293	N=305	N=240	N=221	N=158	N=184
Ja	38	39	33	29	43	48
Nein	55	55	60	60	45	39
Weiß nicht	7	6	7	11	11	13
Keine Angabe	0	0	0	1	1	0
Glauben an Sünde	N=293	N=305	N=240	N=221	N=158	N=184
Ja	53	57	52	58	57	67
Nein	42	37	41	33	35	21
Weiß nicht	5	5	6	9	8	12
Keine Angabe	0	0	1	0	0	0
Glauben an Leben nach dem Tod	N=293	N=305	N=240	N=221	N=158	N=184
Ja	53	56	47	50	44	47
Nein	33	30	38	39	42	33
Weiß nicht	13	14	15	11	14	20
Keine Angabe	1	0	0	0	0	0

als religiös bezeichnen, ist es überraschend, dass der Glaube an ein Leben nach dem Tod sowie der Glaube an einen Himmel oder an eine Hölle deutlich seltener angegeben werden als Religiosität. Dieser Unterschied weist darauf hin, dass mit „Religiosität" im Einzelfall sehr verschiedenartige Glaubensinhalte gemeint sind.

Tabelle 6.4 gibt Auskunft über die Konfessionszugehörigkeit in der *Schweiz*; die Zahlen beruhen auf Ergebnissen der eidgenössischen Volkszählung. 41.8 Prozent der Bevölkerung bezeichnen sich in der eidgenössischen Volkszählung 2000 als römisch-katholisch, 33.0 Prozent als evangelisch-reformiert. Betrachtet man die Veränderungen zwischen 1990 und 2000, so lässt sich deutlich erkennen, dass die beiden großen Landeskirchen gegenüber 1990 nicht nur relativ, sondern auch absolut an Mitgliedern verloren haben. Stark zugenommen hat die Anzahl jener Personen, die sich keiner Kirche oder Religionsgemeinschaft zugehörig fühlen (11.1 Prozent), sowie die „neuen Religionsgruppen" (7.1 Prozent). Weitere Analysen zeigen, dass sich in der Schweiz Personen ab 65 Jahren zu 70 Prozent als religiös bezeichnen, während dieser Anteil in der Gruppe der unter 40-Jährigen nur noch bei 30 Prozent liegt (vgl. Martinovits, 2001).

6.5   Implikationen

Aus den berichteten Ergebnissen der Bevölkerungsumfragen lässt sich zum einen die Aussage ableiten, dass Religiosität sowohl in den älteren als auch in den jüngeren Generationen ein bedeutendes Lebensthema bildet. Zum anderen weist der Befund, wonach der Glaube an ein Leben nach dem Tod bei ca. der Hälfte der Gesamtbevölkerung der westdeutschen Länder und Österreichs erkennbar ist, darauf hin, dass die *metaphysische Orientierung* – die sowohl für die Religiosität als auch für die Spiritualität konstitutiv ist – in der älteren wie auch in der jüngeren Bevölkerung deutlich stärker vertreten ist, als dies gemeinhin angenommen wird. Aus diesem Grunde sollte ein medizinischer und pflegerischer Versorgungsansatz prinzipiell offen sein für die Thematisierung religiöser und spiritueller Fragen. Es wurde bereits berichtet, dass das *spirituelle Assessment* in theoretischen und empirischen Beiträgen als bedeutende Komponente der Diagnostik verstanden wird – dies aus der Erkenntnis, dass die Artikulation religiöser oder spiritueller Bedürfnisse bei jenen Patienten, für die diese ein zentrales Lebensthema bilden, zur Stabilisierung des psychischen Gleichgewichts beiträgt (Parker et al., 2002).

Eine bedeutende Aufgabe künftiger Forschung und Praxis ist die Erarbeitung von *Dialogformen* mit dem Ziel, den Ausdruck, die Re-

Tab. 6.4: Konfessionszugehörigkeit in der Bevölkerung der Schweiz, Veränderungen im Zeitraum von 1990 bis 2000 (nach: Bundesamt für Statistik, 2003)

	2000		1990		Veränderung	
	absolut	in %	absolut	in %	absolut	in %
Wohnbevölkerung	7 288 010	100.0	6 873 687	100.0	414 323	6.0
Evangelisch-reformierte Kirche	2 408 049	33.0	2 646 723	38.5	- 238 674	-9.0
Evangelische Freikirchen und übrige protestantische Gemeinschaften	161 075	2.2	151 289	2.2	9 786	6.5
Römisch-katholische Kirche	3 047 887	41.8	3 172 321	46.2	- 124 434	-3.9
Christkatholische Kirche	13 312	0.2	11 748	0.2	1 564	13.3
Christlich-orthodoxe Kirchen	131 851	1.8	71 501	1.0	60 350	84.4
Andere christliche Gemeinschaften	14 385	0.2	8 310	0.1	6 075	73.1
Jüdische Glaubensgemeinschaft	17 914	0.2	17 577	0.3	337	1.9
Islamische Gemeinschaften	310 807	4.3	152 217	2.2	158 590	104.2
Andere Kirchen und Religionsgemeinschaften	57 126	0.8	29 175	0.4	27 951	95.8
Keine Zugehörigkeit	809 838	11.1	510 927	7.4	298 911	58.5
Ohne Angabe	315 766	4.4	101 899	1.5	213 867	209.9

flexion und gegebenenfalls die weitere Vertiefung religiöser oder spiritueller Erfahrungen zu fördern.

Mit der am Beginn dieses Kapitels hervorgehobenen Unaussprechlichkeit Gottes ist nicht ausgesagt, dass der Mensch nicht in der Lage wäre, über religiöse oder spirituelle Erfahrungen zu sprechen. Sie meint vielmehr, dass sich der Mensch der Erfahrung Gottes oder der Erfahrung der Transzendenz immer nur *annähern* und die Mitteilung dieser Erfahrung immer nur *vorläufig* bleiben kann – wobei die Mitteilung nur in der Gemeinschaft von Menschen gelingt, die für derartige Erfahrungen offen sind und die den Dialog über diese vorurteilsfrei und damit wahrhaftig führen.

Beziehen wir diese Aussagen auf die Therapie, Pflege und Begleitung kranker und sterbender Menschen, so heißt dies: Patienten müssen die seelisch-geistige Sphäre finden, die sie zur „Betrachtung" – im Sinne der kontinuierlichen Annäherung an Gott oder an Transzendenz – ermutigt. Sie müssen weiterhin die sozial-kommunikative Sphäre finden, die sie zur Mitteilung ihrer Erfahrungen befähigt und zudem die Grundlage dafür schafft, diese Erfahrungen zu reflektieren und zu vertiefen. Diese sozial-kommunikative Sphäre wird unseres Erachtens in besonderer Weise durch die Begegnungsphilosophie des Martin Buber (1968) charakterisiert, die sich von der grundlegenden Aussage leiten lässt, dass *das Ich durch das Du wird*. In der wahrhaftigen Kommunikation wird, wie Buber betont, neben dem Ich und dem Du eine neue, eine dritte Dimension erfahrbar: nämlich jene des *Zwischen*. Dieses bildet die Grundlage dafür, dass die Kommunikation eine heilende Wirkung entfaltet, wobei Heilung hier nicht allein im Sinne der *restitutio ad integrum*, also der Wiederherstellung der Leistungs- und Funktionsfähigkeit des Menschen verstanden wird, sondern auch im Sinne der *restitutio ad integritatem*, das heißt, der Wiederherstellung der Ganzheit der Person.

6.6   Zusammenfassung und Kontrollfragen

Religiosität und Spiritualität lassen sich als transzendentales Selbst- und Weltverständnis oder als Suche nach einer letzten Antwort auf zentrale Fragen des Lebens definieren. Beide Konzepte sensibilisieren zum einen für die Offenheit des Menschen gegenüber neuen Erfahrungen sowie für die Entwicklungsprozesse, die solche – religiösen oder spirituellen – Erfahrungen anzustoßen vermögen, zum anderen für spezifische Ängste und Bedürfnisse, die im Umgang mit Kranken und Sterbenden berücksichtigt werden müssen. Auf der Grundlage spiritueller und religiöser Bedürfnisse beschreibt Sulmasy im Kontext eines umfassenden Verständnisses von Heilung Beziehungen zwischen Seele und Körper, Individuum und Umwelt sowie Individuum und Transzendenz als zentrale Einflussfaktoren von Erkrankung und Gesundung. Empirische Studien belegen, dass religiöse und spirituelle Bedürfnisse eine bedeutsame Ressource der Belastungsverarbeitung darstellen können. Für die Begleitung kranker und sterbender Menschen stellt sich damit die Aufgabe, auf entsprechende Bedürfnisse differenziert zu antworten. Bevölkerungsumfragen, die in Deutschland, Österreich und der Schweiz durchgeführt wurden, zeigen, dass nicht nur in den älteren, sondern auch in den jüngeren Generationen religiöse und spirituelle Bedürfnisse häufiger sind als meist angenommen wird. Daraus leitet sich die Forderung ab, in Forschung und Praxis nach Möglichkeiten zu suchen, wie künftig der Ausdruck, die Reflexion und gegebenenfalls auch die weitere Vertiefung religiöser oder spiritueller Erfahrungen gefördert werden können.

Fünf Kontrollfragen zu Kapitel 6

1. Erläutern Sie den Begriff der Unaussprechlichkeit Gottes.
2. Wie lassen sich die Begriffe Religiosität und Spiritualität definieren und operationalisieren?
3. Erläutern Sie das von Sulmasy vorgeschlagene beziehungsorientierte Verständnis von Krankheit und Heilung.
4. Inwieweit finden sich bei Sterbenden empirische Zusammenhänge zwischen religiösen Überzeugungen und psychischer Gesundheit?
5. Warum ist es in therapeutischen Kontexten sinnvoll, metaphysische Orientierungen der Patienten zu thematisieren?

Weiterführende Literatur

Parker, M.W., Bellis, J.M., Bishop, P., Harper, M., Allman, R.M., Moore, C. & Thompson, P. (2002). A multidisciplinary model of health promotion incorporating spirituality into a successful aging intervention with African American and white elderly groups. *The Gerontologist, 42*, 406–415.

Sulmasy, D.P. (2002). A biopsychosocial-spiritual model for the care of patients at the end of life. *The Gerontologist 42*, Special Issue III, 24–33.

7 Einstellungen gegenüber Sterben, Tod und Sterbehilfe

7.1 Einstellungen gegenüber Sterben und Tod

Nach Ritschl (1997) ist die in der Literatur häufiger anzutreffende Behauptung, unsere Gesellschaft zeichne sich durch eine Verdrängung des Todes aus, weder im Hinblick auf den angemessenen Umgang mit Sterben und Tod sinnvoll, noch durch empirische Daten gedeckt:

„In medizinethischen Kreisen sowie in der Kirche, aber natürlich nicht nur dort, hört man oft die Klage, das Sterben würde in unserer Gesellschaft verdrängt. Ich bin nie ganz sicher, was darunter eigentlich verstanden wird. Was soll diese generelle Selbstbeschuldigung aussagen oder aufdecken? Frivolität und oberflächliche Vergnügungssucht, wie wenn es kein Leiden und keinen Tod gäbe, sind nicht das Monopol unserer Zeit, die gab es schon in allen Generationen vor uns. Oder beschuldigen wir uns selbst, das Sterben unserer Kranken und Alten auszuklammern und zu verdrängen? Man kann nachlesen, wie unrichtig es – statistisch gesehen – ist, der heutigen mittleren Generation vorzuwerfen, sie schicke ihre Mütter, Väter und Tanten kaltherzig in die Altersheime oder lasse sie in den Winkeln der Korridore in den Krankenhäusern allein sterben. Es mag Wahrheit in diesen Anklagen liegen, aber viel weniger, als wir denken und vor allem als im historischen Vergleich gerechtfertigt ist." (Ritschl, 1997, S. 127).

Bezüglich unseres Umgangs mit Sterben und Tod stellt Ritschl (1997) drei Thesen auf:

1. „Wir alle wissen, dass wir sterben werden. Dieses Wissen haben wir zuzeiten bewusst – im Unterschied zu den Tieren –, aber immer ist es implizit da. Wir werden damit jedoch nicht fertig, weil der Tod am Rand der Sprache liegt und unsere Metaphern nicht ausreichen, um ihn von allen Seiten zu beschreiben und damit zu entkräften."
2. „Aus der Verdrängung des Todes resultiert die Neigung zum Töten. Im Töten – sei es physisch oder geistig – trifft uns selber der Tod nicht, vielmehr führen wir ihm die Hand und erlangen – wenn auch nur auf Zeit – einen Sieg über ihn."
3. „Der Tod als Ende und Zerstörung des Lebens ist selbst nicht mit Sinn behaftet; jeder Tod ist in sich selbst sinnlos. Nach Sinn kann nur gefragt werden im Hinblick auf die Zeit vor seinem Eintreten, auf das Leben in der Todeserwartung, auch der nahen Erwartung, und auf die Zeit danach, wenn Menschen sich fragen,

welchen Sinn das Leben des Verstorbenen erfüllt habe und welcher Sinn jetzt für die Überlebenden zu finden sei." (Ritschl, 1997, S. 123).

Nach Kastenbaum und Costa (1977) lässt sich ein guter Teil der in der Literatur über Einstellungen gegenüber Sterben und Tod erkennbaren Unklarheiten und Unstimmigkeiten darauf zurückführen, dass nicht immer in angemessener Weise zwischen Angst vor dem Tod („Death Anxiety") und Todesfurcht („Fear of Death") differenziert wird. Unter Todesangst wird in diesem Zusammenhang eine unverhältnismäßige, neurotische Reaktion verstanden, unter Todesfurcht hingegen eine angemessene Reaktion angesichts einer spezifischen Gefahr oder deren Antizipation. Auf der Grundlage dieser Unterscheidung wäre etwa die Sorge um den Ausgang einer Notoperation als ein möglicher Indikator von Todesfurcht zu betrachten, während etwa eine als quälend empfundene Beschäftigung mit dem Faktum des Nicht-mehr-Seins als ein Hinweis auf Todesangst zu werten wäre. Nach Neimeyer et al. (2003a) ist die Unterscheidung zwischen Todesangst und Todesfurcht aus theoretischer Perspektive verzichtbar, da die psychoanalytische Annahme, das Erleben von Angst spiegele unbewusste Konflikte der ängstlichen Person wider, deutlich an Einfluss verloren habe. Zudem sei unter pragmatischen Gesichtspunkten eine Differenzierung nicht notwendig, wenn gleichzeitig die zur Messung eingesetzten Verfahren keine entsprechende Differenzierung vornehmen (Neimeyer et al., 2003b). Neben Todesangst und Todesfurcht stellen der Wunsch nach Lebensverlängerung, die Häufigkeit von Todesgedanken und die Wertschätzung des eigenen Lebens zentrale abhängige Variablen in der Untersuchung von Einstellungen gegenüber Sterben und Tod dar (vgl. Kruse & Schmitt, 2001b).

7.1.1 Die Auseinandersetzung mit Sterben und Tod als eine Form produktiver Lebensführung im Alter

Sich selbst und andere auf den eigenen Tod vorzubereiten, zählt für Birren (1999) zu den im hohen Lebensalter bestehenden Möglichkeiten einer produktiven Lebensführung. Die Art und Weise, wie sich Ältere mit dem Tod auseinandersetzen, kann Birren zufolge jüngeren Menschen dabei helfen, im Laufe des Alternsprozesses auftretende Aufgaben und Herausforderungen zu antizipieren und zu lösen. Die Beschäftigung mit der eigenen Endlichkeit sei eng verknüpft mit der Frage nach der Interpretation des eigenen Lebens, der „Innensicht" des Alternsprozesses, die in der wissenschaftlichen Auseinandersetzung nicht selten übersehen werde. In der Annahme einer mit dem Alter zunehmenden Angst – so argumentiert Birren weiter – spiegele sich lediglich die Tatsache wider, dass jüngere Menschen ihre eigenen Ängste auf Ältere projizierten. Dagegen werde aus der Innenperspektive – d.h. aus der Analyse von Alternsprozessen, wie sie durch die älteren Menschen selbst erlebt werden – deutlich, dass es nicht das Faktum der Sterblichkeit sei, das Ängste auslöse, sondern die Frage nach der Art des Sterbens.

Lassen wir nachfolgend James Birren selbst zu Wort kommen. Als führender Gerontologe, der selbst in einem sehr hohen Alter steht, geht er zunächst auf seine eigene Einstellung zu Leben, Sterben und Tod ein:

"I should continue to seek information and learning and avoid dogmatic positions and postures. May I be a source of experience for solving or moderating the problems of life.

I should foster my physical and mental health. Should I have poor health, I should cushion its impact so that it does not weigh unduly upon others, and I should refrain from seeking an unreasonable share of resources and placing a disproportionate load upon others.

I should prepare myself and others for my death. May I promote my passing with poise, dignity and peace.

I should leave the land and its people better than I found them. May I plant seeds that bloom for others in the springs I will not see." (Birren, 1999, S. 2).

Sodann äußert sich Birren allgemein zur Einstellung älterer Menschen zu Sterben und Tod, wenn er schreibt:

"Ageing can be looked at in two ways. (...) Many of us are doing studies by looking at the outside of ageing. Looking at the ageing individual, looking at the disease processes. Another thing we have to explore is the inner experience of ageing. Looking at the inside of ageing. It is an interpretation of life by individuals. (...) We tend to project onto the older person their problems as we see them, not the way the older person is viewing them. (...) Behind the projections of young people onto older people are young persons' fears of death. (...) Older persons, I'm discovering, are not afraid of death. They are afraid of the circumstances of dying. Will I be alone? Will I fall down and break my leg and can't move out of my room? Will I be in pain? (...) Professional staff need more training in relating to older people. (...) Eldercare personnel need to know more about the inside of older persons. (...) Exploring the inside of ageing has to do with guided autobiography." (Birren, 1999, S. 3f.).

Ähnlich wie Birren (1999) sieht auch Montada (1996) in der Auseinandersetzung mit Krankheit, Tod und Sterben eine bis zuletzt bestehende Möglichkeit des Menschen, ein produktives Leben zu führen.

„Menschen sind produktiv, indem sie Werte erzeugen oder erhalten. Die Ökonomie befaßt sich mit Geld und handelbaren, geldwerten Gütern, Informationen, Dienstleistungen. Darauf ist Produktivität nicht beschränkt. Jede Kultur kennt Werte, die nicht handelbar sind und für die die Zuordnung eines Geldwertes arbiträr und wenig aussagekräftig wäre. (...) Vielleicht abgesehen von extremen Graden der Demenz kann jeder alte Mensch versuchen, einige dieser Werte anzustreben oder sie zu verwirklichen. (...) Abgesehen von extremen Graden der Demenz und aufgezwungener oder aufgenötigter Fremdbestimmung hat jeder alte Mensch Wahlmöglichkeiten bezüglich der sinnlichen, gedanklichen, kommunikativen, interaktiven und anderen handlungsmäßigen Aktivitäten. Diese Aktivitäten sind bezüglich des individuellen und sozial vorherrschenden Wertesystems nicht gleichrangig. (...) Produktivität läßt sich als wertebezogener Nutzen aller Aktivitäten unter Berücksichtigung der Kosten definieren. (...) Produktivität ist nicht nur als Nutzen für andere zu bestimmen: Auch der Nutzen für sich selbst ist produktiv, wenn die Kosten der gewählten Aktivität ihren Nutzen nicht übersteigen. Die Bemühung um Selbstachtung, um eine Reduzierung von Schmerzen, um sinnliches und geistiges Genießen, um eine innere Begegnung mit den Verstorbenen oder mit Gott können für einen alten Menschen selbst sehr produktiv sein, wenn sie subjektiv hochrangigen Werten entsprechen. (...) Allerdings ist für eine Optimierung der Gesamtproduktivität die ausschließlich subjektbezogene Betrachtung unzureichend: Nutzen und Kosten der Aktivitäten des Subjekts für andere Menschen sind einzubeziehen. Je nach Werteprioritäten können Aktivitäten, die für einen alten Menschen produktiv sind, für andere im sozialen Umfeld kostenreich sein. (...) Über die Subjektivität der Wertorientierungen hinaus sollte nach objektiven Kriterien für die Bewertung der Produktivität von Aktivitäten gesucht werden, zum Beispiel die Optimierung der individuell gegebenen Potentiale eines Menschen in seinem sozialen, wirtschaftlichen und ökologischen Kontext." (Montada, 1996, S. 384).

„Was können kranke und gebrechliche Menschen selbst produktiv zur Arbeitskraft und Arbeitszufriedenheit der Pflegekräfte beitragen? Zu differenzieren ist hier zwischen den ‚schwierigen‘ und ‚angenehmen‘ Bewohnerinnen und Bewohnern, die zwar in den meisten Fällen einen vergleichbaren objektiven Pflegeaufwand erfordern, die aber zugleich bei den Pflegerinnen und Pflegern unterschiedliche Grade subjektiver Belastung durch die Pflege hervorrufen. Es ist für älter werdende Menschen wichtig, Einsichten und Kompetenzen zu erwerben, wie sie selbst auch bei Gebrechlichkeit für andere produktiv sein können. Das Wissen, daß sie das sind, wird ihnen im gegebenen Fall Selbstachtung und Zufriedenheit vermitteln. Wie können alte Menschen produktiv mit ihren Betreuern und Pflegern umgehen? Rücksichtnahme, Anerkennung der verursachten Belastungen, Lob und Anerkennung der Leistung und Dankbarkeit, Interesse für deren eigene Lebenssituation und Probleme: Dies hilft Pflegepersonen, ihre Aufgabe anzunehmen und Belastungen zu übernehmen. Was können kranke und gebrechliche alte Menschen für sich selbst tun? Sie müssen sich ihrer personalen Würde bewußt bleiben, die sie durch ihre Biografien und ihre Lebensleistung, aber auch durch ihre Leistung eines positiven Alterns gewonnen haben. Dies wird durch das äußere Erscheinungsbild, die Sprache, die Kommunikationsinhalte und die vielen Formen der Selbstdarstellung sowie durch Besuche ausgedrückt, die ebenfalls zur Vermittlung von sozialem Status beitragen. Alte Menschen haben auch in den Interaktionen mit Betreuungspersonen und Interaktionspartnern Macht, da sie Bewertungen vornehmen können. (...) Einschränkungen und Verluste bewältigen, die durch sie ausgelösten negativen Emotionen (Panik, Empörung, Scham, Hilflosigkeit, Hoffnungslosigkeit) vermeiden, sind zentrale Entwicklungsaufgaben des Alters. Deren Meisterung kann als die wichtigste produktive Leistung im Alter angesehen werden. Wer die typischen Verluste und Lasten des Alters meistert, hat Produktives geleistet für sich selbst, insofern als er seelisch gesund bleibt. Wer in diesem Sinne seelisch gesund ist, ist für andere ein weniger belastender Interaktionspartner und zudem ein Vorbild für produktives Altern. Dies sollte den Jüngeren die Angst vor dem Alter nehmen und damit deren Motivation reduzieren, das Alter zu verdrängen." (Montada, 1996, S. 387).

Baltes (1996b) verweist auf die negativen Konsequenzen eines auf bezahlte Arbeit eingeengten Verständnisses von Produktivität für alte Menschen, vor allem für alte Frauen. „Das Miteinanderverknüpftsein von Produktivität und bezahlter Arbeit und der protestantischen Arbeitsethik scheint sich in der ‚busy ethic' im Ruhestand fortzupflanzen, das heißt, es gehört auch im Alter zur guten Selbstdarstellung, dauernd beschäftigt zu sein." (Baltes, 1996b, S. 402). „Produktivität hat also eine soziale Definition, die eine direkte Beziehung zu bezahlter Arbeit und ihren Normen herstellt. Entscheidungen, *wie* diese Arbeit zu verrichten ist, *wie viele* Stunden, die Betonung auf Objektivität und Effizienz, sind alle in der männlichen und patriarchalischen Tradition verwurzelt, die den leistungsfähigen Mann als Vorbild hat. (...) Für Frauen bedeutet diese Art von Produktivität eine weitere Abwertung ihrer für sie und eigentlich auch für die Gesellschaft wichtigen Beziehungsaktivitäten. *Agency* wird über *Connectedness* gesetzt." (Baltes, 1996b, S. 403).

Produktives Leben im Alter erfordert nach Baltes (1996b) neben den Ressourcen des Einzelnen (a) entsprechende gesellschaftliche

Strukturen und (b) die Definition von Zielen und damit die Übernahme von Verantwortung gegenüber anderen Menschen und gegenüber sich selbst. „Gerade in der Verantwortung gegenüber sich selbst liegt das Besondere des Alterns. Nicht die auf andere gerichtete Generativität und Weisheit ist des Lebens letzter und reifster Schritt. Die zentrale Entwicklungsaufgabe des Alters, nämlich im Vollzug der eigenen Lebensgeschichte Lebenssinn zu finden, das eigene gelebte Leben und damit sich selbst und seine eigene Endlichkeit anzunehmen, verlangt eine gewisse Konzentration auf das eigene Leben, verlangt nicht nur äußere oder nach außen gerichtete Aktivität, sondern vor allem auch innere Aktivität und damit vielleicht auch Bescheidung, einschließlich der Verhinderung von Kosten für andere." (Baltes, 1996b, S. 404).

7.1.2 Die Bedeutung des Lebensalters

In seinem Essay „Das Üben" vertritt Michel de Montaigne (1972) die Ansicht, man könne die Angst vor dem Sterben lindern, indem man sich das ganze Leben über immer wieder die verschiedenen Todesarten vor Augen halte:

„Und doch, glaube ich, können wir uns irgendwie mit dem Tod vertraut machen und ihn sozusagen probieren. Wir können ihn zwar nicht ganz und vollständig erfahren, aber doch so weit, daß diese Erfahrung nicht nutzlos ist, weil sie Kraft und Halt gibt: wenn wir auch nicht wirklich hinkommen können, so können wir doch in die Nähe gelangen: wir können Erkundungsfahrten unternehmen; und wenn wir auch nicht bis zum Geheimnis des Todes vordringen, so ist es uns doch möglich, die Wege, die dahin führen, zu sehen und uns mit ihnen schon vertraut zu machen." (Montaigne,1972, S. 62).

Setzt man die Richtigkeit dieser Annahme voraus, dann sollte ein höheres Lebensalter eher mit einer geringeren Angst vor dem Tod einhergehen.

Bereits die von Feifel in den 1950er Jahren durchgeführten Untersuchungen, in denen die Angst vor dem Tod mit Hilfe projektiver Verfahren (zum Beispiel Auszählen von Todesthemen im Thematischen Apperzeptionstest) und einfacher Fragebögen (Feifel, 1956, 1959) erfasst wurde, stützen diese Hypothese ebenso wie spätere, methodisch anspruchsvollere Studien, in denen zum einen bewährte psychometrische Verfahren eingesetzt werden, zum anderen die Ausprägung potentieller Moderatorvariablen (insbesondere Ethnizität) kontrolliert wurde (Bengtson et al., 1977; Kalish, 1977; Neimeyer & Fortner, 1995): Personen im mittleren Erwachsenenalter berichten mehr Angst vor dem Tod als ältere Menschen.

Nach Neimeyer et al. (2003a) wurde in Untersuchungen zum Zusammenhang zwischen Lebensalter und Todesangst die Möglichkeit eines kurvilinearen Verlaufs nicht in ausreichendem Maße berücksichtigt. Aus der Untersuchung von Gesser et al. (1987) liegen hier Hinweise vor, dass sich ältere Erwachsene (über 60 Jahre) im Ausmaß der Todesangst nicht von jungen Erwachsenen (18–25 Jahre) unterscheiden, lediglich im mittleren Erwachsenenalter (35–50 Jahre) ein höheres Maß an Todesangst zu beobachten ist. Des Weiteren sprechen Ergebnisse von Thorson und Powell (1994) dafür, dass die Angst vor dem Tod als mehrdimensionales Konstrukt abzubilden ist, wobei jüngere Menschen eher Aspekte wie die Verwesung des Körpers, Schmerzen, Hilflosigkeit oder Isolation fürchten, während sich Todesangst bei älteren Menschen eher in Form eines antizipierten Verlustes von Kontrolle und Zweifeln hinsichtlich der Existenz eines Lebens nach dem Tod äußert.

In einer Untersuchung von Munnichs (1966) zur Einstellung älterer Menschen gegenüber der eigenen Endlichkeit (n = 100 Frauen und Männer; Altersbereich: 70 Jahre und älter) ließen sich fünf verschiedene Einstellungsformen differenzieren:

1. Annahme der Endlichkeit,
2. Hinnahme der Endlichkeit,
3. Ausweichen vor der Beschäftigung mit der Endlichkeit,
4. Negierung der Endlichkeit und
5. Flucht vor den Gedanken an die Endlichkeit.

Der Bezug dieser Einstellungsformen zur Biographie kommt vor allem darin zum Ausdruck, dass jene Untersuchungsteilnehmer, die Endlichkeitserfahrungen im Lebenslauf gemacht haben, eher in der Lage waren, die eigene Endlichkeit hinzunehmen oder anzunehmen. Solche Erfahrungen sind durch die Begleitung schwerkranker oder sterbender Menschen, durch den Tod nahe stehender Menschen sowie durch eigene Erkrankungen vermittelt. Des Weiteren ist für die annehmende oder hinnehmende Einstellung zur eigenen Endlichkeit die in früheren Lebensaltern erfolgte, reflektierte Auseinandersetzung mit den Unvollkommenheiten und Begrenzungen des eigenen Daseins bedeutsam (vgl. auch Munnichs, 1995).

Eine von Neimeyer und Fortner (1995) vorgelegte Analyse der publizierten empirischen Befunde zum Erleben von Todesangst im Alter (Metaanalyse) legt nahe, dass ältere Menschen dann eine höhere Angst vor dem Tod berichten, wenn sie (a) mehr körperliche Gesundheitsprobleme haben, (b) psychische Beeinträchtigungen in der Vergangenheit berichteten, (c) über weniger stark ausgeprägte religiöse Überzeugungssysteme verfügen, (d) eine weniger starke Ich-Identität, geringere Lebenszufriedenheit und geringere psychische

Widerstandsfähigkeit aufweisen. Zudem erwies sich (e) die Wohnsituation als bedeutsamer Prädiktor von Todesangst: Personen, die in privaten Haushalten leben, berichteten im Allgemeinen weniger Todesangst als Personen in stationären Einrichtungen. Das Geschlecht erwies sich – anders als in Stichproben, die eine größere Altersspanne berücksichtigen (vgl. etwa Mutran et al., 1997) – nicht als bedeutsamer Prädiktor von Todesangst.

Rao et al. (1998) betonten den Einfluss der aktuellen Stimmungslage und sozialer Faktoren auf Einstellungen gegenüber Sterben und Tod. In ihrer Untersuchung Hochbetagter (81 Jahre und älter) in Privathaushalten zeigte sich, dass jene Menschen, die häufiger über den Tod nachdachten, eher unverheiratet waren und mit höherer Wahrscheinlichkeit depressive Symptome aufwiesen. Entsprechend plädieren Rao et al. (1998) für eine stärkere Berücksichtigung von Einstellungen gegenüber Sterben und Tod im Kontext einer Abschätzung des individuellen Depressions- und Suizidrisikos. Ähnlich ergibt sich aus Studien zu Selbstdefinitionen und zur Zeitperspektive im Alter, dass nur bei einer kleinen Minderheit älterer Menschen davon auszugehen ist, dass die individuelle Zukunftsperspektive durch Gefühle von Endlichkeit und Endgültigkeit dominiert wird (Smith & Baltes, 1999; Thomae, 1981). Die Beschäftigung mit Endlichkeit und Endgültigkeit scheint vielmehr erst dann deutlich zuzunehmen, wenn die Lebenssituation subjektiv als durch Einschränkungen und Verluste determiniert wahrgenommen wird (Kruse, 2000).

Thomae (1989) hat Daten der Bonner Gerontologischen Längsschnittstudie für eine detaillierte Analyse der Zukunftsperspektive Hochbetagter (zwischen 75 und 90 Jahre alt) genutzt. Auf der Grundlage der in den Interviews genannten Gedanken, Hoffnungen, Befürchtungen, Erinnerungen und Zukunftspläne ließen sich vier verschiedene Formen der Zukunftsperspektive differenzieren: (1.) Tiefe Zukunftsperspektive mit aktiver Teilhabe am sozialen Geschehen. (2.) Tiefe Zukunftsperspektive, die einhergeht mit Vertrauen und Zufriedenheit. (3.) Kurze Zukunftsperspektive mit begrenzten Möglichkeiten des Sozialkontakts. (4.) Kurze Zukunftsperspektive, die einhergeht mit der Überzeugung, dass eine als ungünstig erlebte Situation nicht verändert werden kann. Dabei darf die Erstreckung der Zukunftsperspektive nicht losgelöst von Motiven und Themen gesehen werden, die den individuellen Sinnhorizont konstituieren (Thomae, 1981).

Ganz ähnlich stellt Nuttin (1985) fest:

"The depth of future time perspective (...) is not primarily related to age and to differences in age as such, but rather to the nature of the behavioral plans and tasks and to the social structure in which these plans and tasks are embedded." (Nuttin, 1985, S. 72).

Nach Lawton et al. (1999) ist die Beziehung zwischen der (subjektiven und objektiven) Lebensqualität und dem Wunsch, ein hohes Alter zu erreichen, durch ein kognitives Schema vermittelt, das als Lebensbewertung (Valuation of Life) bezeichnet wird. Diese ist definiert als "the extent to which the person is attached to his or her present life, for reasons related to a sense not only of enjoyment and the absence of distress, but also hope, futurity, purpose, meaningfulness, persistence, and self-efficacy." (Lawton et al., 1999, S. 407). Nachdem die Nützlichkeit dieses Konzepts in einer empirischen Studie mit über 600 gesunden und chronisch kranken älteren Menschen bestätigt werden konnte, ist durch zukünftige Studien zu klären, wie gesundheitliche, kulturelle, soziale und psychologische Faktoren zur Entstehung einer positiven oder negativen Lebensbewertung beitragen.

7.1.3   Die Bedeutung von Religiosität

Für den in mehreren empirischen Studien ermittelten Befund, dass religiöse Menschen im Allgemeinen weniger Todesfurcht erleben als nicht religiöse Menschen (Musick et al., 1998), sind mehrere Erklärungen vorgeschlagen worden. Ausgehend von der in der transaktionalen Stresstheorie (Folkman, 1984; Lazarus & Folkman, 1987) getroffenen Unterscheidung zwischen primären und sekundären Bewertungsprozessen (erstere dienen der Abschätzung einer Bedrohung, letztere der Abschätzung verfügbarer Bewältigungsressourcen) kann Religiosität in zweifacher Weise zu einer geringeren Todesfurcht beitragen. Zum einen kann die Erwartung eines besseren Lebens nach dem Tod dazu beitragen, dass das eigene Leiden als erträglicher empfunden wird. Zum anderen kann die subjektive Erfahrung, Gott nahe zu sein, als eine Ressource angesehen werden, die die Verarbeitung von Belastungen erleichtert bzw. bestimmte Formen der Verarbeitung (Gebet) überhaupt erst ermöglicht (vgl. Kruse & Schmitt, 2001b). Nach Filipp (1999) können religiöse Überzeugungen die Konstruktion einer „interpretativen Realität" erleichtern, insofern sie die Zuschreibung subjektiver Bedeutung zu zunächst nicht verstehbaren, bedrohlichen Ereignissen erlauben und damit zur Wiederherstellung einer besseren Welt, in der es sich zu leben lohnt, beitragen. Aus der Perspektive der Kohäsionshypothese (Social-Cohesiveness-Hypothesis, Idler, 1987) beruht das unter religiösen Menschen geringere Ausmaß an Todesfurcht dagegen auf dem innerhalb einer religiösen Gemeinschaft bestehenden Zusammengehörigkeitsgefühl und dem damit verbundenen Zugang zu Unterstützungsleistungen durch Geistliche sowie durch Mitglieder der Kirchengemeinde. In US-amerikanischen Studien, die den Einfluss von Ethnizität als einer möglichen Moderatorvariable der Beziehung zwischen Todesfurcht und Religiosität berücksichtigen (also den Zusammenhang zwischen Todesfurcht und Religiosität getrennt nach ethnischer Gruppenzugehörigkeit untersuchen), findet sich konsistent, dass Afroamerikaner in stärkerem Maße von ihrer Zugehörigkeit zu einer Religionsgemeinschaft profitieren als europide Amerikaner (Hummer, 1996; Krause, 2003). Dieser Befund lässt sich dadurch erklären, dass Afroamerikaner eher mit Formen von Diskriminierung und einem eingeschränkten Zugang zu gesellschaftlichen Positionen von hohem Sozialprestige konfrontiert sind und deshalb Bedürfnisse nach Erfolg, Anerkennung und Wohlbefinden in anderen Bereichen verwirklichen müssen, von denen ein wesentlicher die Kirche ist.

7.1.4 Die Bedeutung sozialer Unterstützung

Bereits bei Kübler-Ross (1969) findet sich die Annahme, dass der Prozess der Auseinandersetzung mit Sterben und Tod durch die Verfügbarkeit angemessener sozialer Unterstützung positiv beeinflusst wird. Dennoch ist der Zusammenhang zwischen der Verfügbarkeit sozialer Unterstützung und Einstellungen gegenüber Sterben und Tod nur selten Gegenstand empirischer Forschung gewesen (Kruse & Schmitt, 2001b).

Mutran et al. (1997) haben in ihrer Untersuchung des Zusammenhangs zwischen der Wahrnehmung unerledigter Aufgaben und Todesfurcht (als zwei bedeutsamen Stressoren in der Lebenssituation von Patienten im Terminalstadium) und dem Wunsch nach lebensverlängernden Maßnahmen zwei mögliche Bedeutungen von sozialer Unterstützung differenziert. Diese kann zum einen als *Mediatorvariable* betrachtet werden, indem davon ausgegangen wird, dass der Zusammenhang zwischen den beiden Stressoren und dem Wunsch nach lebensverlängernden Maßnahmen durch soziale Unterstützung vermittelt wird, also dadurch erklärt werden kann, dass sowohl die beiden Stressoren als auch der Wunsch nach lebensverlängernden Maßnahmen systematisch mit sozialer Unterstützung zusammenhängen. Die Annahme einer Wirkung von sozialer Unterstützung als Mediatorvariable ist gleichbedeutend damit, dass der Zusammenhang zwischen den beiden Stressoren und dem Wunsch nach lebensverlängernden Maßnahmen verschwindet, wenn man lediglich Personen betrachtet, die sich in Art und Ausmaß sozialer Unterstützung nicht unterscheiden. Des Weiteren wurde soziale Unterstützung als mögliche *Moderatorvariable* untersucht, was gleichbedeutend mit der Annahme ist, dass die Höhe des Zusammenhangs zwischen den beiden Stressoren Todesfurcht und unerledigte Aufgaben einerseits und

Wunsch nach lebensverlängernden Maßnahmen andererseits von Art und Ausmaß sozialer Unterstützung abhängt. In einer klinischen Stichprobe von 212 Personen mit einer durchschnittlichen Restlebenserwartung zwischen sechs und zwölf Monaten wurden entsprechend zwei alternative Modelle geprüft.

Das *erste Modell* geht von der Annahme aus, dass Patienten, die lebensverlängernde Maßnahmen in stärkerem Maße befürworten, eher durch unerledigte Aufgaben und Todesfurcht gekennzeichnet sind, wobei diese beiden Stressoren durch eine Reihe von Hintergrundvariablen beeinflusst werden (Erziehung, Geschlecht, Gesundheit, Ethnizität, Wohnsituation). Das Vorhandensein der beiden Stressoren führt dem ersten Modell zufolge zur Mobilisierung familiärer Unterstützung, also zu vermehrtem Kontakt mit Familienangehörigen und einer erhöhten Salienz der Familie. Die beiden letztgenannten Variablen werden als Mediatoren der Beziehung zwischen den Hintergrundvariablen und dem Wunsch nach lebensverlängernden Maßnahmen betrachtet.

Dem *zweiten Modell* zufolge ist ein vermehrter Kontakt zu Familienmitgliedern nur dann als Moderatorvariable der Beziehung zwischen den beiden Stressoren und dem Wunsch nach lebensverlängernden Maßnahmen anzusehen, wenn die Salienz der Familie hoch ist, wobei diese wiederum als abhängig von den Hintergrundvariablen Erziehung, Geschlecht, Gesundheit, Ethnizität und Wohnsituation (hier Anzahl der im Haushalt lebenden Personen) angesehen wird. Die Ergebnisse der Studie stützen das zweite Modell, was nach Mutran et al. (1997) gleichbedeutend damit ist, dass die Salienz der Familie und der Kontakt zu Familienmitgliedern zur Definition des Kontextes beitragen, in dem unerledigte Aufgaben und Todesfurcht den Wunsch nach lebensverlängernden Maßnahmen beeinflussen. Mutran et al. (1997) gingen in ihrer Studie davon aus, dass der Wunsch nach lebensverlängernden Maßnahmen als Hinweis auf eine geringere Akzeptanz der Situation und damit auf ein erhöhtes Stresserleben zu deuten ist. Folgt man dieser Argumentation, dann sollte vermehrter Kontakt zu Familienangehörigen – sofern er als eine Form sozialer Unterstützung mit einem reduzierten Stresserleben einhergeht – dazu beitragen, dass der Wunsch nach lebensverlängernden Maßnahmen zurückgeht. Diese Erwartung bestätigte sich aber lediglich für die Gruppe der europiden Amerikaner. Für die Afroamerikaner fand sich eine deutlich stärkere familiäre Bindung, die Salienz der Familie war deutlich höher als bei europiden Amerikanern und korrelierte anders als bei diesen positiv mit dem Wunsch nach lebensverlängernden Maßnahmen. Berücksichtigt man, dass verwandtschaftlichen Beziehungen unter Afroamerikanern deutlich stärkere Bedeutung für sozioökonomische und psychologische Unterstüt-

zungsleistungen zukommt, dann kann nach Mutran et al. davon ausgegangen werden, dass der Wunsch nach lebensverlängernden Maßnahmen bei Afroamerikanern – anders als bei europiden Amerikanern – als Persistenz lebenslanger Bindungen im Prozess des Sterbens
und nicht als Ausdruck des Stresserlebens zu interpretieren ist.

7.2 Einstellungen gegenüber aktiver Sterbehilfe und assistiertem Suizid

7.2.1 Ergebnisse zur Akzeptanz von aktiver Sterbehilfe und assistiertem Suizid in der Bevölkerung

Nach Oehmichen und Meissner (2003) befürwortet eine Mehrheit
der deutschen Bevölkerung eine Legalisierung von aktiver Sterbehilfe und assistiertem Suizid, wobei deren Akzeptanz in den letzten Jahrzehnten eher zu- als abgenommen hat. Der Anteil der Befürworter
derartiger Maßnahmen lag vorliegenden Umfragen zufolge in den
1970er Jahren bei etwa 55 Prozent, in den 1980er Jahren bei etwa 65
Prozent und in den 1990er Jahren zwischen 70 und 83 Prozent. Auf
der Grundlage einer unveröffentlichten Allensbach-Umfrage aus dem
Jahre 2001 ergibt sich ein Anteil an Befürwortern von aktiver Euthanasie und assistiertem Suizid zwischen 64 und 80 Prozent.

In den USA, Kanada und Australien befürwortet vorliegenden
Umfragen zufolge eine Mehrheit von bis zu 75 Prozent die Legalisierung aktiver Sterbehilfe (Horsfall et al., 2001; Loo, 2004; O'Neill et
al., 2003). Nach Caddell und Newton (1995) ist dabei eine leichte
Zunahme der Akzeptanz über die Jahre festzustellen.

Für Großbritannien liegen uneinheitliche Ergebnisse aus Survey-
Untersuchungen vor. Wise (1996) zufolge vertreten 82 Prozent der
britischen Bevölkerung die Auffassung, Ärzte müssten zum Leisten
von Sterbehilfe (im Sinne eines ärztlich assistierten Suizids) verpflichtet werden, wenn der Patient dies verlangt. Nach McLean & Britton
(1996) sind 67 Prozent der britischen Bevölkerung der Auffassung,
Menschen sei ein Recht auf Sterben zuzugestehen, während sich 55
Prozent für eine Legalisierung ärztlich assistierter Suizide aussprechen. Aus dem British Social Attitudes Survey liegen für die Jahre
1983, 1984, 1989 und 1994 Daten zur Akzeptanz assistierter Suizide
durch Ärzte und Angehörige vor (vgl. O'Neill et al., 2003). Vergleicht
man diese vier Messzeitpunkte, dann zeigt sich zum einen eine Zunahme des Anteils der Befürworter von ärztlich assistiertem Suizid
von 76.5 Prozent im Jahre 1983 auf 83.8 Prozent im Jahre 1994. Des
Weiteren zeigt sich, dass eine Legalisierung ärztlich assistierten Sui-

Tab. 7.1: Ergebnisse des British Social Attitudes Surveys zur Akzeptanz assistierter Suizide durch Ärzte und Angehörige (nach O'Neill et al., 2003)

	Anzahl verwertbarer Antworten	Zustimmung (Prozent)	Ablehnung (Prozent)
Angenommen, eine Person leidet unter einer schmerzhaften und unheilbaren Krankheit. Sollte man *Ärzten* gesetzlich gestatten, das Leben dieser Patienten zu beenden, wenn diese es wünschen?	956	83.8	16.2
Bleiben wir bei dieser Person mit der schmerzhaften, unheilbaren Krankheit. Glauben Sie, dass jemand anderem, zum Beispiel einem *nahen Verwandten*, gestattet werden sollte, dem Patienten bei der Beendigung seines Lebens zu helfen, wenn dieser es wünscht?	957	54.4	45.6

zids von deutlich mehr Personen befürwortet wird als die Legalisierung eines familiär assistierten Suizids. Dies geht aus Tabelle 7.1 sehr deutlich hervor.

7.2.2 Welche Faktoren beeinflussen die Akzeptanz aktiver Sterbehilfe?

Die Ergebnisse des British Social Attitude Surveys zeigen, dass in der britischen Bevölkerung die Zustimmung zu ärztlich assistiertem Suizid unter Personen mit stärkerer religiöser Bindung, wie sie sich etwa in häufigeren Kirchenbesuchen äußert, deutlich geringer ist als unter Personen, die nur selten die Kirche besuchen. Des Weiteren wird ein ärztlich assistierter Suizid am stärksten von Menschen abgelehnt, die der römisch-katholischen Kirche angehören. Daneben erwies sich in einer logistischen Regressionsanalyse zur Vorhersage der Befürwortung ärztlich assistierten Suizids das Einkommen als bedeutsamer Prädiktor (in der Einkommensgruppe zwischen 23.000 und 29.000 Pfund zeigte sich eine gegenüber niedrigeren wie höheren Einkommensgruppen erhöhte Akzeptanz). Die Ablehnung eines familiär assistierten Suizids ließ sich am besten auf der Grundlage des Lebensalters prognostizieren, wobei die Ablehnung bei jüngeren Menschen größer war als bei älteren. Weitere statistisch bedeutsame Zusammenhänge fanden sich auch hier zur religiösen Bindung und zur Zugehörigkeit zu einer christlichen Religion. Des Weiteren berichteten Menschen, deren Mutter noch am Leben war, eine höhere Akzeptanz familiär assistierten Suizids.

Zur Frage, unter welchen Bedingungen aktive Sterbehilfe in Frankreich akzeptiert wird, haben Teisseyre et al. (2005) zwei Studien vorgelegt. In diesen beiden Studien wurden den Untersuchungsteilnehmern 72 kurze Falldarstellungen vorgelegt, in denen (a) die verbleibende Lebenserwartung (drei Tage, zehn Tage oder ein Monat), (b) das Verlangen nach Euthanasie (kein Verlangen; Unfähigkeit, ein Verlangen zu äußern, infolge Koma; Verlangen nach Sterbehilfe; wiederholtes formales Ersuchen um aktive Sterbehilfe), (c) die Einstellung der Familie (keine unnötige Verlängerung des Leidens; keine Meinung; Aufforderung, den Patienten so lange wie möglich am Leben zu erhalten) und (d) die Bereitschaft des Patienten zur Organspende (vorhanden, nicht vorhanden) in einem 3 x 4 x 3 x 2-Design systematisch variiert wurden. In allen Falldarstellungen wurde der Patient als Mann im Alter von 40 Jahren geschildert, der unter einer nach gegenwärtigem Stand der Medizin unheilbaren Krankheit und schweren Schmerzen leidet, die auch bei bester medikamentöser Behandlung nicht wirklich gelindert werden können. Für die erste Studie wurden in Montpellier, Perpignan und Narbonne auf einem Bürgersteig insgesamt 300 Passanten angesprochen. 221 davon (74 Prozent) waren bereit, an der Studie teilzunehmen. Für die zweite Studie wurden 300 Akteure des Gesundheitssystems aus den genannten Städten angeschrieben. Zur Teilnahme waren von diesen 189 (63 Prozent) bereit, 36 Ärzte, 92 Krankenschwestern, 48 Hilfskrankenschwestern (nurse's aids) und 13 Psychologen. Die Untersuchungsteilnehmer wurden gebeten, für jede der 72 Falldarstellungen anzugeben, inwieweit sie in diesem spezifischen Fall Euthanasie (im Sinne aktiver Sterbehilfe) für eine akzeptable Lösung halten. Das entsprechende Urteil wurde als Markierung auf einer 35 cm langen Antwortskala erfasst, deren Endpunkte mit „gar nicht akzeptabel" (not at all acceptable) bzw. „völlig akzeptabel" (completely acceptable) bezeichnet waren.

Die varianzanalytische Auswertung der ersten Studie (Normalbevölkerung) ergab für die vier systematisch variierten Faktoren jeweils einen signifikanten Haupteffekt: Die Akzeptanz aktiver Sterbehilfe war dann höher, wenn die Lebenserwartung des Patienten geringer war, dieser häufiger ein Verlangen nach Euthanasie formu-

liert hatte, die Vermeidung unnötiger Leiden von der Familie befürwortet wurde und eine Bereitschaft des Patienten zur Organspende
vorlag. Daneben waren die folgenden Interaktionseffekte signifikant:

1. Männer ließen sich in ihren Urteilen stärker vom Patientenwillen
   leiten als Frauen.
2. Jüngere Altersgruppen orientierten sich in ihren Urteilen stärker
   am Patientenwillen, wobei Post-hoc-Analysen zeigten, dass dieser Unterschied vor allem darauf zurückgeht, dass ältere Menschen in jenen Fällen, in denen vom Patienten kein explizites Verlangen geäußert wurde, Euthanasie eher für akzeptabel halten als
   jüngere Menschen.
3. Die Einstellungen von Familienangehörigen erwiesen sich in jenen Fällen, in denen kein Verlangen des Patienten geäußert wurde, als bedeutsamer. Post-hoc-Analysen zeigten hier, dass dieser
   Unterschied darauf zurückgeht, dass die Akzeptanz von Euthanasie bei Komapatienten stärker mit der Einstellung von Angehörigen zusammenhängt als bei anderen Patienten.
4. Personen, die auf der Skala von Rokeach (1973) den beiden Werten Genuss und aufregendes Leben mehr Bedeutung beimaßen,
   orientierten sich in ihren Entscheidungen weniger am Verlangen
   des Patienten. Post-hoc-Analysen zeigten, dass dieser Unterschied
   vor allem darauf zurückgeht, dass diese Personen aktive Sterbehilfe in jenen Fällen, in denen kein Verlangen geäußert wurde,
   stärker befürworten als solche, denen es in ihrem Leben weniger
   auf Genuss und Aufregung ankommt.
5. Jene Personen, die angaben, an Gott zu glauben, orientierten sich
   in ihren Entscheidungen weniger am Verlangen des Patienten als
   jene, die angaben, nicht an Gott zu glauben. Post-hoc-Analysen
   zeigten, dass dieser Unterschied vor allem darauf zurückgeht, dass
   die zuerst genannten Personen in jenen Fällen, in denen der Patient gelegentlich oder häufiger ein Verlangen nach Sterbehilfe äußerte, diese als weniger akzeptabel beurteilen.

Neben der Identifikation von Haupt- und Interaktionseffekten sollte in der ersten Studie auch die Frage beantwortet werden, inwieweit
sich in der Normalbevölkerung Personengruppen differenzieren lassen, die ihre Urteile über die Angemessenheit aktiver Sterbehilfe auf
unterschiedliche Informationen stützen. Als Ergebnis einer Cluster-
analyse zeigte sich hier, dass drei Personengruppen sinnvoll vonein-
ander abgegrenzt werden können: Der ersten Gruppe gehören 165
der 221 Personen an. Diese waren im Durchschnitt jünger als die
Angehörigen der anderen beiden Gruppen. Die berichteten Haupt-
und Interaktionseffekte konnten für diese Gruppe repliziert werden,

was gleichbedeutend damit ist, dass sich die Personen in dieser Gruppe zum einen an den vier differenzierten Faktoren (Lebenserwartung, Verlangen, Einstellung der Familie, Bereitschaft zur Organspende) orientieren, zum anderen die verfügbare Information im Sinne eines additiven Modells integrieren. Für die anderen beiden Gruppen zeigte sich, dass ihre Angehörigen sich in ihrer Entscheidung an keinem der vier differenzierten Faktoren orientieren. Der zweiten Gruppe gehörten 40 Personen an, die eine aktive Sterbehilfe in den 72 Falldarstellungen unabhängig von der Ausprägung der vier differenzierten Faktoren befürworteten. Der dritten Gruppe gehörten 16 Personen an, die eine aktive Sterbehilfe unabhängig von der Ausprägung der vier Faktoren ablehnten.

Bei der Auswertung der zweiten Studie (Akteure des Gesundheitssystems) zeigten sich für die verbleibende Lebenserwartung, das vom Patienten geäußerte Verlangen und die Einstellung von Angehörigen bedeutsame Haupteffekte. Die Bereitschaft des Patienten zur Organspende hatte keinen Einfluss auf die Akzeptanz aktiver Sterbehilfe. Ähnlich wie in der ersten Studie erwies sich die Interaktion zwischen der Einstellung von Angehörigen und dem vom Patienten geäußerten Verlangen als bedeutsam. Auch hier zeigten Post-hoc-Analysen, dass dieses Ergebnis darauf zurückgeht, dass sich Entscheidungen bei Komapatienten, die kein Verlangen nach aktiver Sterbehilfe äußern können, stärker an der Einstellung der Angehörigen orientieren. Weitere Interaktionen waren nicht signifikant. Dies bedeutet zum einen, dass sich die Wirkung der identifizierten Haupteffekte bei Akteuren des Gesundheitssystems ebenso wie bei der Normalbevölkerung addiert, was gleichbedeutend mit einer unabhängigen Wirkung der jeweiligen Faktoren ist. Zum anderen zeigten die Ergebnisse, dass der Einfluss der berücksichtigten Faktoren bei den vier Gruppen von Akteuren des Gesundheitssystems (Ärzte, Krankenschwestern, Hilfskrankenschwestern (nurse's aids) und Psychologen) vergleichbar ist. Dabei lag das über alle Falldarstellungen gemittelte Ausmaß der Zustimmung bei Hilfskrankenschwestern (22,51 cm auf einer Skala von 0–35 cm) nahe am Ausmaß der Zustimmung in der Normalbevölkerung (22,37 cm), während die mittlere Akzeptanz bei Psychologen (15,63 cm) und Ärzten (15,33 cm) deutlich geringer war. Die Akzeptanz aktiver Sterbehilfe unter den Krankenschwestern (18,52 cm) war geringer als unter den Hilfskrankenschwestern und höher als unter Psychologen und Ärzten. Als Ergebnis der beiden Studien ist nach Teisseyre et al. (2005) festzuhalten, dass sich Akteure des Gesundheitssystems in ihrer Akzeptanz aktiver Sterbehilfe zwar erheblich von der Normalbevölkerung unterscheiden, sich ihre Urteile im Einzelfall aber auf die gleichen Faktoren stützen, wie die der Normalbevölkerung. Dies ist den Au-

toren zufolge gleichbedeutend damit, dass es eine gemeinsame kognitive Basis gibt, die den gesellschaftlichen Euthanasie-Diskurs wesentlich erleichtern sollte.

Die Ergebnisse einer in Japan durchgeführten landesweiten Befragung der Hauptpflegepersonen von Krebspatienten im Terminal-
stadium (Marito et al., 2004) geben Auskunft über mögliche Motive, die Sterbende in Palliativeinrichtungen dazu veranlassen, eine
vorzeitige Beendigung ihres Lebens zu verlangen. Von insgesamt 500
angeschriebenen Hauptpflegepersonen nahmen 290 an der Befragung teil. 62 der 290 Patienten hatten laut Auskunft der Pflegepersonen den Wunsch zu sterben geäußert, 29 hatten um eine vorzeitige Beendigung ihres Lebens gebeten. Als zentrale Motive für
den Wunsch zu sterben und das Verlangen nach einer vorzeitigen
Beendigung des Lebens wurden genannt:

- Belastungen für andere Personen
- Abhängigkeit
- Sinnlosigkeit
- Unfähigkeit, angenehmen Aktivitäten nachzugehen
- Allgemeine Unpässlichkeit (general malaise)
- Schmerzen
- Atemnot
- Antizipation zukünftigen Leidens
- Wunsch, Kontrolle über den Zeitpunkt des Todes auszuüben

Bei 32 Prozent der Patienten, die sich wünschten zu sterben, und bei
28 Prozent der Patienten, die das Verlangen nach einer vorzeitigen
Beendigung des Lebens äußerten, lagen nach Auskunft der Pflegepersonen keine nicht mehr tolerierbaren körperlichen Symptome vor.
Marito et al. (2004) leiten aus ihren Ergebnissen die Forderung nach
einer intensiveren Palliativpflege ab. Demnach sollte man sich in
Palliativeinrichtungen zum einen noch intensiver um die Kontrolle
von körperlichen Symptomen (Schmerzen, Atemnot, allgemeines Un-
wohlsein) bemühen. Zum anderen sei die Etablierung einer psychologischen Betreuung erforderlich, die Patienten von Gefühlen, eine
Last für andere zu sein, erlebter Sinnlosigkeit und Zukunftsängsten
entlastet. Des Weiteren ist nach Marito et al. zu prüfen, inwieweit
Personen mit einem ausgeprägten Kontrollbedürfnis von traditio-
neller Palliativpflege profitieren können.

7.2.3   Zur Häufigkeit von aktiver Sterbehilfe und assistiertem Suizid

Aus den Niederlanden liegen für die Jahre 1990, 1995 und 2001 Studien vor, in denen sowohl auf der Grundlage von Interviews als auch auf der Grundlage einer Analyse von nach Zufallsprinzip ausgewählten Sterbeurkunden die Häufigkeit von Euthanasie, ärztlich assistiertem Suizid und weiteren ärztlichen Entscheidungen hinsichtlich einer Beendigung des Lebens (End of Life Decisions) ermittelt wurde (ausführlich: Onwuteaka-Philipsen et al., 2003; van der Maas et al., 1996).

Tab. 7.2: Häufigkeit von End of Life Decisions in den Niederlanden

	1990	1995	2001
Interviewstudien (Anzahl der befragten Ärzte; Anzahl der berücksichtigten Todesfälle)	(405; 128.824)	(405; 135.675)	(410; 140.377)
Explizites Verlangen nach Euthanasie oder assistiertem Suizid	6.9%	7.1%	6.9%
Euthanasie	1.9%	2.3%	2.2%
Assistierter Suizid	0.3%	0.4%	0.1%
Beendigung des Lebens ohne Verlangen	nicht ermittelt	0.7%	0.6%
Analyse von Sterbeurkunden	(n= 5.197)	(n= 5.146)	(n= 5.617)
Euthanasie	1.7%	2.4%	2.6%
Assistierter Suizid	0.2%	0.2%	0.2%
Beendigung des Lebens ohne Verlangen	0.8%	0.7%	0.7%
Indirekte Sterbehilfe	18.8%	19.1%	20.1%
Passive Sterbehilfe	17.9%	20.2%	20.2%
Summe	39.4%	42.6%	43.8%

Im Jahre 1990 sind in den Niederlanden 2,2 Prozent aller Todesfälle auf aktive Sterbehilfe oder ärztlich assistierten Suizid zurückzuführen (1,9 Prozent aktive Sterbehilfe auf Verlangen, 0,3 Prozent assistierter Suizid). Aus Tabelle 7.2 geht weiterhin hervor, dass im Jahre 1990 der Arzt in etwa zwei Dritteln der Fälle dem Patientenwunsch nach aktiver Sterbehilfe oder assistiertem Suizid nicht nachgekommen ist (6,9 % : 2,2 %). Für das Jahr 1995 ist ein Anstieg der Todesfälle in Folge von aktiver Sterbehilfe oder assistiertem Suizid auf 2,7 Prozent festzustellen. Zugleich zeigt sich, dass in 0,7 Prozent aller Todesfälle das Leben ohne ausdrückliches Verlangen des Patienten

Tab. 7.3: Häufigkeit von End of Life Decisions in Belgien

ELD (End of Life Decision)	Pilotstudie (gewichtete Inzidenzrate, n= 269)	Hauptstudie (gewichtete Inzidenzrate, n= 1.925)
Verschreibung oder Verabreichung von Medikamenten mit der expliziten Intention, ein vorzeitiges Lebensende herbeizuführen	4.8%	4.4%
a) Euthanasie	0.8%	1.1%
b) Ärztlich assistierter Suizid	0.7%	0.1%
c) Beendigung des Lebens ohne Verlangen	3.3%	3.2%
Linderung von Schmerzen und Symptomen mit Opiaten, die in der verabreichten Dosis potentiell lebensverkürzend wirken	16.0%	18.5%
• Ohne die Intention einer vorzeitigen Beendigung des Lebens	6.7%	13.2%
• Unter Inkaufnahme einer vorzeitigen Beendigung des Lebens	9.3%	5.3%
Entscheidung, Behandlung nicht einzuleiten oder zu beenden (Nontreatment decision)	16.5%	16.4%
• Ohne die Intention einer vorzeitigen Beendigung des Lebens	8.4%	6.7%
• Unter Inkaufnahme einer vorzeitigen Beendigung des Lebens	2.9%	3.9%
• Mit der expliziten Intention einer vorzeitigen Beendigung des Lebens	5.1%	5.8%
Todesfälle, denen ELD vorausging	37.3%	39.3%
Nicht plötzlich eintretende Todesfälle, wo ELD möglich gewesen wäre, aber nicht getroffen wurde	27.6%	27.4%
Plötzliche Todesfälle (ELD unmöglich)	35.1%	33.3%

beendet wurde. Für das Jahr 2001 findet sich in den Interviewdaten ein leichter Rückgang von aktiver Sterbehilfe und assistiertem Suizid, in der Analyse von Sterbeurkunden dagegen eine leichte Zunahme. Da das niederländische Euthanasiegesetz erst im April 2001 erlassen wurde, lässt sich aus den Daten keine eindeutige Aussage hinsichtlich der Frage ableiten, inwieweit die Legalisierung der Sterbehilfe mit einem deutlichen Anstieg entsprechender Todesfälle verbunden ist (im Sinne der These eines „Dammbruchs" oder „slippery slope"). Die Daten zeigen aber zumindest, dass sich die seit 1990 kontinuierlich liberalere Rechtsprechung, die ja letztlich für die Erlassung des Euthanasiegesetzes ausschlaggebend gewesen ist (vgl. Khorrami, 2003), dazu beigetragen hat, dass der Wunsch nach einer vorzeitigen Beendigung des Lebens häufiger erfüllt wird. Die Daten zur Häufigkeit von indirekter und passiver Sterbehilfe lassen darauf schließen, dass dies auch für den mutmaßlichen Patientenwillen gilt.

In einer belgischen Studie wurde auf der Grundlage der in der Stadt Hasselt gemeldeten Todesfälle eine konsekutive Stichprobe zusammengestellt. Auf der Grundlage der 970 im Jahre 1996 gemeldeten Todesfälle wurden 489 Fragebögen an 166 Ärzte verschickt (die ursprüngliche Zahl von 970 Todesfällen reduzierte sich auf 489, da keinem Arzt mehr als 5 Fragebögen geschickt werden sollten). Die Fragebögen ausgefüllt zurückgesandt haben 55 Prozent der angeschriebenen Ärzte, 50,5 Prozent der Fachärzte und 65,7 Prozent der Allgemeinärzte. Im Anschluss an diese Pilotstudie wurde eine für Flandern repräsentative Stichprobe gezogen. Die Ergebnisse zur Häufigkeit ärztlicher Entscheidungen für eine vorzeitige Beendigung des Lebens (End of Life Decisions) sind in Tabelle 7.3 wiedergegeben (vgl. Mortier et al., 2003).

Die in der Hauptstudie ermittelten Ergebnisse entsprechen größtenteils jenen der Pilotstudie. Während die Anzahl der Euthanasiefälle vergleichsweise gering ausfällt – diese liegt den Ergebnissen der Hauptstudie zufolge etwa halb so hoch wie in den Niederlanden –, überrascht vor allem der mit 3,2 Prozent vergleichsweise hohe Anteil aktiver Lebensbeendigung ohne Verlangen. Dieser Befund bildete für die Belgische Regierung den Anlass, das „Gesetz die Euthanasie betreffend" zu erlassen (Khorrami, 2003).

Zahlreiche Studien verdeutlichen, dass die aktive Sterbehilfe und der ärztlich assistierte Suizid nicht nur unter Ärzten in den Niederlanden und Belgien verbreitet sind, wo sie gesetzlich nicht unter Strafe stehen (vgl. Tab. 7.4).

Für die Beteiligung deutscher Ärzte an aktiver Sterbehilfe und assistiertem Suizid liegen gegenwärtig keine Daten vor, nach Oehmichen & Meissner (2003) wäre es aber eine Illusion zu glauben, diese würden von deutschen Ärzten nicht praktiziert. In diesem Zusammenhang von Interesse sind Ergebnisse einer Befragung von Krankenpflegern, die eine mögliche Diskrepanz zwischen der rechtlichen Situation und der gegenwärtigen Praxis nahe legen. Demnach wären 66 Prozent der auf einer Intensivstation arbeitenden, 54 Prozent der in einem Krankenhaus beschäftigten und 48 Prozent der ambulant tätigen Krankenpfleger mindestens einmal in einen Fall von aktiver Sterbehilfe oder ärztlich assistiertem Suizid verwickelt gewesen (Schöne-Seifert & Eickhoff, 1996).

Tab. 7.4: Beteiligung von Ärzten an aktiver Sterbehilfe und assistiertem Suizid – Ergebnisse von Interviewstudien (Zusammenstellung nach Oehmichen & Meissner, 2003)

Land	Prozent	Referenz
England	14.0	Ward & Tate (1994)
USA (nur Onkologen)	13.6	Emanuel et al. (1991)
Südaustralien	19.0	Stevens & Hassan (1996)
Dänemark	5.0	Folker et al. (1997)
Niederlande	54.0	van der Maas et al. (1991, 1996)
Norwegen	17.0	Forde et al. (1997)

7.3 Zusammenfassung und Kontrollfragen

Auf der Grundlage eines umfassenden Verständnisses von Produktivität lässt sich die verantwortliche Auseinandersetzung mit Sterben und Tod im Alter als eine produktive Leistung beschreiben, von der sowohl die älteren Menschen selbst als auch Angehörige nachfolgender Generationen erheblich profitieren können. Empirische Untersuchungen zeigen, dass im Alter eher weniger Angst vor dem Tod empfunden wird als im mittleren Erwachsenenalter, wobei weniger das Faktum der Sterblichkeit, sondern vor allem die Frage nach der Art des Sterbens Ängste auszulösen scheint. Dabei ist zu berücksichtigen, dass die Einstellung gegenüber der eigenen Endlichkeit durch zahlreiche Faktoren beeinflusst wird, unter denen insbesondere Endlichkeitserfahrungen im Lebenslauf, Formen der Auseinandersetzung mit Einschränkungen und Verlusten in früheren Lebensabschnitten, körperliche und psychische Erkrankungen, Aspekte der psychischen Stabilität (wie etwa Ich-Identität oder Lebenszufriedenheit), religiöse Überzeugungssysteme und die Verfügbarkeit sozialer Unterstützung zu nennen sind. Ähnlich wie in anderen westlichen Gesellschaften befürwortet auch in Deutschland eine Mehrheit der Bevölkerung eine Legalisierung von aktiver Sterbehilfe und ärztlich assistiertem Suizid, wobei sich aus den angegebenen Motiven die Forderung nach einer intensiveren Palliativpflege ableiten lässt. Inwieweit die Legalisierung aktiver Sterbehilfe mit einem starken Anstieg entsprechender Todesfälle verbunden ist, lässt sich anhand der aus den Niederlanden und Belgien vorliegenden Daten nicht abschließend beurteilen. Für Staaten, in denen aktive Sterbehilfe und ärztlich assistierter Suizid gesetzlich unter Strafe stehen, ist auf der Grundlage vorliegender Befragungen von einer erheblichen Diskrepanz zwischen der rechtlichen Situation und der gegenwärtigen Praxis auszugehen.

Fünf Kontrollfragen zu Kapitel 7

1. Erläutern Sie die von Birren vorgenommene Differenzierung zwischen Innen- und Außensicht und ihre Bedeutung für das Verständnis des Alters.
2. Erläutern Sie das von Montada und M. Baltes vertretene Verständnis von Produktivität.
3. Wie lässt sich der Befund, dass religiöse Menschen im Allgemeinen weniger Todesangst erleben als nicht religiöse Menschen, theoretisch einordnen?
4. Welche Variablen erwiesen sich empirisch als bedeutsam für die Vorhersage der Akzeptanz ärztlich assistierten und familiär assistierten Suizids?
5. Wie ist auf der Grundlage internationaler Befunde (a) die Akzeptanz von aktiver Sterbehilfe und ärztlich assistiertem Suizid in der Bevölkerung, (b) die Häufigkeit von „End of Life Decisions" einzuschätzen?

Weiterführende Literatur

Neimeyer, R.A., Moser, R.P. & Wittkowski, J. (2003a). Psychologische Forschung zu Einstellungen gegenüber Sterben und Tod. In J. Wittkowski (Hrsg.), *Sterben, Tod und Trauer* (S. 108–131). Stuttgart: Kohlhammer.

Oehmichen, M. & Meissner, C. (2003). Active euthanasia and physician-assisted suicide: the German discussion. *Legal Medicine, 5*, 20–28.

Teisseyre, N., Mullet, E. & Sorum, P.C. (2005). Under what conditions is euthanasia acceptable to lay people and health professionals? *Social Science & Medicine, 60*, 357–368.

8 Aktive Sterbehilfe und ärztlich assistierter Suizid: Gesetzliche und ethische Grundlagen

In seiner Schrift „Prinzip Verantwortung" hebt der Philosoph Hans Jonas hervor, dass zusätzlich zu den vom Königsberger Philosophen Immanuel Kant verfassten „drei Kritiken" – der Kritik der reinen Vernunft (also des Denkens), der Kritik der praktischen Vernunft (also des sittlichen Handelns) und der Kritik der Urteilskraft (also des ästhetischen Urteilens) – heute eine weitere Kritik verfasst werden müsse: Deren Thema müsse der verantwortliche Umgang des Menschen mit Technik bilden.

„Der endgültig entfesselte Prometheus, dem die Wissenschaft nie gekannte Kräfte und die Wirtschaft den rastlosen Antrieb gibt, ruft nach einer Ethik, die durch freiwillige Zügel seine Macht davor zurückhält, dem Menschen zum Unheil zu werden." (Jonas, 2003, S. 7).

„Was der Mensch heute tun kann und dann, in der unwiderstehlichen Ausübung dieses Könnens, weiterhin zu tun gezwungen ist, das hat nicht seinesgleichen in vergangener Erfahrung. Auf sie war alle bisherige Weisheit über rechtes Verhalten zugeschnitten. Keine überlieferte Ethik belehrt uns daher über die Normen von ‚Gut' und ‚Böse', denen die ganz neuen Modalitäten der Macht und ihrer Schöpfungen zu unterstellen sind. Das Neuland kollektiver Praxis, das wir mit der Hochtechnologie betreten haben, ist für die ethische Theorie noch ein Niemandsland. In diesem Vakuum (das zugleich auch das Vakuum des heutigen Wertrelativismus ist) nimmt die hier vorgelegte Untersuchung ihren Stand. Was kann als Kompass dienen? Die voraus gedachte Gefahr selber!" (S. 7).

„Alle bisherige Ethik – ob als direkte Anweisung, gewisse Dinge zu tun und andere nicht zu tun, oder als Bestimmung von Prinzipien für solche Anweisungen, oder als Aufweisung eines Grundes der Verpflichtung, solchen Prinzipien zu gehorchen – teilte stillschweigend die folgenden, unter sich verbundenen Voraussetzungen: (1) Der menschliche Zustand, gegeben durch die Natur des Menschen und die Natur der Dinge, steht in Grundzügen ein für allemal fest. (2) Das menschlich Gute lässt sich auf dieser Grundlage unschwer und einsichtig bestimmen. (3) Die Reichweite menschlichen Handelns und daher menschlicher Verantwortung ist eng umschrieben. Es ist Absicht der folgenden Ausführungen, zu zeigen, dass diese Voraussetzungen nicht mehr gelten, und darüber zu reflektieren, was dies für unsere moralische Lage bedeutet. Spezifischer gefasst ist meine Behauptung, dass mit gewissen Entwicklungen unserer Macht sich das Wesen menschlichen Handelns geändert hat; und da Ethik es mit

Handeln zu tun hat, muss die weitere Behauptung sein, dass die veränderte Natur menschlichen Handelns auch eine Änderung in der Ethik erforderlich macht." (S. 15).

Im siebten Kapitel dieser Schrift, das unter dem Titel „Der Mensch als Objekt der Technik" steht, ist zu lesen: „Heute winkt uns durch gewisse Fortschritte in der Zellbiologie die praktische Aussicht, den biochemischen Altersprozessen entgegenzuwirken und die menschliche Lebensspanne zu verlängern, vielleicht gar auf unbestimmte Zeit hinauszuziehen. Der Tod erscheint nicht mehr als eine zur Natur des Lebendigen gehörige Notwendigkeit, sondern als eine vermeidbare, jedenfalls im Prinzip traktable und lange aufschiebbare, organische Fehlleistung. Eine ewige Sehnsucht der Menschheit scheint ihrer Erfüllung näher zu kommen. Und zum ersten Mal haben wir uns im Ernst die Frage vorzulegen: ‚Wie wünschenswert ist dies? Wie wünschenswert für das Individuum, und wie für die Gattung?' Diese Fragen berühren nicht weniger als den ganzen Sinn unserer Endlichkeit, die Einstellung zum Tode, und die allgemeine biologische Bedeutung der Balance von Tod und Fortpflanzung. Noch vor solchen letzten Fragen stellen sich die mehr praktischen, wer zu dem vermeintlichen Segen Zutritt haben soll: Personen von besonderem Wert und Verdienst? Von gesellschaftlicher Eminenz und Wichtigkeit? Diejenigen, die dafür zahlen können? Jeder? Das letzte möchte als das allein gerechte erscheinen. Aber dafür müsste am entgegengesetzten Ende, an der Quelle, bezahlt werden. Denn es ist klar, im bevölkerungsweiten Maßstab ist der Preis für ausgedehntes Alter eine proportionale Verlangsamung des Ersatzes, das heißt ein verminderter Zugang neuen Lebens. (…) Sterbenmüssen ist verknüpft mit Geborensein. (...) Um das Extrem zu nehmen: wenn wir den Tod abschaffen, müssen wir auch die Fortpflanzung abschaffen, denn die letztere ist des Lebens Antwort auf den ersteren, und hätten wir eine Welt von Alter ohne Jugend. (…) Aber vielleicht ist eben dies die Weisheit in der harschen Fügung unserer Sterblichkeit: dass sie uns das ewig erneute Versprechen bietet, das in der Anfänglichkeit, der Unmittelbarkeit und dem Eifer der Jugend liegt. (…) Auch muss die Rolle des memento mori im Leben des Einzelnen bedacht werden, und was seine Abschwächung zu unbestimmter Ferne ihr antun würde. Vielleicht ist eine unabdingbare Grenze der von uns zu erwartenden Zeit für jeden von uns notwendig als Antrieb, unsere Tage zu zählen und sie zählen zu machen. (…) So könnte es denn sein, dass, was der Absicht nach ein philanthropisches Geschenk der Wissenschaft an den Menschen ist, die Wahrmachung eines von Urzeiten gehegten Wunsches – dem Fluch der Sterblichkeit zu entrinnen – zum Nachteil des Menschen ausschlägt. (…) Meine These ist einfach, dass schon das in Aussicht gestellte Geschenk Fragen aufwirft, die nie zuvor im Raume praktischer Wahl gefragt wurden, und dass kein Prinzip früherer Ethik, die die menschlichen Konstanten für selbstverständlich nahm, der Auseinandersetzung mit ihnen gewachsen ist." (Jonas, 2003, S. 48).

Die durchschnittliche Lebenserwartung älterer Menschen ist durch den medizinisch-technischen Fortschritt in den letzten Jahren kontinuierlich angestiegen und wird auch in den kommenden Jahren weiter ansteigen. Ein Beispiel: In den vergangenen zehn Jahren ist die durchschnittliche Lebenserwartung der 60-Jährigen um 3.4 Jahre, die durchschnittliche Lebenserwartung der 80-Jährigen um 1.6 Jahre angestiegen. Dabei lässt sich auch feststellen, dass die älteren Menschen heute über eine bessere Gesundheit und eine höhere Selbstständigkeit im Alltag verfügen als die älteren Menschen in der Vergangenheit. Im Durchschnitt weisen die heute 70-Jährigen einen Gesundheitszustand auf, der jenem der 65-Jährigen von vor drei Jahrzehnten entspricht. Dies heißt, dass in den vergangenen drei Jahrzehnten fünf „gesunde" Altersjahre hinzugekommen sind. Und doch muss damit gerechnet werden, dass der Anstieg in der Lebenserwartung mit dem erhöhten Risiko einhergeht, an einer chronischen Erkrankung zu leiden oder auf Hilfe durch andere Menschen angewiesen zu sein. Die bereits in den 1980er Jahren aufgestellte These der Morbiditätskompression (vgl. Kap. 3: „Ökonomische Fragestellungen und Zukunftsperspektiven"), die besagt, dass in den aufeinander folgenden Kohorten älterer Menschen die Jahre in Krankheit abnehmen würden, Krankheiten also immer weiter an das Ende des Lebens gedrängt werden könnten, hat sich in dieser Verallgemeinerung bis heute nicht bestätigt: *Zumindest für die nicht zum Tode führenden Erkrankungen gilt diese These nicht.*

8.1   Gesetze zur Regelung der Sterbehilfe in den Niederlanden, Belgien und Oregon

8.1.1   Die rechtliche Situation in den Niederlanden

Ärztliche Euthanasie ist in den Niederlanden seit der Verabschiedung des Gesetzes zur Kontrolle der Lebensbeendigung auf Verlangen und der Hilfe bei der Selbsttötung am 10.04. 2001 straffrei. Folgt man einer Definition der „Staatskommission Euthanasie" aus dem Jahre 1985, dann bezeichnet der Euthanasiebegriff ein „das Leben vorsätzlich beendendes Handeln durch einen anderen als den Betroffenen auf dessen Verlangen", ist also deckungsgleich mit dem, was man in Deutschland im Allgemeinen als aktive Sterbehilfe bezeichnet. Die

Nichteinleitung oder Beendigung einer medizinisch sinnlosen Behandlung, die Nichteinleitung oder Beendigung einer ärztlichen Behandlung auf Verlangen des Patienten sowie die Verschreibung von Schmerzmitteln, die den Tod des Patienten beschleunigen können, fallen nach niederländischem Verständnis unter „normales ärztliches Handeln" und waren als solches bereits vor der Verabschiedung des „Euthanasiegesetzes" straffrei (Khorrami, 2003). Eine vorsätzlich lebensbeendende ärztliche Maßnahme ohne Einverständnis des Patienten gilt auch nach Art. 287 und Art. 289 nlSTGB als Mord bzw. Totschlag, fällt also nicht unter den Euthanasiebegriff, der ein ausdrückliches und freiverantwortliches Verlangen des Patienten voraussetzt. Nicht-ärztliche Euthanasie (z.B. durch Krankenschwestern, Pfleger oder Verwandte) wird nach Art. 293 nlSTGB, Absatz 1 mit Gefängnisstrafe bis zu fünf Jahren oder einer Geldstrafe der fünften Kategorie bestraft.

Damit Ärzte Euthanasie im Sinne der obigen Definition leisten dürfen, müssen nach Absatz 2 des „Euthanasiegesetzes" vier Voraussetzungen erfüllt sein:

1. Der Patient muss das Verlangen nach Euthanasie unbeeinflusst, freiwillig, wohlüberlegt und andauernd aussprechen.
2. Der Arzt muss prüfen und positiv bestätigen, dass der Patient unerträglich und andauernd leidet und zudem nicht mehr zu heilen ist.
3. Der behandelnde Arzt muss sich mit mindestens einem weiteren unabhängigen Arzt, der den Patienten selbst untersucht hat, beraten.
4. Der Arzt muss den Patienten über dessen Situation und die sich daraus ergebenden Aussichten informieren und gemeinsam mit dem Patienten zu der Überzeugung gelangt sein, dass es für die Situation, in der der Patient sich befindet, keine andere akzeptable Lösung mehr gibt.

Der Arzt ist verpflichtet, den Tod des Patienten einer aus einem Arzt, einem Juristen und einem Ethiker bestehenden Kommission zu melden, die die Rechtmäßigkeit der geleisteten Sterbehilfe prüft. Der durch ärztliche Euthanasie gestorbene Patient gilt dabei als eines natürlichen Todes gestorben. Sofern die Kommission Zweifel an der Einhaltung der gesetzlich vorgeschriebenen Sorgfaltskriterien hat, wird der Fall der zuständigen Staatsanwaltschaft gemeldet.

Das Verlangen nach ärztlicher Euthanasie setzt nach niederländischem Recht keine Volljährigkeit des Patienten voraus. Jugendliche ab 16 Jahren benötigen keine Genehmigung ihrer Eltern, sie müssen diese lediglich in die Beschlussfassung einbeziehen. Bei Minderjährigen im Alter von zwölf bis 15 Jahren ist die Zustimmung ihrer Eltern oder Vormünder erforderlich, nachdem der von der Regierung ursprünglich vorgelegte Gesetzesentwurf, der ein Recht auf Verlangen nach Euthanasie ab Erreichen des zwölften Lebensjahres vorsah, zahlreiche Proteste ausgelöst hatte.

8.1.2   Die rechtliche Situation in Belgien

In Belgien ist ärztliche Euthanasie seit der Verabschiedung eines entsprechenden Gesetzes am 16. 05. 2002 unter bestimmten Voraussetzungen erlaubt. Ähnlich wie in Deutschland war auch in der juristischen Literatur Belgiens bis 1997 die Unterscheidung zwischen indirekter, passiver und aktiver Euthanasie gebräuchlich. Der Begriff der indirekten Euthanasie bezieht sich hier auf die lebensverkürzende Wirkung verschriebener Medikamente, wobei das Bemühen um eine Linderung des Leidens im Vordergrund steht, der früher eintretende Tod also lediglich als Risiko in Kauf genommen wird. Mit passiver Euthanasie ist der Verzicht auf eine Behandlung, die den natürlichen Verlauf einer tödlichen Krankheit beeinflusst oder das Leben nur noch künstlich verlängert, gemeint. In Deutschland nicht gebräuchlich ist der Begriff der Orthothanasie, der von der passiven Euthanasie insofern abgegrenzt wird, als hier der Arzt den Patienten eines natürlichen Todes sterben lässt und die Behandlung auf die Linderung von Schmerzen beschränkt. Der Begriff der aktiven Euthanasie umfasste nach belgischem Verständnis zunächst sowohl die Sterbehilfe auf Verlangen des Patienten als auch entsprechende Maßnahmen ohne Einwilligung oder sogar gegen den Willen des Patienten. Den Empfehlungen eines auf Initiative der belgischen Regierung eingesetzten Beratungskomitees für bioethische Fragen folgend, hat sich das belgische Verständnis von Euthanasie seit 1997 dem niederländischen angenähert. Das „die Euthanasie betreffende Gesetz" definiert in Art. 2 Euthanasie als *„vorsätzlich ausgeübten Akt eines Dritten zur Beendigung des Lebens einer Person auf deren Verlangen hin"*. Anders als das niederländische Euthanasiegesetz ist die gesetzliche Regelung in Belgien nicht auf den ärztlich assistierten Suizid übertragbar, das belgische Euthanasiegesetz schafft hier keine Rechtssicherheit (vgl. Adams & Nys, 2003). Ärztliche Euthanasie ist in Belgien erlaubt, sofern die folgenden Voraussetzungen erfüllt sind:

1. Der Patient ist volljährig, handlungsfähig und im Moment seines Verlangens bei Bewusstsein.
2. Das Verlangen nach Euthanasie wird freiwillig, überlegt, wiederholt und ohne äußeren Druck formuliert.

3. Der Patient befindet sich in einer medizinisch ausweglosen Situation, wobei ein konstantes physisches oder psychisches Leiden vorliegen muss, das nicht gelindert werden kann und das sich aus einer schweren und unheilbaren, unfallbedingten oder pathologischen Erkrankung ergibt.

4. Der Arzt hat den Patienten ausführlich über seinen Zustand, seine Lebenserwartung sowie verbleibende therapeutische und palliativmedizinische Möglichkeiten informiert und ist gemeinsam mit diesem zu der Überzeugung gelangt, dass es keine andere akzeptable Lösung gibt.

Die gesetzliche Regelung in Belgien unterscheidet sich von der niederländischen Regelung dadurch, *dass der Arzt ausdrücklich verpflichtet wird, den Patienten über palliativmedizinische Möglichkeiten als Alternative zur aktiven Sterbehilfe zu informieren.*

Der Arzt ist nach belgischem Recht verpflichtet, sich in angemessenen Zeitabständen zu vergewissern, dass das Leiden des Patienten und das Euthanasieverlangen andauern. Ähnlich wie in den Niederlanden muss das Urteil eines unabhängigen Arztes eingeholt werden. Des Weiteren soll, sofern ein Pflegeteam mit regelmäßigem Kontakt zum Patienten existiert, mit diesem das Euthanasieverlangen des Patienten besprochen werden. Sofern gewünscht, soll der Arzt auch mit Angehörigen des Patienten Kontakt aufnehmen. Das Verlangen nach Euthanasie muss schriftlich niedergelegt werden. Das Gesetz sieht auch die Möglichkeit einer „antizipierten Euthanasieerklärung" vor, die in bestimmter Form abgegeben werden muss und nicht älter als fünf Jahre sein darf.

Das belgische Euthanasiegesetz wird als das liberalste der Welt angesehen, da es ärztliche Euthanasie auch in Fällen erlaubt, wo der Patient zwar unheilbar krank, sein Tod aber noch nicht absehbar ist. Dabei ist zu berücksichtigen, dass ein physisches Leiden nicht zwingend vorliegen muss, *sondern dem Euthanasieverlangen auch bei psychisch unheilbar Kranken entsprochen werden kann.* In diesem Fall ist ein zweiter unabhängiger Arzt, Psychiater oder Spezialist für die betreffende Krankheit zu konsultieren und ein Zeitraum von mindestens einem Monat zwischen der schriftlichen Abfassung des Euthanasieverlangens und der Leistung von Sterbehilfe einzuhalten. Ebenso wie in den Niederlanden kann kein Arzt verpflichtet werden, Euthanasie zu leisten. Allerdings ist er verpflichtet, die Gründe seiner Weigerung mitzuteilen und – sofern es sich um medizinische Gründe handelt – diese in der Krankenakte zu vermerken. Die Krankenakte muss auf Verlangen des Patienten einem anderen Arzt überlassen werden. Ähnlich wie in den Niederlanden gelten Patienten nach der Durchführung ärztlicher Euthanasie als eines natürlichen Todes gestorben. Auch in Belgien ist die Durchführung von Euthanasie einer Kommission zu melden (Bundeskommission für die Kontrolle und Evaluation der Anwendung des Euthanasie-Gesetzes). Wenn eine Zweidrittelmehrheit der Kommission zu der Auffassung gelangt, dass die gesetzlichen Vorschriften nicht eingehalten wurden, wird der Fall der Staatsanwaltschaft übergeben.

8.1.3 Die rechtliche Situation in Oregon

Der „Death with Dignity Act" (Gesetz zum Sterben in Würde) des Staates Oregon gestattet es Patienten im Terminalstadium einer Erkrankung, um Substanzen zu bitten, die sie in die Lage versetzen, ihr Leben zu beenden, und dem Arzt, diese Substanzen zu verschreiben (vgl. Zucker, 2003). Voraussetzung für die Erstellung eines entsprechenden Rezepts ist neben dem Vorliegen einer unheilbaren, irreversiblen Erkrankung, die aller Voraussicht nach innerhalb von sechs Monaten zum Tod führen wird, dass der Patient von einem zugelassenen Facharzt als zurechnungsfähig erklärt und die Diagnose durch einen zweiten Arzt bestätigt wird. Der Antrag auf die Verschreibung der zum Tode führenden Medikation muss sowohl mündlich als auch schriftlich gestellt und von zwei Personen bezeugt werden, die keinen Nutzen vom Tod des Antragstellers haben und von denen mindestens eine mit diesem Antragsteller nicht blutsverwandt ist. Der mündliche Antrag muss nach einem Zeitraum von mindestens 15 Tagen ein zweites Mal gestellt werden, zwischen der Abfassung des schriftlichen Antrags und der Verschreibung der Medikation müssen mindestens 48 Stunden liegen. Der „Death with Dignity Act" verlangt die Dokumentation der einzelnen Schritte und sieht eine Archivierung von Kopien der Dokumente durch das Gesundheitsministerium vor.

Das Gesetz des Staates Oregon legt fest, dass das skizzierte Prozedere *nicht* als Suizid, unterstützter Suizid, Gewährung des Gnadentodes oder Mord zu werten ist. Entsprechend werden die im „Death with Dignity Act" geregelten Handlungen auch nicht gesetzlich oder berufsständisch sanktioniert. Eine Beschwerde gegen das Gesetz wurde vom Obersten Gerichtshof im Jahre 1997 abgewiesen. In der Begründung hierzu wird ausgeführt, dass es zwar kein verfassungsmäßig garantiertes Recht auf ärztlich assistierten Suizid gibt, dass aber die Staaten befugt sind, über dessen Erlaubnis zu entscheiden.

8.2   Die rechtliche Situation in Deutschland

In Deutschland unterscheidet man vier Arten von Euthanasie (vgl. Khorrami, 2003; Klie, 2003):

1. Aktive Sterbehilfe im Sinne einer direkten, intentionalen Beendigung des Lebens mit oder ohne Einwilligung des Patienten.
2. Assistierter Suizid im Sinne einer Gewährung des Zugangs zu Mitteln, die es dem Patienten ermöglichen, sein Leben selbst zu beenden.
3. Indirekte Sterbehilfe etwa im Sinne einer fachgerechten Schmerz- und Symptombehandlung, die dem Patienten Linderung verschafft, gleichzeitig aber eine Verkürzung des Lebens in Kauf nimmt.
4. Passive Sterbehilfe im Sinne eines Verzichts auf Wiederbelebung oder lebensverlängernde Maßnahmen.

8.2.1   Die Notwendigkeit einer Differenzierung zwischen aktiver, indirekter und passiver Sterbehilfe

Aus der Perspektive einer utilitaristischen Ethik, die sich allein an den Folgen einer Handlung orientiert, ist die Trennung von aktiver, passiver und indirekter Sterbehilfe nicht zu begründen. Für die amerikanische Ethikdiskussion charakteristisch ist die Argumentation von Rachels (1994), der zufolge der Verzicht auf weiterführende Behandlung gleichbedeutend mit einer vorsätzlichen Beendigung des Lebens ist und die aktive Sterbehilfe gegenüber der passiven Sterbehilfe den Vorzug hat, dass sie Leiden nicht nur verkürzt, sondern beendet. Ähnlich kann unter rein deskriptiven Gesichtspunkten die indirekte Sterbehilfe als eine Form der aktiven Sterbehilfe betrachtet werden, insofern sie eine mit Vorsatz ausgeführte Handlung darstellt, die zum Tod des Patienten führt.

Die für die Diskussion in Deutschland entscheidende Differenzierung zwischen aktiver, indirekter und passiver Sterbehilfe erweist sich aber auf der Ebene einer anwendungsbezogenen, pragmatisch ethischen Diskussion als zentral (Helmchen, Kanowski & Lauter, 2005; Remmers, 1998). Die Unterscheidung zwischen aktiver und indirekter Sterbehilfe ist aus juristischer Perspektive unverzichtbar, da unter bestimmten Umständen die Verweigerung einer entsprechenden Medikation den Tatbestand der unterlassenen Hilfeleistung erfüllen würde (Kutzer, 1990).

Die Unterscheidung zwischen aktiver und passiver Sterbehilfe lässt sich nach Remmers (1998) sowohl aus der Perspektive unmittelbar

Betroffener (individualmoralischer Problemhorizont) als auch durch die moralisch inakzeptablen Folgen einer Tolerierung aktiver Sterbehilfe (sozialmoralischer Problemhorizont) begründen. Ausgehend von der Perspektive der unmittelbar Betroffenen lässt sich feststellen, dass die aktive Form der Sterbehilfe unwiderruflich zum Tode des Patienten führt, während bei der passiven Form Überlebenschancen bestehen bleiben. Des Weiteren nimmt die aktive Form der Sterbehilfe die – prinzipiell immer bestehende – Möglichkeit einer ärztlichen Fehldiagnose oder Fehlprognose in Kauf, ohne dass dafür die Verantwortung getragen werden muss, während bei einem Abbruch lebensverlängernder Maßnahmen unvorhersehbare Lebenschancen erhalten bleiben.

Fuchs und Lauter (1997) begründen die Notwendigkeit der Unterscheidung zwischen aktiver und passiver Sterbehilfe damit, dass die jeweils implizierte innere Haltung des Arztes eine grundsätzlich verschiedene ist:

„Der Behandlungsabbruch bedeutet für ihn, auf die Macht seiner Kunst zu verzichten und sich dem Tod nicht mehr in den Weg zu stellen, also das Sterben des Patienten geschehen zu lassen und damit sein Leiden ebenso zu ertragen wie die eigene Ohnmacht. Andererseits ermöglicht gerade diese veränderte Situation dem Arzt, den Pflegenden und Angehörigen eine neue, innere Aktivität, nämlich die der eigenen Sterbebegleitung; und die Erfahrungen etwa in Hospizen zeigen, wie diese letzte Phase zu einer Zeit intensiver menschlicher Gegenwart werden kann. – Demgegenüber stellt die aktive Euthanasie eine Fortsetzung des technischen Handelns mit anderen Mitteln dar. Statt den Tod gewähren zu lassen, kommt der Arzt ihm zuvor. Er behält die letzte Gewalt über das Leben; durch seine Tötung wird die ärztliche Macht, die sonst in seinem Dienst steht, verabsolutiert." (Fuchs & Lauter, 1997, S. 107).

Genau dies ist aber nach Fuchs und Lauter (1997) weder mit der Würde des Menschen, noch mit dem Berufsethos des Arztes vereinbar.

„Ein gegen den Organismus als ganzen gerichtetes Handeln muss, selbst als human intendiertes, letztlich ein die Person negierendes Handeln sein. Es impliziert einen geistigen Akt, der über ihr Leben eine Bewertung als sinnlos oder lebensunwert vollzieht und der sich in seiner physischen Vollstreckung gegen die Person selbst als leibseelische Einheit richten muss. Beides ist mit der Achtung vor der Würde des Anderen nicht vereinbar. Demgegenüber verpflichtet das Genfer Ärztegelöbnis von 1948 den Arzt, ‚das menschliche Leben (…) bedingungslos zu achten‘, das deutsche Gelöbnis von 1979, ‚jedem Menschenleben (…) Ehrfurcht entgegenzubringen‘. Diese Achtung bedeutet gerade die Ehrfurcht vor dem schwachen, behinderten, leidenden und todgeweihten Leben. Der Krankheit und dem Sterben wohnt eine Tendenz inne, die Würde des Leidenden zu verdunkeln, mitunter zu verdecken. Gerade in dieser Bedrohung der Würde an ihr festzuhalten, ja an sie zu ‚glauben‘, macht die tiefste und oft schwerste Aufgabe des Arztes aus. Sie sollte ihm auch Grund genug sein, der Forderung nach Freigabe der Euthanasie entschlossen entgegenzutreten." (Fuchs & Lauter, 1997, S. 107 f.).

Eine verwandte Argumentation findet sich in Albert Schweitzers 4. Predigt über ethische Probleme (Schweitzer, 1974):

„Man kann nicht sagen, daß die Menschheit irgendeinen Zweck in der Welt verwirklicht, sondern sie ist selber Zweck. Und auch hier wandeln wir zwischen Rätseln: die Ehrfurcht vor dem höchsten Leben gebietet uns, auch das sinnlose und qualvolle Menschenleben nicht aufzuheben. Wenn ich ein Tier sehe, das leidet, darf ich ihm Erlöser sein, indem ich seinem Dasein ein Ende setze. Bei dem leidenden Menschen, auch wenn ich weiß, daß sein Dasein nur noch Leiden ist, darf ich es nicht. Ich soll es nicht einmal um eine Stunde verkürzen. Und mein eigenes Dasein muß ich tragen, auch wenn es nur noch Schmerz und Qual ist. In diesen Fällen kann man noch sagen, daß das Dasein noch den Sinn habe, daß wir den andern das Leiden vorleben und uns selber im Leiden läutern, wenn auch in vielen Fällen die Qual so ist, daß von einer Besinnung und geistigen Verarbeitung des Wehs keine Rede sein kann. Aber in seiner ganzen Furchtbarkeit steht das Rätsel vor uns, wenn es sich um Menschenexistenzen handelt, denen die Menschenvernunft fehlt und die wir aus Ehrfurcht vor dem Menschenleben an sich im Dasein erhalten. (…) Die Rätsel, die sich hier auftun, vermögen wir nicht zu lösen. Du hast dir die schönste Weltanschauung aufgebaut und gehst an vergitterten Fenstern einer Nervenklinik vorüber. Stellst du dir das Elend vor, das dahinter wohnt, und mußt du den Gedanken des rettungslos sinnlosen Lebens denken, so geht alles, was du dir erdachtest, zugrunde, denn in der Weltanschauung ist nur für das vernünftige, entwickelbare Menschendasein Platz, nicht für das rettungslos sinnlose. So treten wir durch das Tor der Ehrfurcht vor dem eigenen Dasein in das Gebiet der Sittlichkeit ein und schauen, wie auf einer Brücke gehend, in einen Abgrund unlöslicher Probleme hinein, den wir weiterschreitend zurücklassen, von dem wir die Blicke abwenden, um sie nach vorn zu richten, und der uns doch immer wieder zum Rückschauen zwingt. Ehrfurcht vor dem Leben, auf das Menschendasein angewandt, heißt nun nicht nur Ehrfurcht vor dem Sein als solchem und seinem Leiden, wie bei der Kreatur, sondern Ehrfurcht vor allen Werten und Zwecken, die in diesem höchsten Sein gegeben sind. Ich kann mein Leben als lebenswert im tieferen Sinn nur begreifen, wenn ich es auf seinen höchsten Wert bringe, das heißt, wenn ich die geistige und sittliche Vollendung erstrebe. Und in der Ehrfurcht vor dem Leben der anderen ist ebenfalls diese Ehrfurcht vor der Bestimmung des Menschenlebens gegeben. Was ich als das in uns drängende Ziel des Seins verstehe, ist, daß mein Leben zugleich mit dem aller Menschen auf seinen höchsten Wert gebracht werde. (…) Sittlichkeit ist also, daß mir das eigene Dasein und das Dasein jedes Menschen heilig ist, und: daß ich von der höheren Bestimmung meines eigenen Wesens, wie der jedes Menschenwesens, überzeugt bin und danach verfahre. Negativ heißt also Sittlichkeit: daß ich in nichts schädigend in das Dasein eines Menschen eingreife, sondern seinen Besitz, seine Stellung, sein Glück, seinen Namen, seinen Ruf, alles, was zu seinem Dasein gehört, unangetastet lasse." (Schweitzer, 1974, S. 57 f.).

Aus sozialmoralischer Perspektive birgt die Tolerierung aktiver Sterbehilfe in weit stärkerem Maße als die passive Sterbehilfe ein vierfaches Gefahrenpotenzial (Birnbacher, 1995):

1. Das berufliche Selbstverständnis von Ärzten und Pflegekräften könnte langfristig Schaden nehmen.
2. Das Vertrauensverhältnis zwischen Patient, Arzt und Pflegenden könnte durch die Möglichkeit der aktiven Sterbehilfe langfristig beeinträchtigt werden.
3. Die Legalisierung der Sterbehilfe birgt die Gefahr eines Missbrauchs, etwa derart, dass Patienten gedrängt werden, entsprechende Maßnahmen nachzufragen.
4. Die Tolerierung aktiver Sterbehilfe auf Verlangen könnte zu einem „Dammbruch" (vgl. etwa Dupuis, 2003) beitragen, indem eine Schwelle überschritten wird, jenseits derer die Sterbehilfe in eine unkontrollierte Praxis der Mitleidstötung ohne Verlangen mündet: „Der slippery slope, also das Abgleiten auf einer schiefen Ebene, vollzöge sich von einer aktiven Sterbehilfe bei Patienten mit schwerstem Leiden zu einer Tötung von Patienten, denen, äußerungsunfähig, diese Leiden fälschlicherweise zugesprochen werden." (Remmers, 1998, S. 49).

Im Zusammenhang mit den Gefahren der Aufhebung des generellen Tötungsverbots ist auch auf das sog. Euthanasieprogramm der Nationalsozialisten zu verweisen, in dessen Verlauf als „unwertes Leben" oder „Volksschädlinge" diskriminierte Personen systematisch ermordet wurden. Nach Remmers (1998) ist der Verweis auf derartige Dammbruchrisiken „vor allem deshalb überzeugend, weil unsere Kultur lediglich einen dünnen Firnis über das nach wie vor hohe Potenzial an Tötungswünschen gegenüber Kranken, Alten, Schwachen und Behinderten bildet" (S. 49). In einer Studie von Loo (2004) fanden sich signifikante Zusammenhänge zwischen der Akzeptanz aktiver Sterbehilfe bei schwerbehinderten Menschen und verschiedenen Items der „Interaction with Disabled Persons Scale" (Gething, 1994). Personen, die aktive Sterbehilfe bei Behinderten ablehnten, zeigten in dieser Studie ein höheres Maß an Sympathie und Verständnis für behinderte Menschen als Befürworter aktiver Sterbehilfe, bei denen die Gegenwart behinderter Menschen eher Gefühle des Unbehagens verursachte. Im Zusammenhang mit dem Dammbruchargument kann auch auf Serientötungen in Heimen und Krankenhäusern verwiesen werden, für die häufig Mitleid als zentrales Motiv angegeben wird (Maisch, 1997).

8.2.2 Gesetzliche Grundlagen und Grundsätze der Bundesärztekammer

Aktive Euthanasie, ob mit oder ohne Zustimmung des Patienten, ist nach deutschem Recht ebenso strafbar wie der assistierte Suizid (Oehmichen & Meissner, 2003). Eine fachgerechte Schmerz- und Symptombehandlung unter Inkaufnahme einer Lebensverkürzung ist nach einem Urteil des BGH rechtlich zulässig und in einigen Fällen ausdrücklich geboten, eine Sedierung des Patienten (bis hin zur Ausschaltung des Bewusstseins) ist zumindest in der terminalen Krankheitsphase zulässig, nachdem alternative palliativmedizinische Möglichkeiten ausgeschöpft wurden. Der Verzicht auf eine Fortsetzung lebenserhaltender Maßnahmen ist dann erlaubt, wenn dem Patienten damit der bereits begonnene Sterbeprozess erleichtert wird. Nicht gestattet ist hingegen ein Verzicht auf lebensverlängernde Maßnahmen, wenn dadurch der Prozess des Sterbens erst in Gang gesetzt wird. Lebensverlängernde Maßnahmen gegen den erklärten oder mutmaßlichen Willen des Patienten erfüllen juristisch den Strafbestand der Körperverletzung (Klie, 2003).

Oehmichen und Meissner (2003) unterscheiden in ihrer Darstellung der deutschen Situation das Gesetz, die Rechtsprechung und den ärztlichen Ehrenkodex, wie er in den Grundsätzen der Bundesärztekammer zur ärztlichen Sterbebegleitung (2004) zum Ausdruck kommt, als drei grundlegende rechtliche Ebenen, auf denen die Zulässigkeit ärztlicher Euthanasie geregelt ist. Artikel 1 des Grundgesetzes schützt die Würde des Menschen, Artikel 2, Absatz 2 die körperliche Unversehrtheit. Daraus lässt sich folgern, dass auch in Deutschland die Erhaltung menschlichen Lebens nicht unter allen Umständen die Priorität ärztlichen Handelns darstellen muss, sondern nur so lange, wie lebensverlängernde Maßnahmen die Würde des Menschen nicht beeinträchtigen. Auf der Ebene der Rechtsprechung ist festzustellen, dass die BGH-Urteile der letzten Jahre Willensbekundungen der Patienten bzw. deren vermutete Zustimmung als relevant für die Beurteilung ärztlicher Behandlungsabbrüche angesehen und passive Euthanasie unter derartigen Umständen nicht unter Strafe gestellt haben.

In der Präambel zu den Grundsätzen der Bundesärztekammer zur Sterbebegleitung (zitiert nach: Deutsches Ärzteblatt vom 7. Mai 2004) wird festgestellt:

„Aufgabe des Arztes ist es, unter Beachtung des Selbstbestimmungsrechtes des Patienten Leben zu erhalten, Gesundheit zu schützen und wieder herzustellen sowie Leiden zu lindern und Sterbenden bis zum Tod beizustehen. Die ärztliche Verpflichtung zur Lebenserhaltung besteht daher nicht unter allen Umständen. So gibt es Situationen, in denen sonst angemessene Diagnostik- und Therapieverfahren nicht mehr angezeigt und Begrenzungen geboten sein können. Dann tritt palliativ-medizinische Versorgung in den Vordergrund."

Von einem möglichen Verzicht auf die Fortsetzung oder Einleitung lebensverlängernder Maßnahmen unberührt sind (1.) ein Patientenrecht auf Behandlung und Pflege, gegebenenfalls auch auf künstliche Ernährung, das durch wirtschaftliche Erwägungen nicht außer Kraft gesetzt werden kann, sowie (2.) die Verpflichtung des Arztes, in jedem Fall für eine Basisbetreuung zu sorgen, zu der unter anderem menschenwürdige Unterbringung, Zuwendung, Körperpflege, Lindern von Schmerzen, Atemnot und Übelkeit sowie Stillen von Hunger und Durst gehören.

Mit der Neufassung der Grundsätze zur Sterbebegleitung folgt die Bundesärztekammer höchstrichterlichen Urteilen, die das Selbstbestimmungsrecht von Patienten stärken:

„Bei einwilligungsfähigen Patienten hat der Arzt die durch den angemessen aufgeklärten Patienten aktuell geäußerte Ablehnung einer Behandlung zu beachten, selbst wenn sich dieser Wille nicht mit den aus ärztlicher Sicht gebotenen Diagnose- und Therapiemaßnahmen deckt. Das gilt auch für die Beendigung schon eingeleiteter lebenserhaltender Maßnahmen."

„Bei einwilligungsunfähigen Patienten ist die in einer Patientenverfügung zum Ausdruck gebrachte Ablehnung einer Behandlung für den Arzt bindend, sofern die konkrete Situation derjenigen entspricht, die der Patient in der Verfügung beschrieben hat, und keine Anhaltspunkte für eine nachträgliche Willensänderung erkennbar sind."

„Liegt weder vom Patienten noch von einem gesetzlichen Vertreter oder einem Bevollmächtigten eine bindende Erklärung vor und kann eine solche nicht – auch nicht durch Bestellung eines Betreuers

– rechtzeitig eingeholt werden, so hat der Arzt so zu handeln, wie es dem mutmaßlichen Willen des Patienten in der konkreten Situation entspricht."

Die Forderung an den Arzt, nicht nur den aktuell geäußerten Willen des Patienten, sondern gegebenenfalls auch dessen mutmaßlichen Willen als richtungsweisend für die Entscheidung, ob lebensverlängernde Maßnahmen eingeleitet oder fortgeführt werden sollen, zu akzeptieren, entspricht zwar der geltenden Rechtsprechung, sie führt aber in der Praxis zu schwer lösbaren Problemen (vgl. Student, 1998). Zu Ermittlung des mutmaßlichen Willens heißt es in den Grundsätzen der Bundesärztekammer wie folgt:

„Der Arzt hat den mutmaßlichen Willen aus den Gesamtumständen zu ermitteln. Anhaltspunkte für den mutmaßlichen Willen des Patienten können neben früheren Äußerungen seine Lebenseinstellung, seine religiöse Überzeugung, seine Haltung zu Schmerzen und zu schweren Schäden in der ihm verbleibenden Lebenszeit sein. In die Ermittlung des mutmaßlichen Willens sollen auch Angehörige oder nahe stehende Personen einbezogen werden, wenn angenommen werden kann, dass dies dem Willen des Patienten entspricht."

Bei chronisch kranken Patienten bildet das rechtzeitige Führen von offenen Gesprächen über mögliche Implikationen der Erkrankung, Sterben und Tod für den Arzt eine mögliche Annäherung an die Rekonstruktion des (mutmaßlichen) Patientenwillens. Allerdings stellt sich selbst dann, wenn in früheren Gesprächen eindeutige Positionen entwickelt wurden, die Frage, ob der Patient zu dem Zeitpunkt, zu dem die Entscheidung über die Einleitung oder Fortsetzung lebensverlängernder Maßnahmen getroffen werden muss, tatsächlich im Einklang mit einer zuvor entwickelten Position entschieden hätte. Nach Seale & Addington-Hall (1994) ist davon auszugehen, dass die Ablehnung ärztlich assistierten Suizids wächst, wenn Menschen mit der bedrohenden Realität des Todes konfrontiert werden. Neuere Analysen von Fokusgruppen zur Planung älterer Menschen für ihr Lebensende (Seymour et al., 2004) machen deutlich, dass diese zwar Patientenverfügungen als eine Möglichkeit, Integrität zu wahren und Angehörigen die Last einer Entscheidung zu nehmen, ansehen, gleichzeitig aber betonen, dass sich Präferenzen hinsichtlich Betreuung und Pflege durchaus verändern können und sie im Prozess des Sterbens nicht notwendigerweise an ihren Verfügungen festhalten würden.

Ganz abgesehen davon, dass zum einen repräsentative Umfragen zeigen, dass es etwa 85 Prozent der Bundesbürger vorziehen, nicht über ihren Tod nachzudenken, zum anderen in gesunden Tagen angestellte Überlegungen und Patientenverfügungen, die ohne weitere Auseinandersetzung durch beiläufiges Ankreuzen von Formblättern zustande kommen, wenig aussagekräftig sind, ist das Konstrukt des mutmaßlichen Willens im Kontext der Entscheidung über lebensverlängernde Maßnahmen grundsätzlich zu problematisieren. Student (1998) verdeutlicht dies am Beispiel des Appalischen Syndroms (Wachkoma): „Hier einen ‚erklärten Willen' zu unterstellen, wirkt geradezu grotesk. Wer könnte zu einem solchen Zustand, der definitionsgemäß plötzlich einsetzt, noch etwas erklären? Und wer könnte sich ernsthaft einen solchen Zustand wirklich vorstellen? (…) Tatsächlich wäre ein nennenswerter Teil der betroffenen Patientinnen und Patienten heilbar oder könnte wenigstens in ein Leben mit erträglichen Behinderungen zurückgeführt werden, wenn in der Bundesrepublik angemessene Rehabilitationsmöglichkeiten für die Betroffenen bestünden. Das Problem besteht also in Deutschland darin, dass es in vielen Fällen erst gar nicht zu einer angemessenen Behandlung kommt. Hier gleich den Abbruch ins Auge zu fassen, ist wahrhaft makaber. Ein Behandlungsabbruch käme also – überspitzt formuliert – in zahllosen Fällen einer Körperverletzung mit möglichen Todesfolgen gleich." (Student, 1998, S. 206).

In den Grundsätzen der Bundesärztekammer werden sowohl die aktive Sterbehilfe als auch der ärztlich assistierte Suizid ausdrücklich abgelehnt. Hierzu heißt es in der Präambel:

„Aktive Sterbehilfe ist unzulässig und mit Strafe bedroht, auch dann, wenn sie auf Verlangen des Patienten geschieht. Die Mitwirkung des Arztes bei der Selbsttötung widerspricht dem ärztlichen Ethos und kann strafbar sein."

Des Weiteren wird im Kontext der Ermittlung des Patientenwillens festgelegt, dass sich der Arzt in jenen Fällen, in denen der (mutmaßliche) Wille des Patienten nicht rekonstruiert werden kann, für die Erhaltung des Lebens entscheiden soll.

„Lässt sich der mutmaßliche Wille nicht anhand der genannten Kriterien ermitteln, so soll der Arzt für den Patienten die ärztlich indizierten Maßnahmen ergreifen und sich in Zweifelsfällen für Lebenserhaltung entscheiden. Dies gilt auch bei einem appalischen Syndrom."

Tab. 8.1: Akzeptanz von ärztlich assistiertem Suizid und aktiver Sterbehilfe bei Akteuren des Gesundheitssystems, Angaben in Prozent,
a = Ärzte, b = Krankenschwestern, c = alle Gesundheitsberufe
der palliativen Pflege (nach Bittel et al., 2002)

	Dafür			Eher dafür			Eher dagegen			Dagegen		
	a	b	c	a	b	c	a	b	c	a	b	c
Legalisierung ärztlich assistierten Suizids*	28	22	24	18	21	20	21	15	16	33	42	40
Legalisierung aktiver Sterbehilfe	11	13	14	16	17	17	16	16	15	57	54	54
Legalisierung aktiver Sterbehilfe ohne Verlangen	1	3	3	7	7	7	14	13	12	79	77	78
Legalisierung ärztlich assistierten Suizids und aktiver Sterbehilfe bei psychiatrischen Patienten	7	10	10	8	17	15	23	24	23	62	50	52

*Ärztlich assistierter Suizid steht in der Schweiz – anders als in Deutsch-
land – nicht unter Strafe und wird durch verschiedene Organisationen
angeboten

Repräsentativen Umfragen zufolge wird aktive Sterbehilfe von ca.
80 Prozent der deutschen Ärzte abgelehnt (siehe Tab. 8.1). Zu vergleichbaren Ergebnissen kamen repräsentative Studien unter Ärzten
in der Schweiz, Norwegen und Dänemark (Bittel et al., 2002;
Oehmichen & Meissner, 2003; Rognum, 1996; Volker, 1996).

8.2.3 Zentrale Argumente in der öffentlichen Diskussion über die Legalisierung von aktiver Sterbehilfe und ärztlich assistiertem Suizid in Deutschland

Die Forderung nach einer Legalisierung von aktiver Euthanasie und
assistiertem Suizid wird in der Diskussion in Deutschland vor allem
mit drei Argumenten begründet:

1. Ein erstes Argument besagt, dass dem Wunsch nach aktiver Sterbehilfe angesichts unerträglicher Schmerzen und eines nicht mehr
   lebenswerten Lebens nachzukommen ist. Von einem nicht oder nicht
   mehr lebenswerten Leben zu sprechen, erscheint gerade in Deutschland als problematisch. Das nationalsozialistische Euthana-

sieprogramm verdeutlicht die Gefahren, die mit einer Definition von nicht mehr lebenswertem Leben verbunden sind. Das Vorliegen von subjektiv unerträglichen Schmerzzuständen geht häufig darauf zurück, dass die Möglichkeiten der Palliativmedizin nicht genutzt werden. Auch kann nicht ausgeschlossen werden, dass die Möglichkeit der aktiven Sterbehilfe einen gesellschaftlichen Druck auf pflegebedürftige Menschen erzeugt, den eigenen Tod in Anspruch zu nehmen, um anderen Menschen nicht mehr zur Last zu fallen (Nationaler Ethikrat, 2004). Schließlich kann aus philosophischer Perspektive die Frage gestellt werden, ob der Gedanke nicht mehr lebenswerten Lebens nicht auf einem unzulässigen Leib-Seele-Dualismus beruht, der behauptet, man könne den Wert des Lebens durch die Vernichtung des Körpers erhalten.

2. Einem zweiten Argument zufolge schränkt das Verbot einer aktiven Sterbehilfe in unzulässiger Weise die Autonomie des Patienten ein. In psychologischen Arbeiten zur Suizid-Problematik ist vielfach aufgezeigt worden, dass der Wunsch nach aktiver Sterbehilfe in den meisten Fällen gerade keine freie Entscheidung widerspiegelt, sondern lediglich ausdrückt, dass der betroffene Mensch mit seiner Situation nicht mehr zurechtkommt (hierzu schon Ringel, 1984; Ernst-Allemann, 2003; Theising, 1998): „Befürworter der Tötung auf Verlangen setzen in ihrer Argumentation meist eine in freier Willensbestimmung getroffene Entscheidung voraus; eben diese Autonomie ist ja eine wesentliche Basis ihrer Position. Allerdings verträgt sich diese Voraussetzung nicht unbedingt mit der zweiten, nämlich der Unerträglichkeit des Leidens, wie es etwa die holländischen Richtlinien fordern. Entspringt der Wunsch, getötet zu werden, nicht gerade einer Extremsituation, die alles andere begünstigt als Souveränität, besonnene Überlegung und Selbstbestimmung?" (Fuchs & Lauter, 1997, S. 104). Des Weiteren belegen empirische Studien, dass (a) Urteile über die Angemessenheit lebensverlängernder Maßnahmen durch zahlreiche kulturelle, intuitive und emotionale Faktoren beeinflusst sind (Cooper-Kazaz et al., 1999), dass (b) die Entscheidung für den Verzicht auf lebensverlängernde Maßnahmen nicht aus Stellungnahmen zu theoretischen Dilemmata abzuleiten ist (vgl. Kruse & Schmitt, 2001b), dass (c) von jenen Patienten, die zu Beginn einer terminalen Erkrankung einen frühzeitigen Behandlungsabbruch befürworten, über 90 Prozent ihre Entscheidung später revidieren (Chochinov et al., 1995; Mead & Turnbull, 1995; Owen et al., 1992). Aus philosophischer Perspektive kann – in Anlehnung an Kant – argumentiert werden, dass man rein logisch den Gebrauch seiner Selbstbestimmung nicht dazu verwen-

den kann, die Bedingungen der Selbstbestimmung aufzuheben (vgl. Nationaler Ethikrat, 2004). Die Behauptung, das eigene Leben zu beenden, sei eine Form autonomen Handelns, wäre demnach als „pragmatischer Widerspruch" zu charakterisieren: „Dass der Tod das Ende von Handlungsoptionen ist und dass deren Beendigung wichtig sein muss, kann bedeuten, dass Leben bis zum Ende ebenfalls wichtig sein muss; dass es einige gute und einige schlechte Arten geben muss, in denen man sein Sterben durchlebt. Es legt auch nahe, dass diese Zeitspanne als ein bedeutender Teil des Lebens genutzt werden sollte, eine Zeit für den Abschluss, jedoch nicht allein für die sterbende Person. Abschluss gilt auch für jene, die dem Sterbenden nahe stehen. Die vorzeitige Beendigung des Lebens beendet auch Optionen vorzeitig. Autonomie bedeutet vorausschauen. Sie verlangt Gelegenheit zum Handeln; Selbsttötung zu wählen heißt, die Beendigung von Optionen zu wählen, und kann damit keine wirkliche Betätigung in Autonomie sein." (Zucker, 2003, S. 264).

3. Ein drittes Argument beruht auf ökonomischen Erwägungen und besagt, dass durch den Verzicht auf unnötige lebenserhaltende Maßnahmen nicht zu rechtfertigende Ausgaben eingespart werden könnten. Dieses Argument widerspricht nicht nur dem ärztlichen Ehrenkodex, demzufolge die Entscheidung über Diagnostik, Therapieverfahren oder palliativ-medizinische Versorgung nicht von wirtschaftlichen Erwägungen abhängig gemacht werden darf (vgl. hierzu die Präambel der Grundsätze der Bundesärztekammer zur ärztlichen Sterbebegleitung, Deutsches Ärzteblatt, 2004), es wird auch durch Berechnungen widerlegt, denen zufolge eine Legalisierung des assistierten Suizids in den USA lediglich Einsparungen in Höhe von 0.07 Prozent der im Gesundheitsbereich anfallenden Kosten zur Folge hätte (Emanuel & Battin, 1998).

Nach Oehmichen und Meissner (2003) ist die Verabschiedung eines Euthanasiegesetzes, das aktive Euthanasie und assistierten Suizid unter bestimmten Voraussetzungen legalisiert, aus mehreren Gründen weder notwendig noch sinnvoll. Ärzte sind in Deutschland nicht verpflichtet, Leben unter allen Umständen zu erhalten. Unter der Voraussetzung, dass eine Zustimmung des Patienten vorliegt oder Auskünfte nahe stehender Personen auf einen entsprechenden Patientenwillen schließen lassen, ist ein Abbruch der ärztlichen Behandlung nicht strafbar. Zum Abbruch einer Behandlung bedarf es keines richterlichen Urteils, hier genügt es, wenn Ärzte und Angehörige in ihrer Auffassung übereinstimmen, dass eine Fortsetzung der Behandlung nicht mehr sinnvoll ist. Ein weiteres Argument besagt, dass infolge des Einflusses von Angehörigen und möglicher depres-

siver Zustände von einer freien Entscheidung des Patienten nicht auszugehen und für den Arzt mithin nicht zu ermitteln ist, inwieweit die
Voraussetzungen für eine Einleitung von aktiver Euthanasie oder
assistiertem Suizid vorliegen. Schließlich ist anzunehmen, dass die
Schaffung einer angemessenen palliativmedizinischen Versorgung
dazu beitragen kann, dass die Nachfrage nach aktiver Euthanasie
und assistiertem Suizid deutlich zurückgeht. Dieses Argument wird
durch Ergebnisse von Seale und Addington-Hall (1995) gestützt, die
zeigen, dass das Verlangen nach Euthanasie signifikant mit der Qualität der Betreuung und Behandlung durch den Arzt zusammenhängt.
Weitere bedeutsame Zusammenhänge zeigten sich zu nicht erfüllten
Bedürfnissen (zum Beispiel nach zusätzlicher Unterstützung bei der
Körperpflege). Diesen Autoren zufolge verweist das Verlangen nach
Euthanasie vor allem auf nicht vorhandene Ressourcen. Entsprechend ist weniger dem Verlangen des Patienten unreflektiert Rechnung zu tragen, als vielmehr zu prüfen, inwieweit entsprechende Ressourcen bereitgestellt werden können bzw. deren Fehlen kompensiert
werden kann.

8.3   Der Freitod – eine kritische Stellungnahme

8.3.1   Der Begriff des „Freitodes" in den Briefen Senecas an Lucilius

Ein bedeutsames Merkmal des selbstverantwortlichen Umgangs mit
Leiden, Vergänglichkeit und Endlichkeit bildet – dem römischen
Philosophen Seneca (etwa 4 v. Chr. bis 65 n. Chr.) zufolge – der Freitod. Senecas Schriften lassen sich der stoischen Philosophie zuordnen (diese wurde von Zenon aus Kition um 300 v. Chr. begründet),
die als höchstes Ziel menschlichen Strebens den Seelenfrieden
(ataraxia) wertet, einen Zustand der Glückseligkeit, der durch Selbst-
betrachtung und Einübung rechter Verhaltensweisen erreicht wird
(Seneca, 1990).

Die kritische Stellungnahme zum Freitod soll im Kontext von vier
Briefen geführt werden, die Seneca an Lucilius gerichtet hat:

1. Über das Alter,
2. Vom Alter zum Tode,
3. Vorbereitung auf den Tod,
4. Über den Freitod (Seneca, 2001).

Diese vier Briefe werden ausgewählt, weil sie in ihrer Gesamtheit ein
geschlossenes Bild der Einstellung dieses Philosophen zu Alter, Vergänglichkeit, Endlichkeit und Tod vermitteln: Seneca deutet die in

der Biographie geleistete Vorbereitung auf Sterben und Tod als eine Voraussetzung für die Akzeptanz der eigenen Vergänglichkeit und Endlichkeit. Zum anderen wird auf diese Briefe zurückgegriffen, weil in ihnen ein übermäßiges Bedürfnis nach Kontrolle über das Leben und über das Sterben zum Ausdruck kommt. Die Aussagen Senecas zum Freitod sind mit seinen Aussagen zur Vorbereitung des Menschen auf Sterben und Tod allerdings nicht in Übereinstimmung zu bringen. Auf der einen Seite soll das Individuum in seiner Biographie zu einer Akzeptanz seiner Vergänglichkeit und Endlichkeit gelangen. Auf der anderen Seite wird gerade die Vergänglichkeit, die sich ja nicht nur im Tod, sondern auch in der zunehmenden Verletzlichkeit der körperlichen und geistigen Funktionen des Menschen im hohen Lebensalter widerspiegelt, als ein Prozess betrachtet, dem der Mensch vor allem im Falle eintretender Einbußen der geistigen Funktionen durch Freitod zuvorkommen soll. Es wird dabei nicht gesehen, dass das Sterben ein natürlicher Prozess ist, in dem in besonderer Weise die *Mitverantwortung anderer Menschen* gefordert ist. Diese können durch die praktizierte Mitverantwortung dazu beitragen, dass Menschen auch im Falle starker Einbußen ihrer geistigen Funktionen menschenwürdig sterben und das Leben nicht künstlich beenden.

Darüber hinaus muss bedacht werden, dass gerade im Falle stark eingeschränkter geistiger Funktionen nicht mehr von einem „Freitod" gesprochen und auch die „Einwilligung" in Maßnahmen aktiver Sterbehilfe nicht mehr gegeben werden kann. Denn dem Menschen sind in diesem Falle die Folgen der getroffenen Entscheidungen vielfach nicht bewusst. Ganz abgesehen davon ist jede Situation, in der Begriffe wie „Freitod" oder „aktive Sterbehilfe" gebraucht werden, von *Einengungen* und nicht von Freiheit gekennzeichnet.

Wenden wir uns nun den Briefen Senecas im Detail zu.

Die Aussagen zu Alter, Vergänglichkeit, Endlichkeit und Tod zentrieren sich um die rechtzeitig beginnende Auseinandersetzung des Menschen mit den Grenzsituationen des Lebens. Diese Auseinandersetzung wird als Grundlage für die Fähigkeit betrachtet, die Vergänglichkeit und Endlichkeit anzunehmen – Seneca würde sagen: „in Gelassenheit anzunehmen".

In seinem Brief *„Über das Alter"* differenziert Seneca zwischen den körperlichen und den geistigen Kräften und hebt hervor, dass die Entwicklung des körperlichen und des geistigen Alterns unterschiedlichen Entwicklungsgesetzen folgt. Sein eigenes Altern deutet er vor dem Hintergrund dieser unterschiedlichen Entwicklungsverläufe des Körperlichen und des Geistigen, wenn er schreibt:

„Dennoch beglückwünsche ich mich selbst: Denn an meinen geistigen Kräften bemerke ich nichts von der Unbill des Alters, die spüre ich nur an meinem Körper. Nur die Laster und ihre Dienstboten sind gealtert, der Geist dagegen ist frisch und freut sich, dass er nicht mehr sehr viel mit dem Körper zu schaffen und so einen großen Teil seiner Last abgelegt hat. Er jubelt und streitet mit mir über das Alter, er sagt, jetzt befinde er sich in der Zeit der Blüte." (Seneca, 2001, S. 305).

Diese Aussage Senecas ist zunächst für ein tieferes Verständnis des Alters wichtig und gewinnt darüber hinaus für die Selbstverantwortung im Prozess des Sterbens Bedeutung. In Bezug auf das Verständnis des Alters ist hervorzuheben, dass von der Möglichkeit weiterer geistiger Entwicklung im Alter ausgegangen wird. Die geistige Entwicklung schließt dabei die Fähigkeit des Menschen ein, körperliche Einschränkungen innerlich zu überwinden.

In dem Brief „*Vorbereitung auf den Tod*" stellt Seneca die Beziehung zwischen Erleben und Gestalten des Alters einerseits sowie der Einstellung zum eigenen Tod andererseits her, wenn er schreibt:

„Lass uns aufhören zu wollen, was wir früher gewollt haben. Ich jedenfalls strebe danach, als alter Mann nicht dasselbe zu wollen, was ich als junger Mann gewollt habe. Tag und Nacht verfolge ich dieses Ziel. Das ist mein Mühen, das ist mein Sinnen: den alten Fehlern ein Ende zu setzen. (...) Ich bin bereit, von hier zu gehen, und gerade, weil es mich nicht allzu sehr kümmert, wie lange mein Leben noch dauert, kann ich es genießen. Bevor ich alt war, war ich darum besorgt, gut zu leben; nun, im Alter, mühe ich mich, gut zu sterben." (Seneca, 2001, S. 309f.).

In dem Brief „*Über das Alter*" ist zu lesen: „Wie weit ich wirklich vorangekommen bin, das wird sich erst im Tod zeigen." (Seneca, 2001, S. 306).

Diese Aussagen machen deutlich, dass Seneca der Vorbereitung auf Sterben und Tod große Bedeutung für die Art und Weise beimisst, *wie* Menschen sterben. Übertragen wir diese Aussagen auf unser Thema, so lässt sich festhalten: Selbstverantwortliches Sterben ist nicht nur von der im Prozess des Sterbens gegebenen Lebenssituation beeinflusst, wie zum Beispiel von der Qualität der medizinischen, pflegerischen und psychosozialen Begleitung. Vielmehr tritt als eine weitere Einflussgröße die in der Biographie geleistete Vorbereitung auf Sterben und Tod hinzu – etwa im Sinne des „*Nosce te ipsum*" (lat., Erkenne dich selbst), des „*gnothi seauton*" (griech., Erkenne, dass du ein Mensch bist), des „*Meden agan*" (griech., Nichts im Übermaß), des „*Carpe diem*" (lat., Nutze den Tag), des „*Utere tempore*" (lat., Nutze die Zeit aus), des „*Memento to hominem esse*" (lat., Gedenke, dass du ein Mensch bist), des „*Mors certa, hora incerta*" (lat., Der Tod ist gewiss, nicht aber die Stunde).

So lesen wir in dem Brief „*Vom Alter zum Tode*":

„Es kommt natürlich sehr darauf an, ob man das Leben verlängert oder den Tod. Aber wenn der Körper untauglich für seine Dienste geworden ist, warum sollte man nicht die Seele, die sich doch nur quält, aus dem Körper hinaus führen dürfen? (...) Für viele ist das Leben unfruchtbar und ohne Nutzen für die eigene Person. Denkst du, dass es wirklich zu grausam ist, etwas vom Leben hinzugeben, da es doch einmal enden muss? (...) Ich werde dem Alter nicht entfliehen, wenn es mich ganz – im Sinne des besseren, des geistigen Teils – für mich bewahrt. Doch wenn das Alter bewirkt, dass mein Verstand angegriffen wird und Stück für Stück zerstört wird, wenn es mir nicht das Leben, sondern nur das bloße Dasein übrig lässt, dann werde ich aus dieser morschen und zusammenfallenden Behausung herausspringen. Weiß ich aber, dass ich diesen Schmerz ohne Unterbrechung werde ertragen müssen, dann werde ich gehen, nicht wegen des Schmerzes an sich, sondern weil er mich an allem hindert, weswegen man lebt." (Seneca, 2001, S. 308f.).

Und in dem Brief *„Über den Freitod"* schreibt Seneca:

„Aus diesem Grunde lebt der Weise, solange er soll, nicht, solange er kann. Er wird in Erwägung ziehen, wo, mit wem und wie er leben will und was er tun wird. Er beachtet immer die Beschaffenheit, nicht die Länge des Lebens. Wenn ihm viel widerfährt, was ihm beschwerlich ist und seine innere Ruhe stört, so öffnet er sich den Ausweg. Das tut er aber nicht erst in der äußersten Not: Sobald das Schicksal anfängt, ihm verdächtig zu werden, prüft er mit aller Sorgfalt, ob er nicht vom Leben ablassen soll. (...) Ob man früher oder später stirbt, tut kaum etwas zur Sache, wohl aber, ob gut oder schlecht." (Seneca, 2001, S. 311).

Wie bereits einleitend zu den Briefen Senecas hervorgehoben wurde, gewinnt in diesen das Bedürfnis nach möglichst hoher Kontrolle über das Leben wie auch über das Sterben zentrale Bedeutung. Wo die Kontrolle nicht mehr möglich erscheint, soll das Individuum durch den „Freitod" diese Kontrolle nachträglich wieder erlangen. Es bestimmt, wann es aus dem Leben geht, und es bestimmt, wie es aus dem Leben geht.

8.3.2 Eine kritische Betrachtung des Begriffs „Freitod"

Dem Begriff „Freitod" sollen nun kritische Argumente entgegengehalten werden. Bevor dies geschieht, soll auf die Frage eingegangen werden, ob es überhaupt angemessen ist, in der kritischen Auseinandersetzung mit diesem Begriff den Briefen Senecas so viel Aufmerksamkeit zu schenken. Dies erscheint aus mehreren Gründen als angemessen. Die Philosophie der Stoiker wird auch in der heutigen Diskussion über „assistierten Selbstmord" und „aktive Sterbehilfe" immer wieder genannt, um das Moment der „Freiheit", die das Individuum in einer ausweglosen gesundheitlichen Lage verwirklichen soll, zu veranschaulichen. Die in den Briefen Senecas genannten Argumente ähneln zumindest in Teilen jenen Argumenten, die in der aktuellen Diskussion vorgetragen werden. Senecas Aussagen werden in der Literatur zumeist nur in jenen Ausschnitten zitiert, die sich mit der Vorbereitung auf Sterben und Tod sowie mit der Akzeptanz der Vergänglichkeit und Endlichkeit beschäftigen, hingegen selten in den Ausschnitten, die sich um das Thema des Freitods zentrieren. Wie bereits betont wurde, spricht aus der Gesamtschau der von Seneca verfassten Briefe ein enges Verständnis der Vergänglichkeit des Menschen: Vergänglichkeit wird im Kern mit Endlichkeit gleichgesetzt, hingegen wird das Schwinden der körperlichen und geistigen Kräfte nicht als Ausdruck der Vergänglichkeit gedeutet. Die Aussagen Senecas stammen aus einer Zeit und Kultur, in der es eine hoch entwickelte medizinische und pflegerische Versorgung – wie diese für unsere Gesellschaft charakteristisch ist – nicht gab. Dem allergrößten Teil der Bevölkerung bot sich auch nicht in Ansätzen die Möglichkeit einer medizinisch-pflegerischen Versorgung. Aus diesem Grunde ist nachvollziehbar, warum Sorgen vor einer chronischen körperlichen oder psychischen Erkrankung im Erleben des Menschen damals eine so große Bedeutung zukam. Auf der anderen Seite sollten die Unterschiede zwischen der zur Zeitenwende (um die Seneca lebte) und in der Gegenwart gegebenen Versorgungssituation die Augen dafür öffnen, dass chronisch erkrankten und sterbenden Menschen *heute* sehr viel besser geholfen werden kann (zu denken ist zum Beispiel an eine korrekt durchgeführte Schmerztherapie), so dass ein sinnerfülltes Leben (was allerdings nicht heißt: ein von Belastungen und Grenzerfahrungen freies Leben) auch bei schwerer Erkrankung und im Prozess des Sterbens möglich ist. „Sinnerfüllt" bedeutet hier, dass Zeichen der Solidarität, der Anteilnahme und der Mitverantwortung erfahren werden, dass der Beistand in der Krankheit und im Sterben fachlich wie ethisch fundiert ist.

Kommen wir aber nun zur entscheidenden Frage, um die sich unsere kritische Betrachtung des „Freitodes" zentriert: Ist es überhaupt angemessen, von einem „Freitod" zu sprechen? Kann überhaupt davon ausgegangen werden, dass der Mensch „frei ist" und „frei handelt", wenn er sich das Leben zu nehmen versucht? Diese Frage ist angesichts der Tatsache, dass Selbstmordgedanken grundsätzlich in einer Situation der subjektiv erlebten „Einengung" zentraler Lebensvollzüge entstehen (Ringel, 1984), zu verneinen. So stellt Asmus Finzen fest: „Ich will nicht geltend machen, der Bilanzsuizid sei ein Ausdruck von Freiheit. Er ist vielmehr die bittere Konsequenz einer von außen aufgezwungenen Wirklichkeit." (Finzen, 1997, S. 15).

Bereits in der Philosophie von Karl Jaspers findet sich eine Aussage zum Selbstmord, die deutlich macht, dass der Selbstmord aus einem Gefühl der Einengung, nicht aber aus einem Gefühl der Freiheit hervorgeht: „In gänzlicher Verlassenheit, im Bewußtsein des Nichts, ist dem Einsamen der freiwillige Untergang wie eine Heimkehr zu sich selbst. Gepeinigt in der Welt, ohnmächtig, den Kampf mit sich und der Welt fortzusetzen, in Krankheit und Alter dem Versinken in Kümmerlichkeit ausgesetzt, von dem Herabgleiten unter das Niveau des eigenen Wesens bedroht, wird es ein tröstlicher Gedanke, sich das Leben nehmen zu können, weil der Tod wie eine Rettung erscheint." (Jaspers, 1932, S. 308).

Auch der „assistierte Selbstmord" muss vor dem Hintergrund der Tatsache, dass der Selbstmord aus einer subjektiv erlebten Einengung heraus begangen wird, kritisch bewertet werden. An die Stelle der Assistenz zum Selbstmord sollten vielmehr Handlungen treten, die dem Menschen helfen, die eingetretene Grenzsituation besser zu bewältigen.

Mit Blick auf die Betreuung des chronisch erkrankten und sterbenden Menschen, bei denen eine Selbstmordgefährdung besteht, kommt Asmus Finzen zu folgender Bewertung: „Die Perspektive von Außenstehenden und Kranken, die lebensverkürzende Maßnahmen für sich in Betracht ziehen, ist keineswegs identisch. Zahlreiche Untersuchungen haben gezeigt, daß effiziente Schmerzbehandlung und praktische Betreuung für viele Schwerkranke und Sterbende als gewünschte Alternativen zum erwogenen Suizid betrachtet und akzeptiert werden." (Finzen, 1997, S. 45).

Hans Wedler (2002) hebt in einer Arbeit über den Umgang mit Selbstmordgefährdung und Sterbewünschen im Alter hervor, dass es am Lebensende in besonderer Weise darum gehen müsse, die Indikation und Angemessenheit aller medizinischen Maßnahmen sorgfältig und kontinuierlich zu prüfen. Dabei müsse der Patientenwillen bei aller Ambivalenz ermittelt und ernst genommen werden. Die Leidensminderung am Lebensende sei eine zentrale Aufgabe, die sich nicht allein auf Schmerztherapie beschränken dürfe, sondern die auch andere Leidensformen berücksichtigen müsse, zu denen vor allem die folgenden zu rechnen seien: Atemnot, Probleme bei der Ausscheidung, Völlegefühl und Schlafstörungen.

Das Innewerden der eigenen Begrenztheit, Vergänglichkeit und Endlichkeit fällt gerade dem Menschen in der heutigen Zeit schwer. Dies ist zum einen auf die abnehmende Bedeutung der Transzendenz und Spiritualität in unserer Gesellschaft zurückzuführen, zum anderen auf die wachsenden Möglichkeiten der Technik, vor allem im Bereich der Biologie, der Genetik, der Medizin. „Gerade die enormen technischen Fortschritte, die in der oft künstlichen Erhaltung des Lebens erzielt werden, manifestieren die absolute Grenze unseres Könnens. Die Lebensverlängerung wird am Ende zur Sterbensverlängerung und zum Verdämmern von Ich-Erfahrung überhaupt. Sie gipfelt in dem Schwinden der Erfahrung des Todes. Die moderne Chemie der Betäubungsmittel depossediert die leidende Person. Die künstliche Aufrechterhaltung der vegetativen Funktionen des Organismus macht den Menschen zu einem Glied in einem maschinellen Vorgang. Der Tod selbst wird wie ein Schiedsspruch von dem Entschluss des behandelnden Arztes abhängig. All das schließt zugleich die Überlebenden von der Teilnahme und Teilhabe an dem unwiderruflichen Geschehen aus. Selbst die von den Kirchen angebotene Seelsorge findet oft nicht mehr den Zugang; nicht zu den Sterbenden, nicht zu den Teilnehmenden." (Gadamer, 1993, S. 85).

Das hohe Lebensalter könnte sich in besonderer Weise dafür eignen, einen Kontrapunkt zum Leitbild des „Immer-Weiter" zu setzen (Birkenstock & Rentsch, 2005; Rentsch & Birkenstock, 2004). Im Alter wird dem Menschen die Verletzlichkeit, aber auch die Vergänglichkeit und Endlichkeit seines Lebens in besonderem Maße bewusst. Doch zugleich bietet das Alter die Möglichkeit zur geistigen Weiterentwicklung. Diese geistige Weiterentwicklung kann auch die Erkenntnis und Annahme der eigenen Begrenztheit einschließen (Kruse, 2002b, 2004; Munnichs, 1995). Die geistige Auseinandersetzung mit körperlichen Einbußen und die auf dieser Auseinandersetzung beruhende Fähigkeit, trotz eingetretener Einbußen eine positive Lebenseinstellung zu bewahren, bilden eine bedeutende Grundlage für die gefasste Einstellung des Menschen gegenüber Sterben und Tod. Diese Aussage soll im Folgenden anhand von Auszügen aus Arbeiten veranschaulicht werden, die aus der Psychosomatik (v. Weizsäcker, 2005, Pathosophie), aus der Existenzpsychologie (Frankl, 2005a, Der Wille zum Sinn) und aus der Existenzphilosophie (Rentsch, 1995, Altern als Werden zu sich selbst) stammen.

In seiner Schrift „Pathosophie" setzt sich Viktor von Weizsäcker (2005) umfassend mit der Todesthematik auseinander. Dabei ist für das Verständnis seiner Pathosophie die Aussage grundlegend, dass der *Tod nicht ein einzelnes Ereignis, sondern vielmehr eine umfassende Ordnung bildet* – wie es von Weizsäcker nicht nur an verschiedenen Stellen der „Pathosophie", sondern auch in „Der Gestaltkreis" (1986) mehrfach zum Ausdruck bringt. Dabei ist mit umfassender Ordnung gemeint, dass Zeugung, Geburt und Leben immer auch von der letzten Grenze des Lebens – nämlich dem Tod – her zu verstehen sind: Das Leben entwickelt sich nicht nur zur höchsten Reife hin, sondern ist auch auf sein Ende hin geordnet. Wendet man nun diese Aussage auf die individuelle Lebensführung an, so ergibt sich daraus folgende Konsequenz: Eine bedeutende „Entwicklungsaufgabe" des Menschen ist auch darin zu sehen, in seiner individuellen Lebensführung mehr und mehr das Bewusstsein der

eigenen Vergänglichkeit und Endlichkeit zum Ausdruck zu bringen und damit *den Tod in das Leben zu holen.* Das in Kapitel 4
bereits zitierte Wort von Notker dem Stammler und Luther: „*Mitten wir im Leben sind vom Tod umfangen*" meint ja nicht, dass wir in
unserem Leben vom Tod bedroht sind – eine derartige Deutung
dieses Wortes wäre viel zu einfach. Es meint vielmehr, dass der
Mensch „mitten in seinem Leben" den Tod in das Leben holen,
den Tod zu einem bedeutenden Lebensinhalt machen und damit
das Leben nicht nur aus der Perspektive des Lebens, sondern auch
aus der Perspektive des Todes gestalten sollte. Dies heißt nun eben
nicht, dass der Mensch resigniert. Es heißt vielmehr, dass der
Mensch seine Existenz immer auch als eine *abschiedliche* begreift.
Dieses Verständnis der Beziehung zwischen Leben und Tod wird in
sehr gelungener Weise von Khalil Gibran zum Ausdruck gebracht,
wenn er schreibt: „Ich sagte zum Leben: ‚Ich möchte den Tod sprechen hören.' Und das Leben redete ein wenig lauter und sagte: ‚Jetzt
hörst du ihn.'" Die von uns als zentrale Kategorie einer Ethik des
Alters eingeführte *bewusst angenommene Abhängigkeit* (Kruse,
2005b) spricht auch diesen Aspekt an: Bewusst angenommene Abhängigkeit ist in der Hinsicht zu verstehen, dass sich der Mensch
seiner Verletzlichkeit – und über diese seiner Vergänglichkeit und
Endlichkeit – gewahr wird und dass er auf dieser Grundlage bereit
ist, die Hilfe anderer Menschen anzunehmen. Dabei nehmen wir
weiter an, dass die Ausbildung dieser Haltung – also der bewusst
angenommenen Abhängigkeit – eine bedeutende Grundlage dafür
bildet, dass der Mensch seine Endlichkeit annehmen kann. In dem
Zusammenhang zwischen der bewusst angenommenen Abhängigkeit einerseits und der Annahme der eigenen Endlichkeit andererseits kommt die *im* Leben und *durch* das Leben geleistete Vorbereitung auf den eigenen Tod zum Ausdruck. Dabei ist die bewusst
angenommene Abhängigkeit nicht als eine für das Alter spezifische Kategorie zu verstehen – sie muss als Haltung schon in früheren Lebensjahren ausgebildet werden. Sie gewinnt allerdings im
Alter – angesichts der in diesem Lebensabschnitt deutlicher her-
vortretenden Grenzen der Existenz – besondere Aktualität, sodass
eine Reflexion über die bewusst angenommene Abhängigkeit eine
lebensaltersspezifische Präzisierung erfordert (Kruse, 2005b).

Kommen wir nun auf Aussagen, die von Weizsäcker in seiner
„Pathosophie" zum Tod getroffen hat, zurück. Von Weizsäcker erkennt in unserer Gesellschaft die Tendenz zur Verdrängung des Todes, die schließlich dazu beiträgt, dass sich Menschen nicht ihre eigene Vergänglichkeit und Endlichkeit vergegenwärtigen können: „Das
Thema ‚Tod' müssen wir als eines beurteilen, welches gemeinhin aus
dem Bewusstsein zu sehr verdrängt wird; und zwar, indem man, na-

mentlich in der Medizin, eine möglichst lange Lebensverlängerung anstrebt." (v. Weizsäcker, 2005, S. 310).

In einer anderen Passage seiner „Pathosophie" geht von Weizsäcker auf den Zusammenhang zwischen Annahme der eigenen Endlichkeit und einer „dankbaren" Haltung gegenüber dem Leben ein, wobei er die besonderen Anforderungen an den Menschen darin sieht, dass in unserer Kultur nur in sehr geringem Maße eine kollektive Auseinandersetzung mit Fragen des Todes stattfindet. „Je länger ich über den Tod spreche oder schreibe, um so mehr wird mir klar, dass ich nichts Neues über ihn sagen kann, weil ich nichts weiß. Ich kann also nur sagen, dass das, was andere über den Tod aussagen, aus keinem Wissen stammt. Und das ist zu wenig. Es kommt beim Lebensabschluss nicht darauf an, dass jemand gewisse Vorstellungen von Leben oder Nichtleben nach dem Tod hat, sondern darauf, ob er der Empfindung der Dankbarkeit, der Hoffnung, der Neidlosigkeit und der Unbedürftigkeit, etwas zu wissen, fähig ist." (v. Weizsäcker, 2005, S. 324).

Die von von Weizsäcker hervorgehobene Bedeutung der Haltung des Menschen für seine Einstellung zur eigenen Endlichkeit findet ihre Entsprechung in einer Aussage von Viktor Frankl zur Einstellung des Menschen gegenüber seiner Vergänglichkeit. Frankl hebt in seiner Schrift „Der Wille zum Sinn" (2005a) hervor, dass die Verdrängung des Todes auch darauf zurückzuführen ist, dass Menschen eine sehr einseitige Einstellung gegenüber der Vergänglichkeit haben. Aus diesem Grunde kann eine annehmende Haltung gegenüber dem Tod nur ausgebildet werden, wenn Menschen zu einer veränderten Deutung der Vergänglichkeit gelangen:

„Wenn wir uns ganz an den Eindruck – in seiner ganzen Tiefe – hingeben, den die Vergänglichkeit alles Seins auf uns macht, dann kommen wir schließlich zu einem Punkt, an dem angelangt wir nur noch sagen können: Die Zukunft ist (noch) nicht, und die Vergangenheit ist auch nicht (ist nicht mehr); was wirklich ist, ist eigentlich nur die Gegenwart. Oder wir könnten auch sagen: Die Zukunft ist nichts, und die Vergangenheit ist ebenfalls nichts. (…) Die Existenzanalyse nun behauptet, dass die Wahrheit tatsächlich beiläufig in der Mitte liegt. Sie sagt nämlich: Die Zukunft ist wirklich nichts; aber die Vergangenheit ist die eigentliche Wirklichkeit. (…) Die Existenzanalyse stellt nun, angesichts der tatsächlichen Vergänglichkeit alles Seins, folgende Behauptung auf: Vergänglich sind eigentlich nur die Möglichkeiten, die Chancen zur Wertverwirklichung, die Gelegenheiten, die wir zum Schaffen oder Erleben – oder zum Leiden (nämlich zum rechten Leiden, zum aufrechten Leiden von wirklich Unabänderlichem, von echt Schicksalhaftem) haben: Sobald wir diese Möglichkeiten jedoch verwirklicht haben, sind sie nicht mehr ‚vergänglich', vielmehr sind sie ,vergangen', sie *sind* vergangen – und das will heißen: Eben in ihrem Vergangensein ,sind' sie. Denn gerade in ihrem Vergangensein sind sie ja aufbewahrt, und nichts kann ihnen mehr etwas anhaben, nichts kann mehr das, was einmal geschehen, was einmal vergangen ist, aus der Welt schaffen: Einmal vergangen, ist es vergangen ein für allemal und für ,alle Ewigkeit'." (Frankl, 2005a, S. 41 f.).

In einer existenzphilosophischen Deutung des hohen Lebensalters gelangt der Philosoph Thomas Rentsch (1995) zu folgender Charakterisierung des Alters, die in ihrer Betonung des Innewerdens der eigenen Verletzlichkeit und Vergänglichkeit auch große Bedeutung für die Auseinandersetzung des Menschen mit seiner Endlichkeit besitzt: „Es läßt sich angesichts des Alterns von ganz spezifischen Zügen des menschlichen Werdens zu sich selbst sprechen. Die physische Wandlung im Alternsprozeß läßt sich als Radikalisierung der leiblich verfaßten Grundsituation des Menschen bezeichnen. (...) Die späte Lebenszeit eröffnet daher in mehrfacher Hinsicht Chancen für die Entwicklung ethischer Einsichten, die in früheren Lebensphasen weniger leicht zu gewinnen sind. Endlichkeit und Fragilität des Lebens werden intensiv erlebbar. Die Angewiesenheit des Menschen auf Kommunikation und Solidarität ist vielfach, auch durch Verluste, erfahrbar geworden. Die Erfahrung der Vergänglichkeit und der Flüchtigkeit manchen Glücks vermag eine Kraft zur Desillusionierung und zur gelassenen Täuschungslosigkeit wach zu rufen. Ethisch ist die einmalige Ganzheit als zeitlich-endlicher Selbstwerdungsprozess erst dann begriffen, wenn das Werden zu sich selbst als Endgültigwerden verstanden wird." (Rentsch, 1995, S. 59f.).

Die von Rentsch (1995) (siehe auch Birkenstock & Rentsch, 2005) vorgenommene Charakterisierung des Alters – nämlich im Sinne des „Werdens zu sich selbst" – lässt sich auch verdeutlichen anhand von Aussagen des Heidelberger Philosophen Hans Georg Gadamer zum Wesen des Schmerzes. Gadamer (2003) hat in seiner Reflexion des Schmerzes deutlich gemacht, dass die Auseinandersetzung mit den Grenzen des Körpers nicht nur diese erträglicher macht, sondern zugleich auch die Chance bietet, ganz im Sinne des von Jaspers beschriebenen Wachsens in Grenzsituationen „mit dem fertig zu werden, was uns aufgegeben ist". In dem Buch „Schmerz" schreibt Gadamer (2003): „Der Schmerz umgreift gleichsam unser Leben und fordert uns beständig neu heraus. Es ist viel, was der Schmerz verlangt. Unbedingt erforderlich ist es, den Mut nicht aufzugeben, ganz egal wie groß der Schmerz sein mag. Wer das fertig bringt, der kann die Schmerzen – es gibt im Deutschen ein wunderbares Wort dafür – ,verwinden'. (...) Daraus spricht sozusagen eine Meisterung der Schmerzen. Es ist fast das Verwunderlichste an unserem verwunderlichen Leben, dass man vergisst, vergessen kann, dass gerade das Wertvollste langsam schwindet. Vergessenheit ist Schwäche. Hier gibt es offenbar die Möglichkeit, durch das eigene Sich-Wehren gegen den Schmerz in diesen einzugreifen, indem man sich dem ganz hingibt, was einen ganz erfüllt. Nichts lässt den Schmerz am ehesten erträglich werden als das Gefühl, es geht mir etwas auf, mir fällt etwas ein. Es gibt ja immer ein ganzes Arsenal Unerledigtes, das wir zu verwinden trachten. In diesem Sinne ist der Schmerz eine große Chance, vielleicht die größte Chance, endlich mit dem ,fertig zu werden', was uns aufgegeben ist. Die eigentliche Dimension des Lebens wird im Schmerz erahnbar, wenn man sich nicht überwinden lässt. Hierin sehe ich auch die größte Gefahr des technologisierten Zeitalters, dass diese Kräfte unterschätzt werden und damit auch – verständlicherweise – unsere Fähigkeiten nicht mehr zur vollen Entwicklung gelangen. Dem steht die Freude des Gelingens, des Beherrschens und schließlich des sich wieder Gesundfühlens gegenüber. Ich kann nicht leugnen, dass diese Freude (...) doch wohl immer noch das beste Medikament ist, das uns die Natur an die Hand zu geben weiß." (Gadamer, 2003, S. 27 f.).

Die Diskussion des Freitodes abschließend soll hervorgehoben werden, dass die Auseinandersetzung des Menschen mit starken körperlichen Einbußen – vor allem mit schweren Schmerzzuständen – nicht allein in Begriffen der „Widerstandsfähigkeit" (Resilienz) oder der „psychischen Reife" charakterisiert werden darf. Ebenso wichtig, und dies ist auch bei der kritischen Reflexion über den „Freitod" ausdrücklich zu berücksichtigen, sind die fachlich fundierte medizinische und pflegerische Versorgung des Menschen wie auch dessen soziale Unterstützung. In Kapitel 9 werden einige zentrale Aufgaben der Palliativmedizin beschrieben, die deutlich machen, dass die Fähigkeit des schwerstkranken oder sterbenden Menschen, sich auf den Tod bewusst einzustellen und die eigene Endlichkeit anzunehmen, in hohem Maße von der Qualität der medizinischen und pflegerischen Versorgung beeinflusst ist. Wenn zum Beispiel starke Schmerzen vorliegen und diese nicht angemessen behandelt werden, so muss damit gerechnet werden, dass der Patient sich in sich selbst zurückzieht, resigniert und depressive Symptome entwickelt, die schließlich zu dem Verlangen führen können, dem eigenen Leben ein Ende zu setzen. Diese Haltung darf nicht vorschnell auf geringe psychische Reife oder fehlende psychische Widerstandsfähigkeit zurückgeführt werden. Sie ist vielmehr hervorgerufen durch die psychische Überforderung des Patienten aufgrund starker, nicht angemessen behandelter Schmerzzustände. Mit dieser Aussage wird gleichzeitig verdeutlicht, dass die medizinischen und pflegerischen Aufgaben bei der Begleitung und Betreuung sterbender Menschen auch dem Ziel dienen, einen körperlichen und seelischen Zustand herbeizuführen, der den Menschen in die Lage versetzt, sich bewusst auf den eigenen Tod einzustellen. So führt der Palliativmediziner Aulbert im Zusammenhang mit der Frage nach der Lebensqualität bei inkurablen Krankheiten aus: „Bewältigtes Leid kann bisher nicht bewusste Reifungsmöglichkeiten zutage fördern. Viele Patienten erkennen neue Sinn- und Wertvorstellungen – insbesondere in den Beziehungen zu anderen Menschen, in den Erwartungen an das Leben und in den neu gewonnenen Fähigkeiten, Prioritäten zu setzen und Wichtiges von Unwichtigem zu unterscheiden." (Aulbert, 1997, S. 96).

8.3.3 Die aktive Sterbehilfe als Ausdruck des Respekts vor dem Bedürfnis des sterbenden Menschen nach Selbstverantwortung?

Ein Argument, das für die aktive Sterbehilfe sprechen soll, rückt das vom Patienten nicht mehr zu bewältigende Leiden in den Vordergrund. Dieses Leiden, so wird angenommen, führe zu einer Situation, die nicht mehr „menschenwürdig" sei. Die aktive Sterbehilfe stelle eine Möglichkeit dar, den Patienten von unnötigem Leiden zu befreien und damit zu einem „menschenwürdigen" Sterben beizutragen. Bei dieser Argumentation wird jedoch übersehen, dass – wie bereits dargestellt wurde – durch eine fachlich begründete, ganz auf die individuelle Situation abgestimmte Schmerztherapie in fast allen Fällen eine deutliche Linderung der Schmerzen erreicht werden kann, sodass es dem todkranken Menschen eher gelingt, die bestehenden Belastungen zu ertragen. Zudem wird übersehen, und dies wiegt noch schwerer, dass die aktive Sterbehilfe selbst dann in Betracht gezogen wird, wenn sich Menschen nicht mehr zu den von ihnen selbst gewünschten Interventionsschritten äußern können – zu denken ist hier an bewusstlose Menschen oder an Menschen, bei denen eine weit fortgeschrittene Demenz vorliegt. Weiterhin wird die Tatsache übergangen, dass die Definition des „menschenwürdigen" oder angeblich „menschenunwürdigen" Lebens vielfach von außen, nämlich von Ärzten, Pflegefachpersonen oder Angehörigen vorgenommen wird, nicht aber von innen, das heißt, aus der Sicht des todkranken Menschen. Dabei ist auch zu bedenken, dass Ärzte und Pflegefachpersonen, vor allem aber Angehörige möglicherweise deshalb von einem „menschenunwürdigen" Leben sprechen, weil *sie selbst* den Anblick des Leidens bei einem todkranken Menschen nicht ertragen. Schließlich darf nicht übersehen werden, dass es aus ethischen Gesichtspunkten heraus höchst problematisch ist, einen Zustand zu definieren, bei dessen Erreichen die Menschenwürde nicht mehr gegeben sein soll. Der Mensch besitzt *als*

Mensch Würde – der gläubige Mensch würde sagen, diese ist ihm von Gott gegeben –, und die Aufgabe im Prozess der Sterbebegleitung ist darin zu sehen, durch medizinische, pflegerische, psychologische, soziale und – sofern dies dem Wunsch des Sterbenden entspricht – seelsorgerische Maßnahmen dazu beizutragen, dass der todkranke Mensch ein Leben führen kann, welches der Würde des Menschen entspricht. Es wird hier hingegen bestritten, dass die Würde des Menschen dadurch erhalten wird, dass man seinem Leben von außen ein Ende setzt. „Der Person positiv Würde erst zu geben, ist nicht Sache unseres Willens. Wir können sie nur anerkennen, und diese Anerkennung gehört schon nicht mehr dem Wissen, sondern dem Glauben." (Nelson, 1962, S. 720).

Gegen die aktive Sterbehilfe werden Argumente angeführt, die jenen ähneln, die bei der kritischen Diskussion der Argumentation für eine aktive Sterbehilfe vorgetragen wurden; aus diesem Grunde seien die Argumente nur kurz genannt (zur ausführlicheren Diskussion siehe Kruse & Schmitt, 2001b).

- Das erste Argument gegen die aktive Sterbehilfe zentriert sich um die Unverfügbarkeit des menschlichen Lebens; diese verbietet die von außen vorgenommene Beendigung des Lebens.
- Das zweite Argument betont die drohende Gefahr, dass eine wachsende Anzahl schwerer physischer und psychischer Erkrankungen als Formen „menschenunwürdigen Lebens" gedeutet werden.
- Das dritte Argument hebt hervor, dass bei sterbenden Menschen die Angst geweckt wird, dass ihr Leben nicht mehr ausreichend geschützt sei.

Diese Argumente gegen die aktive Sterbehilfe lassen sich zu folgender Aussage eines früheren Richters am Bundesverfassungsgericht der Bundesrepublik Deutschland verdichten:

„Eine Rechtsordnung, die absichtliches Töten eines anderen als Mittel der Leidhilfe toleriert, mindert den Lebensschutz zum Schaden aller und öffnet Schleusen zur Vernichtung angeblich sinnlosen oder unnützen Lebens." (Kutzer, 1995, S. 70).

Auch wenn die passive Sterbehilfe in der Öffentlichkeit weitgehend unbestritten ist, dürfen doch die möglichen Probleme, die sich bereits in dem Entscheidungsprozess für oder gegen die passive Sterbehilfe ergeben, nicht übersehen werden – diese Probleme machen zugleich deutlich, welchen Gefahren man sich aussetzen würde, wenn man Möglichkeiten der aktiven Sterbehilfe einräumte. Ein Problemkreis soll an dieser Stelle besonders akzentuiert werden: Besitzt der Patient nicht mehr die Fähigkeit, über lebensverlängernde Maßnahmen zu entscheiden, und wird diese Entscheidung von Angehörigen getroffen, so muss mit folgenden – empirisch nachgewiesenen – Problemen gerechnet werden (vgl. Kruse & Schmitt, 2001b):

1. Die meisten Patienten versäumen es, ihre Präferenzen hinsichtlich lebensverlängernder Maßnahmen mit den Angehörigen oder mit Ärzten zu besprechen, wodurch stellvertretende Entscheidungsprozesse erschwert sind (Seckler et al., 1991).
2. Der Entscheidungsprozess wird eher von Wünschen der Angehörigen und weniger von Wünschen des Patienten bestimmt (Emanuel & Emanuel, 1992).
3. Menschen zögern eher, einem Abbruch lebensverlängernder Maßnahmen zuzustimmen, wenn sie diese Entscheidung stellvertretend für einen Angehörigen treffen sollen, als wenn die Entscheidung für die eigene Person getroffen wird (Emanuel et al., 1991).
4. Die in Entscheidungsprozesse eingehenden Annahmen der Angehörigen über die Einstellung des Patienten zu möglichen lebensverlängernden Maßnahmen stimmen nur in geringem Maße mit dessen tatsächlich gegebenen Präferenzen überein (Sonnenblick et al., 1993).

8.4   Zusammenfassung und Kontrollfragen

Ärztliche Euthanasie ist in den Niederlanden seit der Verabschiedung des Gesetzes zur Kontrolle der Lebensbeendigung auf Verlangen im Jahre 2001, in Belgien seit der Verabschiedung des Euthanasiegesetzes im Jahre 2002 straffrei. Der Begriff der Euthanasie ist dabei definiert als „das Leben vorsätzlich beendendes Handeln durch einen anderen als den Betroffenen auf dessen Verlangen". In Oregon hat der Arzt auf der Grundlage des „Death with Dignity Act" die Möglichkeit, auf Verlangen Substanzen zu verschreiben, die Menschen in die Lage versetzen, ihr Leben zu beenden. Anders als in den Niederlanden und in Belgien ist in Deutschland die individual- und sozialmoralisch begründete Unterscheidung zwischen aktiver, indirekter und passiver Sterbehilfe gebräuchlich. Aktive Sterbehilfe ist in Deutschland ebenso strafbar wie der ärztlich assistierte Suizid. Eine fachgerechte Schmerz- und Symptombehandlung unter Inkaufnahme einer Lebensverkürzung (indirekte Sterbehilfe) ist nach deutschem Recht erlaubt, der Verzicht auf lebensverlängernde Maßnahmen steht unter Strafe, wenn dadurch der Prozess des Sterbens in Gang gesetzt wird. In Übereinstimmung mit den Grundsätzen der Ärztekammer wird die aktive Sterbehilfe von etwa 80 Prozent der deutschen Ärzte abgelehnt. Als Argumente für eine Legalisierung von aktiver Sterbehilfe und ärztlich assistiertem Suizid in Deutschland werden vor allem unerträgliche Schmerzen und ein nicht mehr lebenswertes Leben, die Autonomie des Patienten und ökonomische Erwägungen angeführt. Diese Argumente werden einer ausführlichen Kritik unterworfen, die auch auf die Notwendigkeit der Palliativmedizin und -pflege als Gegenentwurf zur aktiven Sterbehilfe deuten.

Der Begriff des Freitods lässt sich weder mit Verweis auf eine autonome Entscheidung noch durch die Verletzlichkeit und Begrenztheit des Lebens im hohen Alter begründen. In deutlichem Widerspruch zu einer derartigen Konzeption stehen Deutungen, die das Alter innerhalb einer umfassenden Ordnung oder als Werden zu sich selbst betrachten.

Fünf Kontrollfragen zu Kapitel 8

1. Unter welchen Voraussetzungen erlaubt die Gesetzgebung in den Niederlanden und in Belgien vorsätzlich lebensbeendende ärztliche Maßnahmen?
2. Was versteht man in Deutschland unter aktiver Sterbehilfe, assistiertem Suizid, indirekter Sterbehilfe und passiver Sterbehilfe und in welcher Beziehung steht diese Unterscheidung zum Euthanasiebegriff in der niederländischen und belgischen Rechtsprechung?
3. Warum ist es aus individualmoralischer und sozialmoralischer Perspektive sinnvoll, zwischen aktiver und passiver Sterbehilfe zu unterscheiden?
4. Warum kann sich ärztliches Handeln in der Praxis häufig nicht, wie von der Bundesärztekammer gefordert, am mutmaßlichen Patientenwillen orientieren?
5. Warum lässt sich aus dem Respekt vor der Autonomie des Patienten kein Recht auf aktive Sterbehilfe ableiten?

Weiterführende Literatur

Khorrami, K. (2003). Die „Euthanasie-Gesetze" im Vergleich. Eine Darstellung der aktuellen Rechtslage in den Niederlanden und in Belgien. *Medicine Review, 1,* 19–25.

Rentsch, Th. & Birkenstock, E. (2004). Ethische Herausforderungen des Alters. In A. Kruse & M. Martin (Hrsg.), *Enzyklopädie der Gerontologie* (S. 613–626). Bern: Huber.

9 Komponenten und Rahmenbedingungen einer fachlich und ethisch fundierten Sterbebegleitung

9.1 Die Distanzierung unserer Gesellschaft von sterbenden Menschen

Nach Norbert Elias (1982) lassen sich moderne Gesellschaften dadurch kennzeichnen, dass einerseits überlieferte Konventionen des Umgangs mit Sterben und Tod als nicht mehr angemessen erscheinen, andererseits neue Rituale, an denen Menschen ihr Verhalten gegenüber Sterbenden orientieren könnten, (noch) nicht entwickelt wurden. Das Faktum der eigenen Endlichkeit erscheint im Selbstverständnis des modernen Menschen als Bedrohung. Entsprechend besteht eine allgemeine Tendenz, Sterben und Tod aus dem gesellschaftlich-geselligen Leben zu verdrängen. Das Sterben des Anderen erscheint als mahnende Erinnerung an den eigenen Tod, löst entsprechend Unsicherheit aus und trägt so dazu bei, dass die Menschen in modernen Gesellschaften nicht mehr in der Lage sind, Sterbenden das zu geben, was sie brauchen (vgl. Elias, 1982, S. 19).

„Viele Menschen sterben allmählich, sie werden gebrechlich, sie altern. Die letzten Stunden sind wichtig, gewiß. Aber oft beginnt der Abschied von Menschen viel früher. Schon Gebrechen sondern oft die Alternden von den Lebenden. Ihr Verfall isoliert sie. Ihre Kontaktfreudigkeit mag geringer, ihre Gefühlsvalenzen mögen schwächer werden, ohne daß das Bedürfnis nach Menschen erlischt. Das ist das Schwierigste – die stillschweigende Aussonderung der Alternden und Sterbenden aus der Gemeinschaft der Lebenden, das allmähliche Erkalten der Beziehung zu Menschen, denen ihre Zuneigung gehörte, der Abschied von Menschen überhaupt, die ihnen Sinn und Geborgenheit bedeuteten. Schwer wird der Verfall nicht nur für die, die Schmerzen haben, sondern auch für die Alleingelassenen." (S. 8 f.).

„Offenbar gibt es keine Vorstellung, wie seltsam sie auch sein mag, an die Menschen nicht mit inniger Liebe zu glauben bereit sind, wenn sie ihnen nur Erleichterung von dem Wissen verschafft, daß sie eines Tages nicht mehr existieren werden, wenn sie ihnen nur Hoffnung auf eine Form der Ewigkeit ihrer Existenz gibt." (S. 13).

„Eng verbunden mit der größtmöglichen Relegierung des Sterbens und des Todes aus dem gesellschaftlich-geselligen Leben der Menschen und mit der entsprechenden Verschleierung des Sterbens, insbesondere auch vor den Kindern, ist in unseren Tagen eine eigen-

tümliche Verlegenheit der Lebenden in der Gegenwart eines Sterbenden. Sie wissen oft nicht recht, was zu sagen. Der Sprachschatz für den Gebrauch in dieser Situation ist verhältnismäßig arm. Peinlichkeitsgefühle halten die Worte zurück. Für die Sterbenden selbst kann das recht bitter sein. Noch lebend, sind sie bereits verlassen. (...)
Die konventionellen Redewendungen und Riten sind gewiß noch in Gebrauch, aber mehr Menschen als früher fühlen, daß es etwas peinlich ist, sich ihrer zu bedienen, eben weil sie ihnen als schal und abgedroschen erscheinen. Die rituellen Floskeln der alten Gesellschaft, die die Bewältigung kritischer Lebenssituationen erleichterten, klingen für das Ohr vieler jüngerer Menschen abgestanden und falsch. An neuen Ritualen, die dem gegenwärtigen Empfindens- und Verhaltensstandard entsprechen und die Bewältigung wiederkehrender kritischer Lebenssituationen erleichtern können, fehlt es noch." (S. 39 f.)
„In der Gegenwart von Sterbenden – auch von Trauernden – zeigt sich daher mit besonderer Schärfe ein für die heutige Stufe des Zivilisationsprozesses charakteristisches Dilemma. Ein Informalisierungsschub im Rahmen dieses Prozesses hat dazu geführt, daß eine ganze Reihe herkömmlicher Verhaltensroutinen, darunter auch der Gebrauch ritueller Floskeln, in den großen Krisensituationen des menschlichen Lebens für viele Menschen suspekt und zum Teil peinlich geworden ist. Die Aufgabe, das richtige Wort und die richtige Geste zu finden, fällt also, wie gesagt, auf den Einzelnen zurück." (S. 45).
„In den entwickelten Gesellschaften verstehen sich Menschen weithin als von Grund auf unabhängige Einzelwesen, als Monaden ohne Fenster, als vereinzelte ‚Subjekte', denen die ganze Welt, also auch alle anderen Menschen, als ‚Außenwelt' gegenübersteht und deren ‚Innenwelt' wie durch eine unsichtbare Mauer von dieser ‚Außenwelt', also auch von anderen Menschen, abgetrennt ist. Diese Art, sich selbst zu erleben, das für eine bestimmte Zivilisationsstufe charakteristische Selbstbild des ‚homo clausus', steht gewiß in engster Verbindung mit einer ebenso spezifischen Art, vorwegnehmend den eigenen Tod und, in der akuten Situation, das eigene Sterben zu erleben." (S. 81).
„Das Ethos des ‚homo clausus', des sich allein fühlenden Menschen, wird schnell hinfällig, wenn man das Sterben nicht mehr verdrängt, wenn man es als einen integralen Bestandteil des Lebens in das Bild von Menschen mit einbezieht." (S. 100).
„Die Besonderheit der Art des Sterbens und auch der Vorstellung vom Tode in entwickelteren Gesellschaften läßt sich nicht recht verstehen, wenn man nicht dem gewaltigen Individualisierungsschub

Rechnung trägt, der in der Renaissance einsetzt und der mit vielen Schwankungen bis heute andauert. In den frühen Phasen findet er einen Ausdruck in der Kontrastvorstellung von dem geselligen Leben und dem einsamen Tode." (S. 88 f.).

„Die Sinnerfüllung des Einzelnen, so sah man, hängt aufs engste mit der Bedeutung zusammen, die ein Mensch im Laufe seines Lebens, sei es durch seine Person, sei es durch sein Verhalten und seine Arbeit, für andere Menschen erlangt hat. Heute sucht man Sterbenden vor allem dadurch Hilfe zu geben, daß man ihre Schmerzen lindert und, so gut es geht, für ihr körperliches Wohlbefinden sorgt. Durch dieses Bemühen zeigt man ihnen bereits, daß man nicht aufgehört hat, ihnen als Menschen Beachtung zu schenken. Aber in viel beschäftigten Krankenhäusern geschieht das begreiflicherweise oft etwas mechanisch und unpersönlich. Auch Familien sind heute oft um die rechten Worte verlegen, die man in dieser relativ unfamiliären Situation gebrauchen kann, um den Sterbenden Hilfe zu geben. Es ist nicht immer ganz leicht, Menschen auf dem Wege zum Tode zu zeigen, daß sie ihre Bedeutung für andere Menschen nicht verloren haben." (S. 96 f.).

9.2 Selbstverantwortung im Sterben als bedeutendes Merkmal der Qualität der Sterbebegleitung

Das Sterben des Menschen ist in der medizinischen Ethik eng mit der Frage nach den Möglichkeiten und Grenzen selbstverantwortlichen Lebens in der letzten Phase unseres Lebens verknüpft. Die Lebensqualität sterbender Menschen wird auch als Ergebnis einer medizinischen Behandlung und pflegerischen Betreuung gewertet, die auf die Erhaltung eines möglichst hohen Maßes an Selbstverantwortung zielt. Auch bei der Behandlung und Betreuung jener Menschen, die aufgrund eingetretener Veränderungen ihres Bewusstseins nicht mehr zu einer selbstverantwortlichen Lebensführung in der Lage sind, gilt der Grundsatz einer möglichst weiten Orientierung an den Werten und Bedürfnissen, die diese vor dem Eintritt der Bewusstseinsveränderungen geäußert haben und die im Kontakt zu diesen wahrgenommen werden. Darüber hinaus ist gerade in solchen Situationen die Orientierung an einer allgemeinen Anthropologie notwendig, zu der auch die Reflexion über grundlegende menschliche Werte und Bedürfnisse gehört. Entscheidend für den Sterbebeistand ist die Rücksichtnahme auf die Individualität des Menschen auch in der letzten Grenzsituation seines Lebens. Dieses Leitbild eines menschenwürdigen Sterbebeistandes, das sich um die Erhaltung der Selbstverantwortung des sterbenden Menschen und um die Erkennung und Berücksichtigung seiner Werte und Bedürfnisse zentriert, wird in der Medizin und Pflege wie folgt umschrieben: *Voluntas aegroti suprema lex* (der Wille des Patienten ist das höchste Gesetz). Dieser Grundsatz gilt allgemein für die Behandlung und Betreuung des Menschen. Er gewinnt aber zusätzlich an Bedeutung, wenn sich Menschen in einem körperlichen und seelischen Zustand befinden, in dem es ihnen schwer fällt, ihre Werte und Bedürfnisse zu artikulieren. In dieser Situation ist die psychologische Kompetenz von Medizinern und Pflegern, wie auch von anderen Berufsgruppen, die an der Sterbebegleitung beteiligt sind, besonders gefordert.

Das später noch ausführlicher zu diskutierende Leitbild der Hospizhilfe „Wir werden alles tun, damit Sie nicht nur in Frieden sterben können, sondern auch bis zuletzt leben können", stellt die Selbstverantwortung in das Zentrum des Sterbebeistandes. Selbstverantwortung kann dabei unterschiedlich gedeutet werden. Im Folgenden werden sechs Aspekte der Selbstverantwortung genannt, denen bei der Begleitung schwerstkranker und sterbender Menschen große Bedeutung zukommt.

Der erste Aspekt der Selbstverantwortung:
Selbstständigkeit

Selbstständigkeit beschreibt die Fähigkeit des Individuums, ein von Hilfen anderer Menschen weitgehend unabhängiges Leben zu führen oder im Falle des Angewiesenseins auf Hilfen diese so zu gebrauchen, dass ein selbstständiges Leben in den für die Person zentralen Lebensbereichen möglich ist. Es bestehen enge Zusammenhänge zwischen der Art und Weise, wie Menschen ihre Endlichkeit erleben, und dem Grad der Selbstständigkeit. Eine der größten Ängste und Belastungen sterbender Menschen betrifft den zunehmenden Verlust an Selbstständigkeit. Auch vor dem Hintergrund der Bedeutung, die Selbstständigkeit für das menschenwürdige Sterben besitzt, ist die Forderung nach Stärkung der aktivierenden Pflege im Prozess des Sterbens zu erheben. Es ist zu vermeiden, dass sich die Diskussion des Sterbebeistandes ausschließlich auf Erkrankungen und Möglichkeiten und Grenzen der Therapie beschränkt. Die Erhaltung der Selbstständigkeit ist eine genauso bedeutsame Aufgabe.

Die große Bedeutung der Selbstständigkeit für die seelische Situation des Menschen soll anhand eines empirischen Befundes aufgezeigt werden. In einer Stichprobe von 300 älteren Menschen (Altersbereich: 68 bis 92 Jahre), die an schweren oder schwersten chronischen Erkrankungen litten (Kruse & Schmitt, 1995a), wurde zwischen drei Formen der Selbstständigkeit differenziert: Der „*relativen Selbst-*

ständigkeit" (die Patienten konnten einen Großteil der Aktivitäten des täglichen Lebens ohne die Hilfe anderer Menschen ausführen), der *„Hilfsbedürftigkeit"* (die Patienten kamen in einer größeren Anzahl von Lebensbereichen nicht mehr ohne die Hilfe anderer Menschen aus) und der *„Pflegebedürftigkeit"* (die Patienten kamen in zahlreichen oder in allen Lebensbereichen nicht mehr ohne die Hilfe anderer Menschen aus) (siehe dazu Kruse & Schmitt, 1995b). Auf der Grundlage ausführlicher Interviews und psychometrischer Untersuchungen wurde die seelische Situation der Patienten eingeschätzt. Die Gesamtgruppe wurde mit Hilfe gruppierender statistischer Verfahren in vier Untergruppen differenziert; jede Untergruppe zeichnete sich durch eine ganz spezifische seelische Situation der ihr zugeordneten Patienten aus. In Tabelle 9.1 werden diese vier Untergruppen in ihrem charakteristischen seelischen Profil dargestellt. Weiterhin wird angegeben, wie sich die vier Untergruppen auf die drei Formen der Selbstständigkeit (relative Selbstständigkeit, Hilfsbedürftigkeit, Pflegebedürftigkeit) verteilen.

Welche Zusammenhänge lassen sich Tabelle 9.1 entnehmen? Zunächst kann festgestellt werden, dass bei den meisten jener Patienten, die relativ selbstständig waren, eine vergleichsweise gute oder zufriedenstellende seelische Situation zu beobachten war: 86 Prozent dieser Patienten gehörten den beiden Untergruppen mit einer „gelungenen Anpassung" an; nur bei 14 Prozent dieser Patienten war die Anpassung gefährdet. Sodann ist zu erkennen, das bei den meisten jener Patienten, die pflegebedürftig waren, eine vergleichsweise kritische seelische Situation bestand: 87 Prozent dieser Patienten gehörten den beiden Untergruppen „gefährdete Anpassung" oder „nicht mehr gelungene Anpassung" an; dabei ist hervorzuheben, dass Pflegebedürftigkeit besonders häufig mit „nicht mehr gelungener Anpassung" einherging (64 Prozent der pflegebedürftigen Menschen gehörten dieser Untergruppe an). Und schließlich lässt sich den Daten entnehmen, dass auch bei Hilfsbedürftigkeit die seelische Anpassung vielfach gefährdet ist: 62 Prozent der hilfsbedürftigen Menschen gehörten der Untergruppe mit „gefährdeter Anpassung", 13 Prozent der Untergruppe mit „nicht mehr gelungener Anpassung" an. – Dieses Ergebnis zeigt, dass die körperliche und geistige Aktivierung chronisch kranker Menschen eine bedeutende Aufgabe der umfassend verstandenen Begleitung und Betreuung darstellt (vgl. Zank & Schacke, 2002); diese Aussage gilt auch für die Begleitung und Betreuung schwerstkranker und sterbender Menschen.

Tab. 9.1: Die psychische Situation relativ selbstständiger, hilfsbedürftiger und pflegebedürftiger Menschen (nach Kruse & Schmitt, 1995a)

	Relative Selbst-ständigkeit	Hilfe-bedarf	Pflege-bedarf
Gelungene Anpassung • hohe Zufriedenheit • geringe subjektive Belastung • positives Alterserleben	17%	9%	——
Gelungene Anpassung • mittlere Zufriedenheit • mittlere subjektive Belastung • eher positives Alterserleben	69%	16%	13%
Gefährdete Anpassung • mittlere Zufriedenheit • hohe subjektive Belastung • von Verlusten und Ein-schränkungen bestimmtes Alterserleben	14%	62%	23%
Nicht mehr gelungene Anpassung • geringe Zufriedenheit • hohe subjektive Belastung • negatives Alterserleben	——	13%	64%

Der zweite Aspekt der Selbstverantwortung:
Autonomie in der Alltagsgestaltung

Die zentrale Frage, die sich hier stellt, lautet: Inwieweit bietet sich dem Menschen die Möglichkeit zur Ausübung persönlich bedeutsamer Tätigkeiten und Interessen, inwieweit nutzt er diese Möglichkeit? Auch im Prozess des Sterbens suchen die meisten Menschen nach Tätigkeiten, die positive Erfahrungen vermitteln, die ihnen das Gefühl geben, am Leben teilzuhaben, die sie dabei unterstützen, mit der eingetretenen Grenzsituation besser umgehen zu können. Für eine gute Sterbebegleitung ist aus diesem Grunde auch entscheidend, dass an sterbende Menschen explizit die Frage gerichtet wird, wie sie ihren Alltag gestalten wollen, und dass sie dabei unterstützt werden, den Alltag in einer möglichst selbstbestimmten Weise zu gestalten. Diese Überlegungen bilden Grundlage für folgende Definition: „Selbstverantwortung beschreibt die Fähigkeit und Bereitschaft des Individuums, den Alltag in einer den eigenen Leitbildern eines guten Lebens entsprechenden, das heißt den eigenen Bedürfnissen, Nor-

men und Werten folgenden Art und Weise zu gestalten und sich reflektiert mit der eigenen Person (, Wer bin ich? Was möchte ich tun?')
sowie mit den Anforderungen und Möglichkeiten der persönlichen
Lebenssituation auseinanderzusetzen. Zudem beschreibt Selbstverantwortung im Prozess der medizinischen und pflegerischen Versorgung die Mitbestimmung des Patienten bei der Entscheidung über
die Art der zu wählenden Intervention." (Kruse, 2005b, S. 228).

„Einer meiner mir wesentlichen Grundgedanken (…) ist die Idee,
dass wir eigentlich nach dem Sinn des Lebens nicht fragen dürfen,
gar nicht fragen können. Und zwar aus dem einfachen Grunde,
weil wir eigentlich uns, unser ganzes Dasein, unser Leben, als Ge-
fragt-Werden verstehen müssen. Wir sind die jeweils Gefragten, das
Leben ist es, das uns Fragen stellt. Das Leben ist es, das uns vor die
Lebensfragen stellt, auf die wir zu antworten haben. Und dieses
Antworten ist verantwortetes Antworten. Das heißt, wir antworten auf die Fragen nach dem Sinn des Lebens, indem wir unser
Leben verantworten, und verantworten können wir es nicht in Wor-
ten, sondern letzten Endes nur in Taten." (Frankl & Lapide, 2005,
S. 119).

Die Kategorie der Selbstverantwortung ist – wenn wir dieser Definition folgen – ausdrücklich von der Kategorie der Selbstständigkeit
abzugrenzen: Mit Selbstverantwortung ist die Reflexion des Menschen über die eigenen Leitbilder eines guten (glücklichen, gelungenen) Lebens wie auch über die Grundlagen seiner Entscheidungen
und Handlungen in einer konkreten Situation angesprochen. Diese
Kategorie zielt also in besonderer Weise auf die Reflexionsfähigkeit
des Menschen. Dabei wird angenommen, dass sich das Individuum
in der Deutung seines Lebens wie auch im Prozess der Entscheidung
und Handlung in einer konkreten Situation nicht allein von aktuell
wirksamen Bedürfnissen, Zielen und Interessen leiten lässt, sondern
auch von *Daseinsthemen*, in denen – wie Hans Thomae in „Das Individuum und seine Welt" (1968) darlegt – die zeitlich überdauernden, zentralen Anliegen des Individuums zum Ausdruck kommen
und die damit die personale Grundlage der Sinnerfahrung darstellen. In einer konzeptionell verwandten Weise spricht Daniel Levinson
(1976) hier von Lebensstrukturen, in denen sich die subjektiv bedeutsamen Beziehungen zu den „verschiedenen Anderen" widerspiegeln, wobei die „verschiedenen Anderen" Menschen, Gruppen, Kulturen, Ideen oder auch Orte sein können, an die sich der Mensch in
besonderer Weise gebunden fühlt, die eine Bereicherung seines Selbst
bedeuten, in die er ein hohes Maß an psychischer Energie investiert.

Die Abgrenzung der Kategorie der Selbstverantwortung von jener
der Selbstständigkeit lässt sich an einem Beispiel veranschaulichen:
Menschen, die an einer schweren Erkrankung leiden, können in der

Ausübung der Aktivitäten des täglichen Lebens erheblich funktionell eingeschränkt sein – möglicherweise sind sie sogar auf umfassende Pflege und Betreuung angewiesen. Doch bedeutet dies nicht, dass diese Menschen nicht in der Lage wären, persönliche Lebensziele zu definieren und sich dabei an den persönlichen Leitbildern eines guten Lebens zu orientieren. Ebenso bedeutet dies nicht, dass sie nicht fähig wären, Bedürfnisse zu artikulieren und Entscheidungen bezüglich bestimmter Lebens-, Wohn- und Versorgungsformen zu treffen.

Es wurde betont, dass die Kategorie der Selbstverantwortung in besonderer Weise auf die Reflexionsfähigkeit des Menschen ziele. Mit dieser Aussage wird keinesfalls in Abrede gestellt, dass die Selbstverantwortung auch dann als eine zentrale ethische Kategorie zu verstehen ist, wenn Menschen in ihrer kognitiven Leistungsfähigkeit deutlich eingeschränkt sind und nur in begrenztem Maße Orientierungs- und Entscheidungsvermögen zeigen. Selbstverantwortung kann sich bei diesen Menschen in dem Maße verwirklichen, in dem die für die Hilfe verantwortlichen Personen darum bemüht sind, deren emotionale Befindlichkeit in konkreten Situationen zu erkunden sowie deren zentrale Werte zu erfassen (Becker, Kruse, Schröder & Seidl, 2005). Darüber hinaus ist es wichtig zu wissen, wie sich vor Eintreten der Einbußen in der kognitiven Leistungsfähigkeit sowie im Orientierungs- und Entscheidungsvermögen die daseinsthematische Struktur der Person dargestellt hat – diese Aussage weist auf die Notwendigkeit der differenzierten biographischen Analyse hin (Kruse, 2005a; Kruse & Schmitt, 2002).

Der dritte Aspekt der Selbstverantwortung:
Sich bewusst mit der eigenen Endlichkeit auseinandersetzen
und sich auf das eigene Sterben einstellen

Dieser Aspekt der Selbstverantwortung soll im Kontext des von Viktor Frankl eingeführten Konstrukts der „Einstellungswerte" diskutiert werden. Dieses Konstrukt ist für das Verständnis der Fähigkeit des Menschen, sich auf das eigene Sterben einzustellen, insofern von Bedeutung, als in der bewussten Auseinandersetzung mit der eigenen Endlichkeit in besonderer Weise das „Erleiden des Seins" *(homo patiens)* – wie dies Frankl ausdrückt – angesprochen ist; im Erleiden des Seins ist dabei die Grundlage für die Ausbildung von Einstellungswerten zu erblicken.

In der Schrift „Der leidende Mensch" (Frankl, 2005b) differenziert Viktor Frankl zwischen drei Möglichkeiten der Wertverwirklichung – dem „Schaffen" *(homo faber)*, dem „Erleben" *(homo amans)* und dem „Erleiden" *(homo patiens)*:

„Den Sinn des Daseins erfüllen wir – unser Dasein erfüllen wir mit Sinn – allemal dadurch, dass wir Werte verwirklichen. Solche Wertverwirklichung ist nun auf drei Wegen möglich: die erste Möglichkeit, Werte zu verwirklichen, beruht darauf, dass wir etwas schaffen – dass wir irgendwie Welt gestalten; die zweite Möglichkeit besteht darin, dass wir etwas erleben – dass wir Welt in uns aufnehmen: dass wir die Schönheit oder Wahrheit des Seins eingehen lassen in uns selbst. Die dritte Möglichkeit der Wertverwirklichung liegt schließlich darin, dass wir leiden, – sie liegt im Erleiden des Seins, des Schicksals. (...) Gerade der Rückzug von der Verwirklichung ‚schöpferischer' Werte und der ‚Erlebniswerte' (gibt) die Chance (...), in einer richtigen Einstellung zu ebendieser Einschränkung der Wertmöglichkeiten nun erst recht Werte zu verwirklichen: ‚Einstellungswerte'. Somit bedeutet der notwendige Rückzug einen möglichen Vorstoß zu den höchsten Sinn- und Wertmöglichkeiten – die eben nur das Leiden in sich birgt. (...)

Was ich brauche, um schöpferische Werte zu verwirklichen, sind letzten Endes irgendwelche Talente: die muss ich jeweils haben; wenn ich sie aber habe, dann muss ich sie nur gebrauchen. Um Erlebniswerte zu verwirklichen, brauche ich ebenfalls bloß etwas, das ich bereits besitze, nämlich die entsprechenden Organe: meine Ohren – um eine Symphonie zu hören –, meine Augen – um ein Alpenglühen zu sehen – usw. Um jedoch Einstellungswerte zu verwirklichen, bedarf es nicht nur einer schöpferischen Fähigkeit und nicht nur einer Erlebnisfähigkeit, sondern auch der Leidensfähigkeit. Diese Leidensfähigkeit aber ‚hat' der Mensch nicht, sie ist ihm nicht in die Wiege gelegt: Organe besitzt man, und Talente kann einer zumindest besitzen; die Leidensfähigkeit jedoch muss sich der Mensch erst erwerben; er muss sie sich erst er-leiden. (...)

Wer – im Sinne schöpferischer Wertverwirklichung – das Schicksal nicht gestalten, nicht mehr gestalten kann, der kann es trotzdem bewältigen, anders bewältigen, und zwar dadurch, dass er eben Einstellungswerte verwirklicht, das heißt dem Schicksalhaften gegenüber durch rechtes Leiden eine richtige Einstellung einnimmt. Dies setzt voraus, dass er sich die Leidensfähigkeit erworben hat. So erweist sich diese innere Bewältigung – unter Verzicht auf äußere Gestaltung – letztlich dennoch als Gestaltung: als *Selbstgestaltung*. Denn die Erwerbung der Leidensfähigkeit ist ein Akt der Selbstgestaltung. (...)

Die Verwirklichung von Einstellungswerten setzt – soll sie eine Leistung darstellen – Leiden und Leidensfähigkeit voraus. Die Verwirklichung aller Werte, jede Leistung, setzt aber auch voraus, dass eine Entscheidung vorausgegangen ist. Nun stellt man sich im Allgemeinen vor, dass diese Entscheidung nicht nur eine willentliche, sondern auch eine wissentliche sei. Demgegenüber halten wir jedoch dafür, dass es auch unbewusste Entscheidungen gibt. Als unbewusst wären solche Entscheidungen zumindest in dem Sinne zu bezeichnen, dass sie – in ihrem Vollzug – unreflektiert sind." (Frankl, 2005b, S. 203 f.). Vor dem Hintergrund der von Frankl getroffenen Aussagen zur Entwicklung von Einstellungswerten lässt sich auch die nachfolgende Textpassage verstehen, die dem Buch „Der Wille zum Sinn" (Frankl, 2005a) entnommen ist und die auf die Potenz des Menschen deutet, auch in der Grenzsituation des Sterbens Sinn zu erleben:

„Sobald wir berücksichtigen, dass die Einstellung, mit der wir dem Leiden begegnen, uns gestattet, das Leiden in eine Leistung umzugestalten, können wir auch verstehen, dass es Menschen gibt, die sich zu einer diesbezüglichen Höchstleistung erst im Angesicht von Katastrophen aufschwingen. Sie verwirklichen sich selbst erst in der Not und im Tod. (…) Vor mir liegt eine Reportage, die sich mit dem Billings Hospital, der Universitätsklinik von Chicago, befasst und beschäftigt. Dort werden Seminare veranstaltet, in deren Rahmen Studenten, Fürsorgerinnen, Pfleger und Pflegerinnen, Ärzte und Priester durch nur in einer Richtung durchsichtige Glaswände Patienten beobachten, die unheilbar krank sind und auch darum wissen, dass es ans Sterben geht. Wie sie nun auf den Tod zugehen, sich mit ihm auseinandersetzen, ihm einen Sinn abringen, überträgt sich auf die Teilnehmer der Seminare. Jedenfalls lernen Psychiater, Psychologen und Theologen von so genannten aussichtslosen Fällen, was es eigentlich mit dem Leben und dem Sinn für eine Bewandtnis hat." (Frankl, 2005a, S. 28).

Eine ganz ähnliche Aussage findet sich in von Weizsäckers „Pathosophie" (2005):

„Sterben kann man nur sozusagen freiwillig, wenn man einsieht, dass andere, Nachfolgende etwas tun können, was man selbst nicht mehr tun kann, weil das noch zu Tuende von diesen in ihrem noch nicht abgelebten Leben zu tun ist. Zum Beispiel gibt es Dinge, die an ein bestimmtes Alter gebunden sind, das oft der Sterbende nicht, wohl aber der Überlebende hat oder erwartet." (von Weizsäcker, 2005, S. 313).

Gerade in Bezug auf diesen Aspekt der Selbstverantwortung gewinnt die Frage der psychologischen und – sofern dies vom Patienten gewünscht wird – der seelsorgerischen Begleitung besondere Bedeutung. Eine erste Aufgabe dieser Begleitung ist darin zu sehen, dass Sterbende die Möglichkeit haben, Wünsche zu artikulieren, deren Erfüllung sie als wesentlich für ein menschenwürdiges Sterben erachten. Zu nennen ist hier vor allem der Wunsch nach einer angemessenen Schmerztherapie, die den sterbenden Menschen vielfach erst in die Lage versetzt, sich bewusst auf das Sterben einzustellen (Kruse, 1997). Zu nennen ist weiterhin der Wunsch nach Kontinui-

tät in den Kontakten zu nahestehenden Menschen, die als bedeutende Hilfe für die Entwicklung einer *Dialogform* angesehen werden;
dabei ist die Dialogform eine bedeutende Grundlage für die bewusste
Auseinandersetzung mit einer Grenzsituation, wie Karl Jaspers (1973)
in seinen Arbeiten zum Umgang mit Grenzsituationen hervorhebt.
Zu nennen ist schließlich die Zuverlässigkeit in den Absprachen mit
den Medizinern und Pflegefachkräften; diese gibt Gewissheit, auch
im Falle des Wiederauftretens von Symptomen oder im Falle neu
auftretender Symptome Hilfe zu erhalten.

Dieser Aspekt der Selbstverantwortung ist auch bei der Begleitung jener sterbenden Menschen ausdrücklich zu beachten, die zur
verbalen Kommunikation nicht mehr fähig, die in ihrer kognitiven
Leistungsfähigkeit deutlich eingeschränkt oder die in ihrer Persönlichkeit verändert sind. In Studien gehen wir der Frage nach dem
emotionalen Erleben und dessen Ausdruck bei Menschen mit einer
mittelschweren oder weit fortgeschrittenen Demenz nach (Bär, Kruse
& Re, 2003; Becker, Kruse, Schröder & Seidl, 2005). Dabei konnte
der Nachweis erbracht werden, dass auch bei diesen Menschen von
einem individuellen Ausdrucksskript auszugehen ist, das für diffe-
renziertes emotionales Erleben spricht (Re, 2003). Im Falle der Herstellung von Situationen, die der Patient in seiner Biographie positiv
erlebt hatte, trat bei diesem auch in der Gegenwart ein positiver emotionaler Ausdruck auf. Ein Beispiel bilden die Präsentation von Bildern, die den Patienten an positiv erlebte Situationen in der Biographie erinnern, wie auch das Vorspielen oder -lesen von Musikstücken
bzw. Texten. In diesem Kontext ist auch auf die Bedeutung von religiösen Texten und Handlungen hinzuweisen.

Der vierte Aspekt der Selbstverantwortung:
Selbstbestimmung des Patienten bei der Gestaltung von Beziehungen

Vor allem in den Beziehungen zu Angehörigen ist auf Selbstbestimmung zu achten: Welches Verhältnis von Nähe und Distanz ist für
den Patienten ideal? Ist sichergestellt, dass der Patient von den Angehörigen weder vernachlässigt noch übermäßig versorgt, betreut
und damit bedrängt wird? Die Annahme, im Prozess des Sterbens
müssten permanent Menschen anwesend sein, an die sich der Sterbende wenden könne, ist in dieser Verallgemeinerung nicht richtig.
Vielmehr zeigen uns Erkenntnisse, die wir bei der Begleitung sterbender Menschen gewonnen haben (siehe Kap. 5), dass Sterbende
den ständigen Kontakt mit anderen Menschen nicht immer als eine
wirkliche Hilfe wahrnehmen; vielmehr wird der *Wechsel* zwischen
Phasen des Alleinseins und Phasen des Kontakts als Hilfe erlebt.

Der fünfte Aspekt der Selbstverantwortung:
Fähigkeit des Patienten, den Krankheitsprozess zu verstehen
sowie einzelne Therapie- und Pflegemaßnahmen in ihren
möglichen Wirkungen nachzuvollziehen

Im Kontext dieses Aspekts der Selbstverantwortung gewinnen die von dem Freiburger Internisten Wolfgang Gerok (1995) getroffenen Aussagen über die *vier Entscheidungsebenen* bei der Betreuung eines sterbenden Patienten besondere Bedeutung. Die erste Ebene: Entscheidung über Klinikaufnahme und die Weiterführung hausärztlicher Betreuung nach der Klinikentlassung. Die zweite Ebene: Entscheidung über ärztliche Maßnahmen in der Klinik und ihre mögliche Weiterführung durch den Hausarzt. Die dritte Ebene: Entscheidung über den Umfang der Aufklärung des Kranken in der Klinik in Verbindung mit dem Hausarzt. Die vierte Ebene: Entscheidung über einen Handlungsabbruch.

Die Entscheidung hinsichtlich der zu wählenden ärztlichen Maßnahmen ist – wie Gerok hervorhebt – auf zwei Ebenen zu treffen: auf der Ebene der *instrumentellen Vernunft* und auf der Ebene der *praktischen Vernunft* (Ethik). Die Ebene der instrumentellen Vernunft spiegelt sich in folgender Frage wider: Ist die diagnostische oder therapeutische Maßnahme indiziert und durchführbar? Die Ebene der praktischen Vernunft kommt in den beiden folgenden Fragen zum Ausdruck: Ist das Ziel des Handelns gut und vernünftig sowie moralisch vertretbar? Dient es dem Heil des Patienten, und zwar auch im umfassenden Sinne, nämlich jenem der personalen Integrität? Erst die positive Entscheidung auf *beiden Ebenen* rechtfertigt die Einleitung einer bestimmten diagnostischen oder therapeutischen Maßnahme.

Gerok charakterisiert den Entscheidungsprozess wie folgt: „Zunächst muß entschieden werden, ob eine diagnostische oder therapeutische Aufgabe indiziert, durchführbar und für den Kranken nützlich ist. Diese Ebene der Entscheidung ist die Domäne des erfahrenen Arztes, die Ebene der instrumentellen Vernunft. Sobald die Anwendung des Machbaren zur Diskussion steht, muß die Entscheidung auf einer zweiten, höheren Ebene fallen. Hier wird entschieden, ob das Ziel des Handelns gut und vernünftig, aber auch moralisch vertretbar ist. Da ethische Prinzipien durch Naturwissenschaft und Medizin nicht begründbar sind, haben diese Wissenschaften auf dieser Ebene keine Entscheidungskompetenz. Es ist die Ebene der praktischen Vernunft, der Ethik." (Gerok, 1995, S. 46). Im Kontext dieses Entscheidungsprozesses sind zwei Formen der Aufklärung zentral, die auf dem Respekt vor der Selbstverantwortung des Patienten gründen. Die erste Form beschreibt die Aufklärung über den Nutzen und die Risiken von Behandlung und Nicht-Behandlung. Der Patient wird damit in die Lage versetzt, eine Entscheidung zu treffen *(Selbst-bestimmungsaufklärung)*. Die zweite Form beschreibt die Aufklärung bei unheilbarer tödlicher Krankheit über die ungünstige Prognose *(Wahrheit am Krankenbett)*.

Der sechste Aspekt der Selbstverantwortung:
Entscheidung des Patienten für den Ort des Sterbens

Die Entscheidung des Patienten für den Ort des Sterbens ist ein bedeutender, nicht immer ausreichend bedachter Aspekt der Selbstverantwortung. In Bezug auf diese Thematik ist die Erkenntnis wichtig, dass das Zuhause nicht notwendigerweise der ideale Sterbeort ist und von Patienten auch nicht generell als idealer Sterbeort gewertet wird. Vielmehr ist das Sterben zu Hause an bestimmte Bedingungen geknüpft, die Wilkening (1997, S. 63 ff) in folgender Weise charakterisiert: Der Patient ist über seinen Zustand informiert und möchte nach Hause. Es sind nur noch schmerzlindernde und keine heilenden Maßnahmen mehr angezeigt. Es gibt im Haushalt des Kranken eine Person als Hauptpflegeperson. Bei Bedarf sind Schmerztherapie und Terminalpflege gesichert. Wilkening (1997) nennt folgende „Vorteile" des Sterbens in der häuslichen Umgebung: Möglichkeiten einer individuellen Gestaltung des Umfeldes (Würde und Kontrolle), Gelegenheit zu sozialen Kontakten, Wachsen im gegenseitigen Teilen von Gefühlen mit den Angehörigen, Kosteneinsparung gegenüber der stationären Pflege. Sie stellt diesen Vorteilen auch „Nachteile" des Sterbens zu Hause gegenüber, zu denen vor allem zu rechnen sind: Starke körperliche und seelische Belastung der Angehörigen durch die Pflege, unzureichende medizinisch-pflegerische Versorgung durch Laien sowie der Wunsch des Patienten, die Familie nicht mit seinem Sterben zu belasten.

In Abschnitt 9.5 soll ausführlicher auf die Hospize als mögliche Sterbeorte eingegangen werden; aus diesem Grunde soll an dieser Stelle nur auf die stationären Einrichtungen der Altenhilfe als mögliche Sterbeorte hingewiesen werden. Im Kontext der Diskussion über die Notwendigkeit des Ausbaus von ambulanten, teilstationären und stationären Hospizeinrichtungen wie auch des Ausbaus von palliativmedizinischen Stationen gerät in Vergessenheit, dass das Sterben zum Alltag der Altenpflegeheime gehört. Dabei werden die Altenpflegeheime in wachsendem Maße mit dem Sterben von Bewohnerinnen und Bewohnern konfrontiert, da die meisten Menschen erst dann in ein Altenpflegeheim ziehen, wenn sie an einer schweren Krankheit leiden und pflegebedürftig sind. Ungefähr ein Drittel der Bewohnerinnen und Bewohner eines Pflegeheims stirbt innerhalb der ersten drei Monate nach Einzug in das Heim. Das Kuratorium Deutsche Altershilfe hat in seinem Fachmagazin *Pro Alter* (Kuratorium Deutsche Altershilfe, 2005) mehrere Arbeiten zu Sterben und Tod in Einrichtungen der stationären Altenhilfe veröffentlicht, die für das Thema des Sterbens im Heim sensibilisieren möchten. Der nachfolgende Ausschnitt aus einer dieser Arbeiten zeigt die Bedeutung auf, die das Sterben im Heim für die Pflegefachkräfte besitzt:

„Auf der einen Seite gehören Sterben und Sterbebegleitung in den Altenpflegeeinrichtungen zum Alltag des Pflegepersonals. Auf der anderen Seite gehören sie, wie Untersuchungen belegen, zu den größten persönlichen Herausforderungen der Mitarbeiterinnen und Mitarbeiter. Denn die meisten erleben sie als zweischneidige Angelegenheit: Als Tätigkeit, die ihnen zum einen besonders wichtig ist, zum anderen als Tätigkeit, die sie auch als höchst belastend erleben, häufig einhergehend mit dem Gefühl, überfordert zu sein. Zudem befinden sie sich dazu oft noch in einem weiteren Konflikt: Die Arbeitsbedingungen in der Pflege werden immer anspruchsvoller, nicht zuletzt durch die starke Zunahme der an einer Demenz erkrankten Bewohnerinnen und Bewohner, deren Anteil schon heute bei circa 60 Prozent liegt, Tendenz steigend. Die Pflege wird immer aufwändiger bei gleichzeitig gestiegenen Anforderungen an die Pflege." (Kuratorium Deutsche Altershilfe, 2005, S. 7).

In dem genannten Fachmagazin findet sich ein 20-Punkte-Fragenkatalog, der als Hilfe für die Beurteilung der „Palliativkultur" in der Altenpflegeeinrichtung dienen soll (Kuratorium Deutsche Altershilfe, 2005, S. 11); dieser Fragenkatalog wurde von Martin Alsheimer (Gemeinnützige Gesellschaft für soziale Dienste, Nürnberg) und Christel Orth (Christophorus Hospiz Verein, München) entwickelt.

9.3   Die Begleitung sterbender Menschen unter dem Aspekt des Respekts vor deren Bedürfnis nach Selbstverantwortung

Die Auseinandersetzung mit dem Thema des assistierten Selbstmords sowie der passiven und aktiven Sterbehilfe hat uns die große Bedeutung vor Augen geführt, die eine fachlich wie ethisch fundierte *Begleitung* sterbender Menschen für die Erhaltung der Selbstverantwortung im Prozess des Sterbens besitzt. Nachfolgend soll genauer untersucht werden, was unter einer fachlich wie ethisch fundierten Begleitung sterbender Menschen zu verstehen ist.

Der Arzt und frühere Direktor des Ziegler Spitals in Bern, Charles Chappuis, ordnet auch den Prozess der Sterbebegleitung dem Ge-

biet der Rehabilitation zu (Chappuis, 1999). Er beschreibt dabei die
Aufgabe der Rehabilitation wie folgt: „Sie soll den Menschen befä-
higen, seinen Lebensweg zu sehen, zu gehen und zu gestalten." Diese Aussage wird von ihm wie folgt ausgeführt: „Soll also ein Patient
befähigt werden, den letzten Teil seiner Existenz, das Leben zum Tode
hin, zu sehen, zu gehen und zu gestalten, so wird er auch in diesem
Abschnitt seines Lebens zum Menschsein befähigt." Dabei geht
Chappuis von folgenden vier Existenzgrundbedürfnissen des Menschen aus, die auch im Sterben Gültigkeit besitzen und die aus diesem Grunde für die Rehabilitation am Lebensende zentral sind: 1.
Angenommensein, 2. Aktivität, 3. Fortschritt und Entwicklung, 4.
Sinnfindung.

In Bezug auf den Fortschritt und die Entwicklung betont Chappuis
die Relation zwischen „Retentio" (im Sinne des Rückblicks auf die
Biographie) und „Intentio" (im Sinne der Aussicht, was werden kann).
Den vier genannten Existenzgrundbedürfnissen ordnet Chappuis
spezifische Aufgaben der medizinischen und pflegerischen Betreuung zu: Dem Angenommensein die Aufgabe der Empathie, der Aktivität die Aufgabe des Erfassens von Ressourcen, dem Fortschritt
und der Entwicklung die Aufgabe der Assistenz, der Sinnfindung
die Aufgabe der Begleitung.

Die nachfolgende Erörterung konzentriert sich auf drei Grundbe-
dürfnis-Betreuungs-Relationen und diskutiert diese unter folgenden
Aspekten: Die erste Relation: „Angenommensein – Empathie" unter dem Aspekt von Beziehung und Begegnung, die zweite Relation:
„Fortschritt und Entwicklung – Assistenz" unter dem Aspekt der
Heilung, und die dritte Relation: „Aktivität und Sinnfindung – Erfassen von Ressourcen, Begleitung" unter dem Aspekt der Vita
contemplativa.

Beziehung und Begegnung

Die Erfahrung der Beziehung kann in den Worten des Religions-
philosophen und Soziologen Martin Buber (1971) wie folgt umschrieben werden: „Drei sind die Sphären, in denen sich die Welt der Beziehung errichtet. Die erste: das Leben mit der Natur, die zweite: das
Leben mit den Menschen, die dritte: das Leben mit den geistigen
Wesenheiten." (Buber, 1971, S. 10). In der Sphäre des Du „ist die
Beziehung offenbar und sprachgestaltig. Wir können das Du geben
und empfangen" (Buber, 1971, S. 10). Dabei ist für das Werden des
Menschen die Ich-Du-Relation zentral: „Ich werde am Du; Ich wer-
dend spreche ich Du; alles wirkliche Leben ist Begegnung." (Buber,
1971, S. 15).

In Grenzsituationen kann die Sensibilität für die Sphäre des Du, für die Begegnung zunehmen, weil der Mensch spürt, dass ihm die Ich-Du-Relation hilft, Grenzen zu überwinden. Diese Aussage lässt sich anhand eines Essays des Schriftstellers Siegfried Lenz (1998) über den Schmerz veranschaulichen: „Der Schmerz ist auch geeignet, unsere Wahrnehmung zu schärfen, und mitunter verdanken wir ihm einen Zuwachs an Erkenntnis. Wir stellen fest, daß Vorläufigkeit und Unsicherheit zu unserem Dasein gehören. Und nicht nur dies. Durch den Schmerz entdecken wir den anderen, den Mitleidenden, wir werden gewahr, daß wir nicht allein sind, jeder nur ein Fremder, der sich im Gegensatz zur Welt befindet." (Lenz, 1998, S. 27). Die Ich-Du-Relation wird hier in ihrer Bedeutung für das Ertragen und Überwinden einer Grenzsituation hervorgehoben.

Die Philosophin und Politikwissenschaftlerin Hannah Arendt charakterisiert in ihrer 1960 publizierten Schrift „Vita activa oder vom tätigen Leben" das Handeln (in Abgrenzung zum Arbeiten und zum Herstellen) als Umgang von Menschen mit Menschen in Tat und Wort. Handelnd und sprechend offenbaren die Menschen jeweils, wer sie sind, zeigen aktiv die personale Einzigartigkeit ihres Wesens. Die Aufschluss gebende Qualität des Sprechens und Handelns kommt da ins Spiel, wo Menschen miteinander und weder für- noch gegeneinander sprechen und agieren. Ein Handelnder steht immer im Beziehungsgeflecht zu Menschen und kann aus diesem Grunde nie etwas „ungestört" anfangen oder zu Ende bringen. Im Handeln verwirklicht der Mensch seine höchste Fähigkeit: die Gabe, etwas völlig Neues zu beginnen. Diese Fähigkeit umschreibt Arendt mit dem Begriff der *Natalität*. Im Handeln bewahrt der Mensch seine Unverwechselbarkeit und empfindet die Eigenart des anderen nicht als Einschränkung, sondern begreift diese vielmehr als Chance, die Frage nach dem gemeinsamen Leben immer wieder neu zu stellen. Diese Aussage gilt auch für das Handeln in Grenzsituationen. Die Vorstellung, dass Menschen auch in solchen Situationen etwas Neues beginnen können, dass auch in solchen Situationen die Beziehung zwischen den Menschen als schöpferischer Prozess verstanden werden kann, muss sich in der Gesellschaft noch viel stärker durchsetzen, damit Solidarität zwischen Menschen entsteht. Wie wichtig das Handeln (im Sinne der von Hannah Arendt gegebenen Definition) für ein gelingendes Leben ist, lässt sich auch daran aufzeigen, dass in der lateinischen Sprache „Leben" gleichgesetzt wird mit „unter Menschen weilen" *(inter homines esse)* und „Sterben" so viel bedeutet wie „aufhören unter Menschen zu weilen" *(desinere inter homines esse)*.

Heilung

Der Luzerner Internist und Kardiologe Frank Nager geht von einem umfassenden Verständnis von Heilung aus, das sich nicht alleine an den Ursachen und Symptomen physischer und psychischer Erkrankungen orientiert, sondern auch an den Werten und Überzeugungen der Person. Deren vielfältige Bezüge zur Mitwelt und Umwelt sowie deren Spiritualität müssen – diesem Verständnis von Heilung zufolge – ausdrücklich mitbedacht werden (Nager, 1999). Damit gewinnt der Begriff der Heilung auch für die Palliativmedizin und Palliativpflege besondere Bedeutung. Dieser lässt sich in den Worten des Maastrichter Theologen Paul Sporken wie folgt umschreiben: „Die Grundnorm für das Handeln von Ärzten und anderen im Hinblick auf die Gesundheit des einzelnen Kranken wird durch den Menschen in seiner Ganzheit bestimmt. Sie umfaßt das komplexe Ganze körperlicher, psychischer, sozialer und dynamischer Aspekte, die der menschlichen Existenzsituation wesentlich eigen sind." (Sporken, 1982, S. 13).

Bevor das von Nager explizierte Verständnis von Heilung in zentralen Aspekten wiedergegeben wird, soll zwischen drei Dimensionen der Person differenziert werden, die sowohl im Prozess der Krankheitsentstehung als auch im Prozess der Heilung in einer Wechselwirkung stehen (Kruse, 2002a, 2002b).

Die *körperliche* Dimension umfasst die zellulären und extrazellulären sowie die organischen Prozesse. Zugleich werden mit ihr die verschiedenen Organfunktionen, die Leistungskapazität der Organe sowie die körperlichen Funktionen, die für Orientierung und Handlung in der Umwelt notwendig sind (zum Beispiel im Sinne der basalen und instrumentellen Aktivitäten des täglichen Lebens), beschrieben.

Die *seelisch-geistige* Dimension umfasst die motivationalen, emotionalen und kognitiven Prozesse, die dem Handeln des Menschen zugrunde liegen oder dieses begleiten. Dabei ist in Bezug auf die Motivation zwischen grundlegenden Orientierungen des Menschen – im Sinne von zeitlich überdauernden Daseinsthemen (Thomae, 1968) – und aktuellen Strebungen – im Sinne eines situativ angestoßenen und wirksamen Antriebsgeschehens – zu differenzieren. Auch mit Blick auf die emotionalen Prozesse ist zwischen zeitlich überdauernden Haltungen und situativ ausgelösten Emotionen zu unterscheiden. Die seelisch-geistige Dimension beschreibt weiterhin Prozesse der Sinnerfahrung, die als Ergebnis subjektiv erlebter Stimmigkeit zwischen Werten und Überzeugungen einerseits sowie Möglichkeiten und Anforderungen einer Situation andererseits verstanden werden. Wenn die Sinnerfahrung des Menschen angesprochen ist, so lässt sich die seelisch-geistige Dimension auch als existentielle Dimension bezeichnen.

Die *sozial-kulturelle* Dimension beschreibt das von der Person gesuchte Verhältnis von Nähe und Distanz, die Art und Weise ihres Umgangs mit anderen Menschen, den Grad ihrer Offenheit für andere Menschen, das Ausmaß und die Art der Kontakte mit anderen Menschen, das Ausmaß subjektiv erlebter Integration oder Isolation (Einsamkeit) sowie die sozial-kommunikativen Techniken. Diese Dimension umfasst weiterhin das Spektrum der Neigungen, Interessen, Fähigkeiten und Fertigkeiten der Person, den Grad und die Art ihrer Bildung sowie ihre Einstellungen (zum Beispiel gegenüber kulturellem und technischem Fortschritt).

Das von Nager (1999) explizierte, umfassende Verständnis von Heilung geht von einem mehrdimensionalen Verständnis der Person sowie von der Wechselwirkung der Dimensionen aus. „Das Wort Heilung weckt zuerst die Assoziation von Kurieren und Reparieren. Wir denken an restitutio ad integrum. Bei akuten Organerkrankungen, in der Chirurgie und bei Unfällen ist diese Betrachtungsweise des Heilens hinreichend. Angesichts chronisch kranker oder sterbender Menschen ist es gut, sich an die Etymologie des Wortes Heilen und an seinen spirituell-religiösen Bezug zu Heil und Heiligem zu erinnern: an restitutio ad integritatem, das heißt, an innere Unversehrtheit, an Heilen als Voranschreiten und Begleiten. Das ursprüngliche Wesen der Therapie bedeutet – etymologisch gesehen – dienend-pflegendes Beistehen, Mitschwingen, Einfühlen, Verstehen, Begleiten. Dementsprechend ist Heilkunde eine dienende Disziplin und nicht nur ein Arsenal unterwerfender Herrschaftstechniken." (Nager, 1999, S. 27).

Die Mehrdimensionalität, die dem von Nager explizierten Heilungsansatz zugrunde liegt, findet sich auch in seinem Verständnis von Palliativmedizin, wenn er schreibt: „Die Palliativtherapie ist der moderne Beitrag der medizinischen Wissenschaft zu einer zeitgemäßen ars moriendi. Sie ist eine dienende, kommunikative, integrative, Fächer übergreifende Disziplin. Hier muß sich, soll die Aufgabe gelingen, die komplementäre Wirklichkeit des Arztes als krankheitsorientierter Experte und als krankenorientierter Partner und Begleiter erfüllen." (Nager, 1999, S. 70).

Besondere Bedeutung sollte – Nager zufolge – die Heilkunde der Frage beimessen, wie sich Menschen mit Erkrankungen auseinandersetzen, das heißt, wie sie diese erleben und zu bewältigen versuchen. Er unterscheidet dabei drei Formen des Erlebens und Verhaltens. Die erste Form: Passive, ausschließlich Unlust abwehrende Haltung. Die Frage der Selbstverantwortung oder der Mitgestaltung im Heilungsprozess stellt sich nicht. Die zweite Form: Das Zerbrechen an der Krankheit. Resignation, Verbitterung und Hadern mit dem Schicksal. Die dritte Form: Kreative Auseinandersetzung mit der Krankheit. Krankheit ist eine Schickung mit kreativer Potenz.

Die zuletzt genannte Form charakterisiert er dabei wie folgt: „Aus der Krankheit kann etwas gelernt werden, was man sonst nicht gelernt hätte. Kranksein wird auch verstanden als Lehrzeit der Lebenskunst und der Charakterbildung." (Nager, 1999, S. 42). Doch auch bei akuten Erkrankungen sei es angemessen, von einer möglichen Lehrzeit auszugehen: „Vorübergehende, heilbare Erkrankungen werden genutzt, sei es als eine fruchtbare Phase zum Stilliegen, Warten, Geduld Üben, Nachdenken, Neu Orientieren, sei es als Anlaß, um die wiedererlangte oder verbleibende Gesundheit bewußter zu schätzen." (1999, S. 45).

Vita contemplativa

Der Heidelberger Psychoonkologe Rolf Verres (1997) hat aus seinen Studien zum Erleben und Verhalten von Menschen mit einer Tumorerkrankung Aussagen sowohl zur Einstellung gegenüber der Endlichkeit als auch zur Art der Auseinandersetzung mit der Endlichkeit abgeleitet. Darüber hinaus macht er deutlich, wie wichtig das Sich Einstellen des Arztes auf Erleben und Verhalten des Patienten für dessen seelisch-geistige Entwicklung im Prozess des Sterbens ist. Verres hebt hervor, dass bei genauer Betrachtung des Erlebens und Verhaltens im Prozess des Sterbens nicht selten eine Sammlung und geistige Konzentration des Patienten auf das Sterben und den Tod erkennbar ist, die eine entsprechende geistige Antwort des Arztes und der anderen Begleiter erfordert. Die „Vita contemplativa" – wie diese Sammlung und geistige Konzentration genannt werden kann – im Prozess des Sterbens darf nicht dadurch behindert werden, dass das „Ankämpfen gegen den Tod" in der medizinisch-psychologischen Literatur sowie im Gespräch mit dem Patienten grundsätzlich als die „beste", die „effektivste" Form der Auseinandersetzung dargestellt wird.

„Die meisten Menschen haben nicht Angst vor dem Tod, sondern vor der Art des Sterbens. Es geht also bei der Hoffnung nicht grundsätzlich darum, immer weiter und unendlich als Mensch leben zu wollen, sondern jedem Menschen ist völlig klar, daß sein Leben irgendwann zu Ende sein wird. Hoffnung kann sich dann allmählich transformieren im Sinne einer Eröffnung von Transzendenz, wobei sich die Menschen natürlich je nach Religion oder Spiritualität stark unterscheiden. Der Gegenpol zur üblichen Hoffnung im Alltagssinn (nämlich auf Weiterleben) ist also nicht die Hoffnungs- oder Aussichtslosigkeit, sondern die bewußte Entscheidung, sich auf das Sterben vorzubereiten." (...) „Die Möglichkeit des Nicht-Handelns hat nicht nur den Charakter einer Negation, sondern sie kann auf der emotionalen Ebene mit Begriffen wie Ruhe, Bedachtsamkeit, Besinnung, innerer Gelassenheit und Angemessenheit, also mit durchaus wichtigen positiven Werten, in Verbindung gebracht werden. Es geht um Loslassen. Für den Arzt kann das bedeuten, innerlich vom Heilungsanspruch und zu gegebener Zeit auch von einem bestimmten Patienten loszulassen, also auch einem Patienten zu helfen, von seinen bisherigen Ansprüchen an das Leben und letztendlich vom irdischen Leben überhaupt loszulassen. Ein Hauptproblem in der Onkologie ist jedoch, daß eine positive Rolle des Arztes dann, wenn medizinisch für den Patienten nichts mehr getan werden kann, bisher wenig plastische Konturen hat." (Verres, 1997, S. 114).

Die zuletzt getroffene Aussage stimmt überein mit der von Gadamer (1993) beschriebenen Aufgabe und Chance, gerade in der Beobachtung der ärztlichen Heilkunst auch die Grenzen erkennen und akzeptieren zu lernen, die uns die Natur auferlegt hat. „Darin besteht unser aller eigenste Aufgabe, die der Arzt uns durch sein Können am Ende vor Augen stellt: Zu erkennen, wie wir alle zwischen Natur und Kunst stehen, Naturwesen sind und uns auf unser Können verstehen müssen. Gerade am Arzt und seinen Erfolgen kann uns die Grenze allen menschlichen Könnens bewußt werden und die Aufgabe, Begrenzungen annehmen zu lernen." (Gadamer, 1993, S. 118). Und bei von Weizsäcker ist ganz ähnlich zu lesen: „Es ist noch die Frage, ob man im ärztlichen Amte darin eine besondere Stellung oder einen besonderen Auftrag habe, demzufolge der Arzt unter allen Umständen für das Leben einzutreten habe. Ich glaube das nicht und glaube, dass er mit dem Tod einen Pakt habe und schließen müsse, aber nicht ihn bekämpfen müsse. Der Arzt ist in diesem Falle dem Tode gegenüber in keiner Sonderstellung. Sondern er muß die Bedingungen des gesunden, und das heißt des wahren, guten und schönen Lebens in besonderer Absicht auf dessen Entfaltung kennen. (...) Eine Sonderstellung genießt er nicht in Beziehung auf den Tod, sondern in Beziehung auf die Gesundheit." (v. Weizsäcker, 2005, S. 513).

In der psychoonkologischen Forschung wird oft unterschieden zwischen Kampfgeist (Fighting Spirit) und stoischem Akzeptieren der Krankheit (Stoic Acceptance). In einzelnen Studien wurden bei Patienten mit Kampfgeist etwas längere Überlebensraten als bei Patienten mit stoischem Akzeptieren ermittelt. Verres kommentiert die Ergebnisse dieser Studien wie folgt:

„Aus derartigen Befunden wird oft viel zu schnell die Schlussfolgerung gezogen, Kampfgeist müsse gefördert werden und stoisches

Akzeptieren sei psychologisch weniger wertvoll. Doch können Haltungen, die man als stoisches Akzeptieren bezeichnet hat, durchaus als ein gesunder Fatalismus verstanden werden, nämlich als ein Sich Fügen in das unausweichliche Schicksal. Dieser gesunde Fatalismus kann eine besonders reife Form einer existenziellen Lebensphilosophie in eigener Sache bedeuten." (Verres, 1997, S. 116).

9.4   Bewusst angenommene Abhängigkeit

Bewusst angenommene Abhängigkeit beschreibt die Fähigkeit des Menschen, die in seiner Lebenssituation notwendigen Hilfen anzunehmen und die Abhängigkeit als ein natürliches Phänomen des Menschseins zu deuten. Sie beschreibt weiterhin die Fähigkeit des Menschen, Einschränkungen und Verluste, die nicht mehr rückgängig gemacht werden können, anzunehmen, wobei diese Fähigkeit auch gefördert wird durch Hilfen, die dazu beitragen, Einschränkungen und Verluste in Teilen zu kompensieren oder deren subjektive Folgen erkennbar zu verringern (Kruse, 2005b).

Für jeden, der sich mit der Lebenssituation chronisch erkrankter Menschen, vor allem aber sterbender Menschen auseinander gesetzt hat, ist nicht nur die Selbstständigkeit des Patienten, sondern auch dessen Fähigkeit, die Abhängigkeit von der Hilfe anderer Menschen anzunehmen, eine bedeutende Kategorie. Die bewusst angenommene Abhängigkeit ist dabei für eine ethische Reflexion genauso bedeutsam wie die Selbstständigkeit, denn die Verletzlichkeit des Menschen verweist diesen grundlegend auf die Hilfe anderer Menschen sowie auf die Bereitschaft, diese Hilfe anzunehmen, und bildet damit eine Voraussetzung für das gelingende Leben in der Grenzsituation.

Dies hat Karl Jaspers in jenem Kapitel seiner Schrift *Philosophie* (1973) dargelegt, in dem er der Frage nach dem Wesen der Grenzsituationen nachgeht:

„Situationen wie die, daß ich immer in Situationen bin, daß ich nicht ohne Kampf und ohne Leid leben kann, daß ich unvermeidlich Schuld auf mich nehme, daß ich sterben muß, nenne ich Grenzsituationen. Sie wandeln sich nicht, sondern nur in ihrer Erscheinung; sie sind, auf unser Dasein bezogen, endgültig. Sie sind nicht überschaubar; in unserem Dasein sehen wir hinter ihnen nichts anderes mehr. Sie sind wie eine Wand, an die wir stoßen, an der wir scheitern. Sie sind durch uns nicht zu verändern, sondern nur zur Klarheit zu bringen, ohne sie aus einem Anderen erklären und ableiten zu können. Sie sind mit dem Dasein selbst. (...) Als Dasein können wir den Grenzsituationen nur ausweichen, indem wir vor ihnen die Augen schließen. In der Welt wollen wir unser Dasein erhalten, indem wir es erweitern; wir beziehen uns auf es, ohne zu fragen, es meisternd und genießend oder an ihm leidend und ihm erliegend; aber es bleibt am Ende nichts, als uns zu ergeben. Auf Grenzsituationen reagieren wir daher nicht sinnvoll durch Plan und Berechnung, um sie zu überwinden, sondern durch eine ganz andere Aktivität, das Werden der in uns möglichen Existenz; wir werden wir selbst, indem wir in die Grenzsituationen offenen Auges eintreten. Sie werden, dem Wissen nur äußerlich erkennbar, als Wirklichkeit nur für Existenz fühlbar. Grenzsituationen erfahren und Existieren ist dasselbe. In der Hilflosigkeit des Daseins ist es der Aufschwung des Seins in mir. Während dem Dasein die Frage nach dem Sein in den Grenzsituationen fremd ist, kann in ihnen Selbstsein des Seins innewerden durch einen Sprung: das von Grenzsituationen sonst nur wissende Bewusstsein wird auf einmalige, geschichtliche und unvertretbare Weise erfüllt. Die Grenze tritt in ihre eigentliche Funktion, noch immanent zu sein und schon auf Transzendenz zu verweisen. (...) Es gibt Situationen, aus denen ich in der Tat nicht heraus kann, und die mir als Ganzes nicht durchsichtig werden. Nur wo Situationen mir restlos durchsichtig sind, bin ich wissend aus ihnen heraus. Wo ich ihrer wissend nicht Herr werde, kann ich sie nur existentiell ergreifen. (...) Gegenüber der Verwirklichung in endlicher Situation, welche partikular, durchsichtig und Fall eines Allgemeinen ist, geht eine Verwirklichung in der Grenzsituation auf das Ganze der Existenz, unbegreiflich und unvertretbar. (...) Jede Gestalt des Sprunges führt in den Grenzsituationen aus dem Dasein zur Existenz – zur keimhaft verschlossenen, zur sich selbst als Möglichkeit erhellenden, zur wirklichen. Nach dem Sprung ist mein Leben für mich ein anderes als mein Sein, sofern ich nur da bin. Ich sage ‚ich selbst‘ in einem neuen Sinn." (Jaspers, 1973, S. 203 ff.).

Die innere Überwindung einer eingetretenen Grenzsituation, so hebt Jaspers weiter hervor, ist auch an die Bedingung *wahrhaftiger Kommunikation* gebunden. Dabei, so fährt er fort, gehört zur wahrhaftigen Kommunikation die Bereitschaft des Hilfeleistenden, sich für den in der Grenzsituation stehenden Menschen wirklich einzusetzen, wie auch die Bereitschaft des in der Grenzsituation stehenden Menschen, sich der von dem Hilfeleistenden angebotenen Hilfe gegenüber zu öffnen und diese anzunehmen. Auch in der von Martin Buber entwickelten Begegnungsphilosophie, die sich durch die Aussage: *„Das Ich wird durch das Du"* charakterisieren lässt, wird das grundlegende Verwiesensein des Menschen auf die Hilfe durch andere Menschen ausdrücklich angesprochen – so zum Beispiel in der Schrift *Das dialogische Prinzip* (1971). In der Bereitschaft, die Hilfe eines anderen Menschen anzunehmen, liegt – wie Buber hervorhebt – ein bedeutendes Moment gelingender Beziehung und Kommunikation zwischen Menschen.

Montada (1996) geht in der – bereits in Kapitel 7 ausführlich zitierten – Arbeit zur ideellen Produktivität bei schwerer Krankheit und bei Pflegebedürftigkeit von der grundlegenden Fähigkeit des Menschen aus, die Fragilität seines Lebens anzuerkennen (auch in der Kommunikation mit anderen Menschen) und die Abhängigkeit von der Hilfe anderer Menschen anzunehmen. Diese Fähigkeit wird von Montada dabei als eine mögliche Form der Verwirklichung von ideellen Werten erachtet. Dabei hebt Montada auch hervor, dass Menschen durch die angenommene Abhängigkeit anderen Menschen zum Vorbild werden können.

Staudinger hat in einem Beitrag zur Produktivität im Alter (1996) diese Vorbildfunktion mit dem Begriff der *motivationalen Produktivität* umschrieben; die Bereicherung, die Menschen durch ihr Handeln für andere darstellen können, umschreibt sie mit dem Begriff der *emotionalen Produktivität*. Für eine Ethik des Alters, die nach möglichen Bedingungen für die *Erfüllung individueller Sinngestalten* fragt (Frankl, 2005b; Kruse, 2005b; Thomae, 1968), sind diese fundierten Hinweise auf mögliche Formen der Produktivität in Grenzsituationen von hohem Wert.

Die bewusst angenommene Abhängigkeit kann sich nur einstellen, wenn der Hilfeleistende dem Bemühen des Hilfeempfangenden um Erhaltung oder Wiedererlangung der Selbstständigkeit mit Respekt begegnet und alle Handlungen vermeidet, die zur dysfunktionalen Abhängigkeit führen. Damit gerät die Person des Hilfeleistenden in den Blick der ethischen Analyse. Inwiefern gelingt es dieser, die Abhängigkeit des anderen von seiner Hilfe auch dann zu bejahen, wenn diese Hilfe nicht mehr in der Heilung von einer Krankheit besteht, sondern vielmehr in der *Linderung* einer chronischen Erkrankung oder – noch radikaler – in der *Palliation* im Falle einer sehr schweren, langfristig zum Tode führenden Erkrankung? Dabei sei darauf hingewiesen, dass sich der Begriff der Palliation aus dem Lateinischen *pallium* = Mantel ableitet, sodass Palliation verstanden werden kann als das „Legen eines Mantels um den Patienten" – und zwar mit dem Ziel, diesen im letzten Lebensabschnitt soweit wie möglich vor belastenden Krankheitssymptomen, vor allem vor Schmerzen, zu schützen. Erst dann, wenn es dem Arzt gelingt, die Aufgabe der Linderung oder der Palliation wirklich anzunehmen und auszufüllen, fördert er auch auf Seiten des Patienten die Annahme dieser neuen Form der Abhängigkeit von ärztlicher Hilfe.

Fuchs und Lauter stellen in ihrer – bereits in Kap. 8 genannten – Arbeit *Dürfen Ärzte töten?* (1997) die Diskussion zur aktiven Sterbehilfe auch in den Kontext der vom Arzt erlebten Ohnmacht im Falle einer nicht mehr heilbaren und mit hoher Wahrscheinlichkeit zum Tode führenden Krankheit. Ein Arzt, so argumentieren sie, für den die eigene Ohnmacht bei der Behandlung des sterbenden Patienten zu einem sehr großen Problem wird, kann diesen Patienten nicht darin unterstützen, die notwendig gewordene Abhängigkeit anzunehmen und im Vertrauen auf die geleistete Hilfe zu einer gefassten Haltung gegenüber der eigenen Endlichkeit zu gelangen. Schließlich kann diese Ohnmacht – auch vor der wachsenden Abhängigkeit des Patienten – dazu führen, dass der Arzt versucht, „dem Tod zuvorzukommen" – und zwar durch aktive Sterbehilfe.

9.5   Prinzipien der Hospizhilfe

„Beim kurativen Therapieansatz wird das Wohlbefinden des Patienten dem Ziel, die Krankheit zu heilen, untergeordnet, und es werden ihm therapiebedingte Einschränkungen der Lebensqualität und zum Teil erhebliche Nebenwirkungen zugemutet. Als oberstes Ziel in der palliativmedizinischen Versorgung soll dagegen eine möglichst hohe Funktionsfähigkeit und Lebenszufriedenheit des Patienten erhalten werden, wenn keine Heilung mehr möglich ist. Das Konzept wurde ursprünglich für Patienten mit Tumorerkrankungen entwickelt, gilt aber auch für jede andere Erkrankung, die progredient und irreversibel zum Tode führt. Die Palliativmedizin bejaht das Leben und sieht das Sterben als einen normalen Prozess an. Sie will den Tod weder beschleunigen noch hinauszögern. Die Palliativmedizin stellt die Linderung von Schmerzen und anderen Beschwerden in den Vordergrund, integriert die psychischen und spirituellen Bedürfnisse und bietet ein System der Unterstützung an, damit das Leben der Patienten bis zum Tod so aktiv wie möglich sein kann. Die Palliativmedizin bietet der Familie während der Erkrankung des Patienten und in der Trauerphase Unterstützung an." (Radbruch & Zech, 2000, S. 1).

Für die Hospizhilfe sind die Grundsätze der Palliativmedizin zentral, da sich Hospizhilfe als eine bedeutende Komponente der Palliativmedizin versteht. Diese Grundsätze lassen sich mit Radbruch und Zech (2000) wie folgt charakterisieren: Behandlung von Patienten in verschiedenen Umgebungen mit einem hohen Person- und einem niedrigen Technologie-Ansatz, effektive Betreuung auch zu Hause, multidisziplinäres Team, individuelle Behandlung jedes Patienten und Koordination des Teams durch das im Einzelfall zuständige Teammitglied, Symptomkontrolle und vor allem Schmerzbehandlung durch Spezialisten, speziell ausgebildete und erfahrene Pflegefachkräfte, Integration von ehrenamtlichen Mitarbeitern, leicht zugängliche Koordinationsstelle für das palliativmedizinische Team, Verpflichtung zur kontinuierlichen Betreuung des Patienten und seiner Angehörigen, Unterstützung der Hinterbliebenen nach dem Tod des Patienten, Forschung, systematische Dokumentation und statistische Ausarbeitung der Behandlungsergebnisse, Unterricht und Ausbildung von Ärzten, Pflegepersonal, Sozialarbeitern und Seelsorgern. „Palliativmedizin zielt auf die Erhaltung der höchstmöglichen Lebensqualität bei Patienten mit unheilbaren Krankheiten, ohne sich dabei auf das ‚Wann‘, ‚Wo‘, ‚Wie‘ und ‚Durch wen‘ festlegen zu lassen. Palliativmedizin kann in Hospizen und Palliativstationen, in der onkologischen oder schmerztherapeutischen Praxis, in ambulanten Hospizeinrichtungen oder zu Hause, also letztendlich überall, wo ärztliches oder pflegerisches Handeln notwendig wird, ausgeübt werden." (Radbruch & Zech, 2000, S. 9).

Folgende Symptome – nach ihrer Häufigkeit geordnet – stehen in der Palliativmedizin im Vordergrund (vgl. Grond et al., 1994). Es handelt sich um Daten von zehn Studien mit insgesamt 12.438 Patienten:

Schmerzen	70.3 Prozent
Mundtrockenheit	67.5 Prozent
Anorexie	60.9 Prozent
Schwäche	44.8 Prozent
Verstopfung	44.7 Prozent
Luftnot	42.3 Prozent
Übelkeit	36.2 Prozent
Schlaflosigkeit	34.2 Prozent
Schwitzen	25.3 Prozent
Schluckbeschwerden	23.2 Prozent
Urologische Symptome	21.3 Prozent
Neuropsychiatrische Symptome	19.8 Prozent

- Desorientiertheit
- Verwirrtheit
- Krämpfe
- Schwindel
- Tremor
- Sedierung

Erbrechen	18.5 Prozent
Dermatologische Symptome	16.3 Prozent

- Juckreiz
- Infektionen
- Allergische Reaktionen
- Toxische Reaktionen
- Dekubitalulzera

Dyspepsie   11.3 Prozent
Diarrhö   7.6 Prozent

Die Hospizhilfe lässt sich von fünf Prinzipien leiten (vgl. Kruse, 2004; Student, 1999): Erstens: Der sterbende Mensch und seine Angehörigen sind gemeinsame Adressaten des Hospizdienstes. Der Sterbebeistand beschränkt sich nicht auf den sterbenden Menschen, sondern er bezieht ausdrücklich die Angehörigen ein. Aufklärung der Angehörigen über den Gesundheitszustand des Patienten, über die Prognose, über Möglichkeiten der Therapie, sowie die psychologische Unterstützung der Angehörigen bilden bedeutende Aspekte des Sterbebeistandes. Die Hospizhilfe geht davon aus, dass durch die Einbeziehung von Angehörigen Möglichkeiten der familiären Unterstützung und Integration des Patienten genutzt werden und die Beziehung zwischen dem Patienten und seinen Angehörigen positiv beeinflusst wird. Zweitens: Die Betroffenen werden durch ein interdisziplinär arbeitendes Team von Fachleuten unterstützt. Zu nennen ist zunächst die enge Kooperation zwischen Ärzten und Pflegediensten. Hinzu kommen psychologische Dienste und – soweit dies vom Patienten gewünscht wird – der seelsorgerische Beistand. Die Kommunikation zwischen den verschiedenen Disziplinen ist eine zentrale Voraussetzung für die Umsetzung eines integrativen, umfassenden Therapie- und Betreuungskonzepts. Drittens: Freiwillige Helferinnen und Helfer werden in den Hospizdienst einbezogen. Dabei ist großes Gewicht auf die Qualifizierung ehrenamtlich tätiger Menschen zu legen. Die Qualifizierung sollte dabei folgende Komponenten umfassen: (a) Die Vermittlung von Kenntnissen über körperliche und seelische Prozesse im Finalstadium einer Erkrankung, über die Aufgaben, die den niedergelassenen Ärzten sowie den Pflegediensten bei der Betreuung sterbender Menschen zugeordnet werden, über die Bedeutung eines integrativen Therapiekonzepts für menschenwürdiges Sterben, über Bedürfnisse sterbender Patienten und ihrer Angehörigen. (b) Die Reflexion über die Motive zur Wahrnehmung dieser ehrenamtlichen Tätigkeit, über die persönliche Einstellung zu Sterben und Tod sowie über Erfahrungen, die man im Umgang mit sterbenden Menschen und ihren Angehörigen gewonnen hat. (c) Die Klärung jener Tätigkeitsbereiche, die ehrenamtlichen Mitarbeiterinnen und Mitarbeitern übertragen werden. (d) Die Begleitung bei Besuchsdiensten sowie die Supervision der Tätigkeiten, die man bei den Besuchsdiensten ausgeführt hat. Viertens: Das Hospiz-Team verfügt über spezielle Kenntnisse und Erfahrungen in der lindernden Therapie. Mit diesem Prinzip sind zunächst die verschiedenen Komponenten der Schmerztherapie angesprochen – die vom behandelnden Arzt entwickelt und überwacht werden –, wei-

terhin medizinische Maßnahmen, die dazu dienen, die Krankheitssymptome zu lindern, und schließlich Aspekte der Pflege, die auf
eine Linderung der Krankheitssymptome sowie auf die möglichst
weite Erhaltung von Selbstständigkeit im Alltag zielen. Fünftens:
Hospize gewährleisten Kontinuität in der Betreuung. Patienten und
Angehörigen wird die Gewissheit gegeben, dass Mitarbeiterinnen und
Mitarbeiter der Hospizdienste *ständig* erreichbar sind. Diese Gewissheit trägt zur Linderung von Ängsten bei. Zudem wird unter
Kontinuität die Fortsetzung der Begleitung von Angehörigen nach
dem Tod des Patienten verstanden – eine bedeutende Hilfe bei der
seelischen Auseinandersetzung mit dem Verlust eines nahestehenden Menschen.

„Die eigentliche Hospiztätigkeit ist daher die ambulante Lebens-
hilfe und Sterbebegleitung in der letzten Lebensphase und die Unterstützung der Angehörigen zu Hause. Nur wenn das nicht zu ermöglichen ist, zum Beispiel weil Angehörige fehlen oder überfordert
sind oder weil es der Wunsch der Patienten ist, die letzten Tage an
einem Ort zu verbringen, an dem sie sich gut aufgehoben wissen und
sicher sein können, dass ihr Sterben weder künstlich verlängert, noch
ihr Leben aktiv verkürzt wird, ist das stationäre Hospiz vorgesehen."
(Student, Mühlum & Student, 2004, S. 15).

Die Hospizethik lehnt ausdrücklich die absichtsvolle Verkürzung
des Lebens ab: "The better our care of terminal patients, the less
will be the need for euthanasia." (Loewy & Springer-Loewy, 2000,
S. 127). Die Ablehnung der aktiven Sterbehilfe erfolgt dabei aus
mehreren Gründen. Zunächst aus religiösen Gründen: Gott ist Herr
über Leben und Tod, nicht der Mensch. Sodann aus rationalen
Gründen: Es besteht grundsätzlich eine Irrtumsmöglichkeit; der
Tötungs- und Todeswunsch ist umkehrbar, die Tötung dagegen irreversibel. Weiterhin aus psychologischen und soziologischen Gründen: Es ist von der Möglichkeit des Einflusses von Gruppen- und
Kostendruck auf die Willensäußerung des sterbenden Menschen
sowie von einer möglichen Absenkung der Hemmschwelle im Falle
der Legalisierung der aktiven Sterbehilfe auszugehen. Zudem aus
ethischen Gründen: Es besteht die Gefahr, dass implizit oder sogar
explizit eine Bewertung des Lebens als „lebenswertes" vs. „nicht
lebenswertes" Leben erfolgt. Schließlich aus hospizlichen Gründen:
Es könnte ein Vertrauensverlust gegenüber jenen Menschen eintreten, die für die Begleitung und Versorgung des sterbenden Menschen Verantwortung tragen.

„Die Selbstbestimmung und Autonomie des Sterbenden zu wahren, ist die zentrale Herausforderung für die Begleitenden. Es gibt
kein Leitbild für ein würdevolles Sterben. Die Aufgabe besteht darin,
den je persönlichen Weg zum Tod zu respektieren und zu schützen.

Sterben ist ein Teil des Lebens. Dies gilt es qualitätsvoll zu ermöglichen. Bedürfnisse und Wünsche sollen auch im letzten Lebensabschnitt weitgehend Erfüllung finden. Der Sterbende soll mit seinen Angehörigen als systemische Einheit gesehen werden. Dies bedeutet gleichermaßen die Berücksichtigung jedes einzelnen als eigenständige Person. Anliegen der Hospizarbeit ist es, die bewußte Auseinandersetzung mit der Endlichkeit und Endgültigkeit des Lebens zu fördern und ‚unguten' Verdrängungsmechanismen entgegen zu wirken. Begleitung von Sterbenden und ihren Angehörigen macht es erforderlich, komplexe Reaktionsweisen zu entwirren, überschaubar zu machen, um so die emotionale Bewältigung zu erleichtern. In der Sterbebegleitung vollzieht sich eine vertiefte Kommunikation und Anteilnahme am Leben und Sterben. Dies bedarf einer besonderen Reflexion und Befähigung. Hospizarbeit leistet fundierte Sozialberatung in der Vermittlung und Vernetzung von Diensten und Informationen mit dem Ziel, die Handlungs- und Entscheidungsfähigkeit der Ratsuchenden zu unterstützen. Die Frage nach dem Sinn des Lebens, die persönliche Lebensbilanz berührt auch Fragen von Glauben und Spiritualität. Eine ganzheitlich ausgerichtete Begleitung muß auch dieses Bedürfnis nach Klärung ernst nehmen, ohne zu einer Weltanschauung und Deutung zu überreden. Besondere Herausforderungen für die Pflege Sterbender sind im Blick auf den Patienten: das Kleiden, Fragen des Bewußtseins, Schmerzbehandlung, Schlafrhythmen, Körperausscheidungen, Ernährung, Überwachung der Vitalfunktionen sowie die Aufbewahrung des Verstorbenen. Zur Erfüllung dieser Aufgaben bedarf es der interdisziplinären Zusammenarbeit im Team, der Kooperation und Koordination mit allen Diensten vor Ort." (Stappen, 1999, S. 119 f.).

„Hospizliches Handeln zeigt deutlich auf Schwachstellen in unserer Gesellschaft: Es rückt die Begrenztheit und Vergänglichkeit des Lebens ins öffentliche Bewußtsein und trägt so zu einer Ethik der Endlichkeit und der Selbstbegrenzung bei. Es lehrt, Sterben und Tod als Teil des Lebens zu verstehen, und stellt sich damit gegen die Verherrlichung von Vitalität, Konsum und unbegrenztem Fortschritt. Es stellt eine primär technologisch und einseitig am Ziel der Lebensverlängerung orientierte Medizin in Frage und betont die im Angesicht des Todes wichtige Haltung der Annahme und Begleitung, der Schmerzlinderung und palliativen Pflege. Es nimmt teil an der ethischen Grundlagendebatte um das Verständnis der Menschenwürde und des Personseins des Menschen, wie sie in den westlichen Gesellschaften seit einiger Zeit verschärft geführt wird. Es betont die im christlichen Glauben verankerte Überzeugung, daß die Würde jedes, also auch des kranken, hinfälligen und sterbenden Menschen, unbedingt zu achten ist. Es versucht, durch Theorie und Praxis, den Argumenten für eine Legalisierung aktiver Sterbehilfe den Boden zu entziehen. Es macht die Notwendigkeit ehrenamtlichen Engagements bewusst als Zeichen für eine solidarische Gemeinschaft." (Gohde, 1999, S. 14 f.).

Die erste Hospizeinrichtung für schwerstkranke und sterbende Menschen wurde in der Neuzeit von Mary Aickenhead in Dublin mit *Our Lady's Hospice* geschaffen (Gründungsdatum 1879). Das von Cicely Saunders im Jahre 1967 in London gegründete *St. Christopher's* lässt sich vom Grundsatz umfassender Pflege und Schmerztherapie im Finalstadium einer Erkrankung leiten – dieser Grundsatz ist Kennzeichen der modernen Hospizidee. Das Leitbild der Hospizbewegung wurde von Saunders erstmalig im Dokumentarfilm *„Noch 16 Tage"* von R. Iblacker und S. Braun (1971) wie folgt umschrieben: „Sie sind wichtig, weil Sie eben sind. Sie sind bis zum letzten Augenblick Ihres Lebens wichtig, und wir werden alles tun, was wir können, damit Sie nicht nur in Frieden sterben, sondern auch leben können, bis Sie sterben." Anders ausgedrückt: Die Sterbenden sollen „nicht Hilfe zum Sterben, sondern Hilfe zum Leben während des Sterbens" erhalten (Drolshagen & Schneider, 2001, S. 44 f.). Dies heißt auch: „Überall da, wo gestorben wird, kann Hospizlichkeit gelebt werden." (Lamp, 2001, S. 18). Mit diesem Leitbild bringt die Hospizhilfe zum Ausdruck, dass der Patient auch in der letzten Phase seines Lebens ein selbstverantwortliches Leben führen soll. Nachfolgend sollen einige für die Entwicklung der Hospizbewegung in der Bundesrepublik Deutschland bedeutsame Daten aufgeführt werden:

Im Jahre 1992 wurde die Bundesarbeitsgemeinschaft Hospiz gegründet, im Jahre 1995 die Deutsche Gesellschaft für Palliativmedizin. Als erste stationäre Einrichtung in Deutschland wurde mit Unterstützung der Deutschen Krebshilfe 1983 die Palliativstation der Chirurgischen Universitätsklinik in Köln mit fünf Betten eröffnet. 1992 wurde das Mildred-Scheel-Haus in Köln fertig gestellt; dieses vereint eine Palliativstation, Ambulanzräume für Schmerzambulanz, Hausbetreuungsdienst, Ernährungsberatung und Tumornachsorge, einen Eingriffsraum sowie die Akademie. 1988 wurde die Palliativstation der Robert-Janker-Klinik, 1990 die Palliativstation des Malteser Krankenhauses Bonn eröffnet. Das erste deutsche Hospiz für terminale Patienten wurde im Jahre 1986 am Altenzentrum des Aachener Oratorianer-Konvent eingerichtet. Dieses Haus steht unter der Leitung eines Geistlichen, die ärztliche Versorgung erfolgt durch Hausärzte und Konsiliarärzte. Im Jahre 1991 begann ein Palliativprojekt des Bundesministeriums für Gesundheit, mit dem die Einrichtung von zunächst zwölf, später 14 Palliativstationen gefördert wurde, um modellhaft zu erproben, wie die Versorgung sterbender Krebs-patienten in Krankenhäusern verbessert werden kann. Nach Aus-laufen der Förderung konnten die meisten Einrichtungen durch an-dere Träger weiterfinanziert werden. Die Bundesarbeitsgemeinschaft Hospiz ist die Dachorganisation und Interessenvertretung von 1.310 ambulanten Hospizinitiativen und circa 200 stationären Hospizen und Palliativstationen in der Bundesrepublik Deutschland sowie der Landesarbeitsgemeinschaften Hospiz in den 16 Bundesländern.

Student, Mühlum und Student (2004, S. 86 ff.) differenzieren zwi-schen ambulanten, stationären und teilstationären Hospizkonzepten:

1. *Ambulante Hospize und Hospizdienste:* Es ist Kernziel aller Hospize, dem sterbenden Menschen bis zum Ende ein Leben in der eigenen Wohnung zu ermöglichen. Nur wo dies nicht möglich ist, kommt eine Betreuung in einem stationären Hospiz infrage. Die moderne Hospizbewegung hat mit einer stationären Einrich-tung begonnen (St. Christopher's Hospice in London), doch be-reits zwei Jahre nach der Eröffnung nahm ein ambulanter Dienst seine Arbeit auf, der nach kurzer Zeit mehr Menschen betreute als der stationäre Flügel.

2. *Stationäre Hospize:* In einem stationären Hospiz finden Menschen Aufnahme, wenn sie an einer tödlichen Erkrankung leiden, deren Fortschreiten unaufhaltsam ist und innerhalb einer absehbaren Zeit von Tagen oder Wochen zum Tode führen wird. Sterbende können so lange im Hospiz bleiben, bis die Beschwerden so weit reduziert sind, dass die Versorgung zu Hause wieder möglich wird. Die Finan-zierung des unabhängigen stationären Hospizes erfolgt seit dem Jah-re 1997 zu einem Teil über die Krankenkassen gemäß § 39 a, SGB V. Zu einem erheblichen Teil bleibt die Finanzierung auf andere Quel-len, insbesondere auf Spendenmittel, angewiesen. „Dies ist durch-aus sinnvoll, denn einerseits kann damit vermieden werden, dass Hospize zu Profitunternehmen werden; zum anderen, und das ist wichtiger, fördert das Spendensammeln die Integration in das jewei-lige Gemeinwesen." (Student, Mühlum & Student, 2004, S. 89).

3. *Palliativstationen:* Sie entsprechen in ihrer Struktur weitgehend der Station eines Krankenhauses. Hier erfolgt eine Vollfinanzie-rung durch die Krankenkassen. Sie verfügen über ständige ärztli-che Präsenz; sie erfüllen insbesondere Aufgaben der medizinischen Krisenintervention.

4. *Tageshospize/teilstationäre Hospize:* Diese Entwicklung steckt in Deutschland noch in den Anfängen. Tageshospize bieten eine Art von Tagestreff für Menschen, die die Krankheit aus ihren sozia-len Beziehungen und Alltagsaktivitäten gerissen hat und die hier ähnliche Betroffene finden.

5. *Hospizarbeit im Pflegeheim/Sitzwachen:* Die Aufgabe der in der Sitzwachenarbeit ehrenamtlich Engagierten bestand und besteht im Wesentlichen darin, bei todkranken Menschen die letzten Nächte des Lebens im Pflegeheim durch Zuwendung erträglicher zu gestalten und Einsamkeit zu lindern.

9.6 Prinzipien der Schmerztherapie

„Eine wirksame und konsequente Behandlung quälender Symptome ist die wesentlichste Voraussetzung für Lebensqualität im Angesicht einer unheilbaren, chronisch fortschreitenden Erkrankung. Es zeigt sich, dass ungenügend behandelte Schmerzen und Symptome ein wesentliches Hindernis für die Krankheitsverarbeitung darstellen. Gelingt es im Rahmen der palliativmedizinischen Betreuung, einen möglichst geringen Grad an Behinderungen, Beschwerden und Leiden zu erreichen, ist es vielen Patienten möglich, eine Krankheitsbewältigung, eine Akzeptanz des schwächer werdenden Lebens und eine Hinnahme des bevorstehenden Sterbens zu erreichen – und hierin liegt durchaus ein Grad an Lebensqualität. (…) Eine Akzeptanz der Erkrankung, ihrer unabänderlichen Folgen und des absehbaren Sterbens ist nur bei weitgehender Beschwerdefreiheit realisierbar." (Aulbert, 1997, S. 90).

Starke Schmerzen können die Lebensqualität des Patienten so stark einschränken, dass dieser aufgrund körperlicher und psychischer Erschöpfung nicht mehr in der Lage ist, ein selbstverantwortliches Leben zu führen. Die fachlich kompetente Schmerztherapie ist aus diesem Grunde auch als Beitrag zur Erhaltung der Selbstverantwortung im Prozess des Sterbens zu interpretieren. Dabei ist zu bedenken, dass der größte Teil der Tumorpatienten schmerzfrei sein könnte, wenn die Schmerztherapie fachlich korrekt erfolgen würde. Bereits zum Zeitpunkt der Tumordiagnose leiden 43 Prozent der Patienten unter Schmerzen. In fortgeschrittenen Krankheitsstadien geben über 80 Prozent der Patienten Schmerzen an. Die Schmerzursache kann oft schon aufgrund einer ausführlichen Anamnese und der kritischen Durchsicht der bisher erhobenen Befunde und Arztberichte hinreichend geklärt werden. Doch kann es auch erforderlich sein, weitere Untersuchungen durchzuführen, um zusätzliche Informationen zur Planung der Therapie zu erhalten (Radbruch et al., 2004).

Die Schmerzen lassen sich nach der klinischen Phänomenologie differenzieren in (siehe Klaschik, 2003):

Knochen- und Weichteilschmerzen: Diese werden in der Regel als bohrend, stechend oder spitz geschildert, sie können von den Patienten genau lokalisiert werden und nehmen bei Bewegung zu.

Viszerale Nozizeptorschmerzen: Diese werden überwiegend als dumpf drückende Schmerzen in Becken, Bauchraum oder Brust, welche häufig nicht genau lokalisiert werden können und bewegungsunabhängig sind, angegeben.

Neuropathische Schmerzen: Diese werden als brennend, elektrisierend oder einschießend empfunden. Die Ausbreitung der neuropathischen Schmerzen folgt dem Versorgungsbereich der betroffenen Nervenstruktur.

Bei einem Viertel der Patienten mit fortgeschrittener Tumorerkrankung liegen mehrere Schmerztypen nozizeptiver und neuropathischer Art vor. Im Laufe der Erkrankung neu auftretende Schmerzareale können ein Hinweis auf ein Fortschreiten der Grunderkrankung (zum Beispiel Metastasen) oder auf ein Rezidiv sein.

Twycross (1994) untergliedert die Schmerzen bei Tumorpatienten in vier Typen: *Tumorbedingte Schmerzen*, die bei 60 bis 90 Prozent der Tumorschmerzpatienten vorliegen; *therapiebedingte Schmerzen*, die auf Operationen, Chemotherapien, Bestrahlungen zurückgehen: diese liegen bei zehn bis 25 Prozent der Tumorschmerzpatienten vor; *tumorassoziierte Schmerzen*, die häufig in Begleitung einer Tumorerkrankung auftreten (zum Beispiel Neuralgien und Venenthrombosen): diese liegen bei fünf bis 20 Prozent der Tumorschmerzpatienten vor; *tumorunabhängige Schmerzen*, unter denen alle weiteren Schmerzsymptome subsumiert werden, die unabhängig vom Tumor durch verschiedenste Erkrankungen und Ereignisse bedingt sind: diese liegen bei drei bis zehn Prozent der Tumorschmerzpatienten vor (siehe auch Klaschik, 2003).

Grundlage der WHO-Empfehlungen zur Therapie tumorbedingter Schmerzen (World Health Organization, 1996) bilden die DNA-Regel und ein Stufenschema, das als eine Orientierungshilfe zu betrachten ist (siehe dazu auch World Health Organization, 1990):

D = durch den Mund (orale Gabe, so einfach wie möglich)
N = nach der Uhr (festes Zeitschema)
A = auf dem analgetischen Stufenplan der WHO gründend

Nach dem analgetischen Stufenplan werden bei leichten Tumorschmerzen Medikamente der *Stufe 1* eingesetzt, das heißt, nichtsteroidale Antiphlogistika, Metamizol oder Paracetamol (dieses wird nur als Ausweichpräparat empfohlen). Bei Patienten mit mäßigen bis starken Schmerzen werden Opioide der *Stufe 2* (zum Beispiel Tramadol) verwendet. Bei starken bis stärksten Tumorschmerzen wird der Einsatz von Opioiden der *Stufe 3* empfohlen (zum Beispiel Fetanyl, Morphin, Oxycodon). Im Verlauf der Tumorerkrankung ist bei den meisten Patienten eine Steigerung der Opioiddosis notwendig. In aller Regel ergibt sich diese Notwendigkeit aufgrund des Fortschreitens der Grunderkrankung und der damit verbundenen Zunahme der Schmerzen. Auf der anderen Seite kann infolge von Tumor reduzierenden oder Schmerz reduzierenden Therapien wie zum Beispiel einer palliativen Chemotherapie oder einer Bestrahlung, aber auch infolge zunehmender Schwäche und eines reduzierten Allgemeinzustands im fortgeschrittenen Krankheitsstadium der Analgetikabedarf wieder absinken. Daraus folgt, dass die regelmäßige Überprüfung und Anpassung der Opioiddosis dringend notwendig ist (siehe auch Hanks et al., 2001).

In einer Studie von Lindena et al. (1994) konnte nachgewiesen werden, dass selbst die Ärzte, die Betäubungsmittelrezepte besitzen und betäubungsmittelpflichtige Substanzen verschreiben, dies zu selten, und vor allem nicht regelmäßig tun. Weiterhin wurde gezeigt, dass die Opioiddosis vielfach nicht dem Schmerzniveau des Patienten angepasst wird. Klaschik (2003) nennt folgende Ursachen einer unzureichenden Schmerztherapie: Fehlende oder falsche Schmerzdiagnose, Unterschätzung der Schmerzintensität, Verschreibung nach Bedarf, Verzicht auf starke Opioide aufgrund von Vorurteilen gegenüber deren Verschreibung und der Angst vor Sucherzeugung, zu niedrige Dosierung, falscher Applikationsweg, Verzicht auf Begleitmedikamente.

90 Prozent der Tumorschmerzpatienten können durch eine orale medikamentöse Applikationsweise schmerztherapeutisch ausreichend behandelt werden. Die orale Schmerztherapie ist die Methode der Wahl und gilt heute als Standardverfahren. Zu den Grundregeln der medikamentösen Therapie chronischer Schmerzen gehören neben der oralen Gabe die regelmäßige Einnahme nach einem festen Zeitschema, die individuelle Dosierung, die kontrollierte Dosisanpassung, die Gabe der Medikamente nach dem Prinzip der Antizipation (das Analgetikum muss dem Schmerz zuvorkommen, die nächste Medikamenteneingabe muss also erfolgen, bevor der schmerzstillende Effekt der vorangegangenen Eingabe aufgebraucht ist und bevor der Patient glaubt, dass die nächste Analgetikagabe notwendig wird) sowie die Vermeidung von Nebenwirkungen durch Begleitmedikamente.

Nach Klaschik (2003, 189 f.) sind mehrere Alternativen zur oralen Arzneimittelgabe zu bedenken. *Sublingual:* Wenn durch Passagehindernisse im Ösophagus oder bei Schluckstörungen Tabletten und Tropfen nicht mehr geschluckt werden können. *Intranasal:* Diese Darreichungsform ist für starke Opioide noch nicht zugelassen. Sie könnte eine Methode der Zukunft sein, um plötzlich auftretende Schmerzen schnell zu durchbrechen. *Rektal:* Die Darreichungsform ist dann angezeigt, wenn eine orale Medikamenteneinnahme vorübergehend oder definitiv nicht mehr möglich ist. *Per inhalationem:* Diese Methode hat sich nicht bewährt. Morphin ist zwar auch auf diesem Wege wirksam gegen Schmerzen und Dyspnoe, das Nebenwirkungsspektrum gegenüber der oralen Gabe ist aber unverändert bei gleichzeitig kurzer Wirkdauer.

Die Notwendigkeit, eine orale Schmerztherapie abzubrechen, ergibt sich am häufigsten bei Schluck- und Passagestörungen, bei therapie- und tumorbedingten Begleitsymptomen wie Übelkeit und Erbrechen, bei unzureichender Analgesie unter der eben noch verträglichen Dosis sowie bei nicht mehr tolerablen, dosisabhängigen Nebenwirkungen. Im Falle des Abbruchs der oralen Schmerztherapie bieten sich folgende Verfahren an: Die subkutane Opioidapplikation, die intravenöse sowie die rückenmarknahe Opioidgabe (Husebø Sandgathe & Husebø, 2001).

Kriterien für den Bedarf von Analgetika und Sedativa bei bewusstlosen oder verwirrten Patienten sind (vgl. Husebø & Sandgathe, 2003): Erhöhter Sympathikotonus, rasche, oberflächliche Atmung, rascher Puls, Schwitzen, angespannter Gesichtsausdruck, unkontrolliertes Stöhnen oder Rufen, Unruhe oder Anspannung bei Ansprache, unkontrollierte Abwehrbewegungen, körperliche Unruhe bei bestimmter Lagerung sowie Verstärkung dieser Mechanismen während der Pflege (vgl. auch Geiselmann, Neumann & Kanowski, 1997).

Keseberg (1995) und Twycross & Zeus (1983) haben „zehn Gebote" der Schmerztherapie formuliert, die nachfolgend wiedergegeben und erläutert werden.

1. *Du sollst nicht davon ausgehen, dass alle Schmerzen des Patienten nur von dem Tumor herkommen.* Diese Aussage berücksichtigt die Tatsache, dass Tumorpatienten häufig unter zusätzlichen Schmerzen leiden, die auf andere Erkrankungen oder auf Folgen der Operation, der Chemotherapie und der Bestrahlung zurückgehen können. Auch offene Körperstellen, die durch lange Liegezeiten bedingt sind, bilden häufig eine Schmerzquelle. Aus diesem Grunde ist die Dekubitusprophylaxe, zu der die Mobilisierung des Patienten gehört, bedeutsam.

2. *Du sollst die Gefühle des Patienten beachten.* Es wurde schon mehrfach betont, dass die psychische Situation des Menschen großen Einfluss auf die Schmerzempfindlichkeit ausübt. In Phasen innerer Ruhe und Ausgeglichenheit können wahrgenommene Schmerzen zurückgehen, in Phasen hoher Anspannung können sie hingegen deutlich zunehmen. Bei schwerstkranken

Menschen lassen sich nicht selten Phasen der Angst, der Trauer, der Wut und der Hoffnungslosigkeit beobachten, in denen auch die Schmerzen als quälend erlebt werden. Insbesondere die Angehörigen üben durch ihr Verhalten Einfluss darauf aus, wie lange solche Phasen andauern und wie heftig sie verlaufen. Für die Ruhe und Ausgeglichenheit des Patienten ist von Bedeutung, dass Angehörige nicht mit Vorwürfen oder mit Abwendung auf Angst, Trauer und Verzweiflung reagieren, sondern mit Beistand und Zuwendung.

3. *Du sollst Schmerzmittel niemals nach Bedarf dosieren, das heißt, die Therapie muss dem Schmerz zuvorkommen.* Einer häufig anzutreffenden Annahme zufolge sollen Schmerzmittel erst dann eingenommen werden, wenn die Schmerzen bereits aufgetreten sind. Diese Annahme trifft auf die Behandlung von Patienten mit chronischen Schmerzen ausdrücklich nicht zu. Vielmehr steht bei Patienten mit chronischen Schmerzen die vorbeugende Therapie im Vordergrund. Bei Missachtung dieses Grundsatzes ist mit einer verringerten Wirkung von Analgetika zu rechnen. Die Folge ist eine höhere Dosis des verordneten Medikaments oder die Gabe eines stärkeren Medikaments. Es ist zu berücksichtigen, dass bei wieder auftretenden starken Schmerzen die Verkrampfung des Patienten sowie seine Angst zunehmen, wodurch die Schmerzimpulse noch stärker und zudem als quälender empfunden werden.

4. *Du sollst Schmerzmittel stets in der richtigen, das heißt, in der ausreichenden Menge verschreiben.* Hier gilt der Grundsatz, dass der Patient weder zu viele Tabletten eines schwachen Schmerzmittels noch zu geringe Mengen eines starken Mittels einnehmen soll. Damit der Arzt richtig einschätzen kann, welche Medikamente in welcher Dosis verordnet werden müssen, ist er auf die möglichst genaue Beschreibung der gegenwärtigen Schmerzzustände (Intensität, Dauer, betroffene Körperregionen) angewiesen. Dabei ist „falscher Mut" nicht angezeigt: Wenn Schmerzen stärker werden oder wenn diese schlechter ertragen werden können, so sollte dies dem Arzt auf jeden Fall mitgeteilt werden.

5. *Du sollst es zuerst mit einem schwachen Schmerzmittel versuchen.* Auch schwerstkranke Patienten mit ähnlichen Erkrankungen und Krankheitssymptomen unterscheiden sich in der Intensität der erlebten Schmerzen. Bei dem einen Patienten kann, auch wenn der Tumor weit fortgeschritten ist, die Schmerzempfindung so gering sein, dass schon ein sehr schwaches Analgetikum ausreichend Linderung schafft. Bei dem anderen Patienten kann hingegen die Schmerzempfindung so stark sein, dass er deutlich stärkere Schmerzmittel benötigt. Des Weiteren sprechen Patienten, auch bei vergleichbarer Schmerzintensität, sehr unterschiedlich

auf Schmerzmittel an: Bei dem einen genügen bereits schwache Schmerzmittel (und zudem in geringer Dosierung), während der andere stärkere Schmerzmittel (zudem in höherer Dosierung) benötigt. Da keine allgemeingültige Aussage darüber getroffen werden kann, welches Schmerzmittel in welcher Dosierung geeignet ist, wird bei der *gestuften Schmerztherapie* zunächst mit einem schwächeren Schmerzmittel begonnen. Der weitere Verlauf der Schmerzen entscheidet dann darüber, ob die Dosis erhöht oder ein stärkeres Medikament gewählt werden muss.

6. *Habe keine Angst vor starken Schmerzmitteln, die der Betäubungsmittelverordnung unterliegen.* Mit diesem Gebot sind die starken Opioide angesprochen, die auf einem speziellen Betäubungsmittelrezept verschrieben werden müssen (dies ist bei den schwach wirkenden Opioiden nicht der Fall). Ungefähr bei sechs Prozent der Tumorpatienten lässt sich auch nach einer mehrmonatigen nicht- oder schwachopiathaltigen Therapie keine Schmerzfreiheit oder wesentliche Schmerzlinderung erzielen. Diese Patienten sind auf die Behandlung mit starken Opioiden (zum Beispiel Morphin) angewiesen. Dabei sind vier Punkte zu beachten: (a) Wenn diese Form der Schmerztherapie vom Arzt genau überwacht wird und die Einnahme des Medikaments einem festen Zeitplan folgt, so treten keine gefährlichen Nebenwirkungen (wie zum Beispiel Atemdepression) auf; es entwickeln sich auch nicht Abhängigkeit und zunehmende Toleranz. Die in der Öffentlichkeit geäußerten Bedenken gegen eine Therapie mit starken Opioiden sind in diesem Fall unbegründet. (b) Patienten mit einer Opioidtherapie benötigen grundsätzlich eine ausführliche Einnahmeanleitung, die genaue Zeitangaben zur Einnahme des Medikaments enthält. (c) Es können, vor allem zu Beginn der Therapie, Nebenwirkungen auftreten, wie zum Beispiel Übelkeit, Benommenheit, Erbrechen, Verstopfung und Schwitzen. Gegebenenfalls sind auch diese Nebenwirkungen medikamentös zu behandeln. (d) Opioide weisen Wechselwirkungen mit Alkohol auf; aus diesem Grunde ist Alkoholgenuss zu vermeiden.

7. *Du sollst dich bei der Schmerzbekämpfung nicht alleine auf Schmerzmittel beschränken.* Die Schmerztherapie ist nicht allein eine medikamentöse Therapie, sondern sie umfasst selbst bei stärksten Schmerzen auch nicht-medikamentöse Therapieformen. Physikalische Maßnahmen, Heilbäder, Fango, Kuren und Akupunktur sind Beispiele für Möglichkeiten der nicht-medikamentösen Therapie. Wenn der Patient über intensive Ängste – zum Beispiel vor Zunahme der Schmerzen oder vor einer Verschlechterung seines Gesundheitszustandes – berichtet, dann ist eine psychologische Intervention notwendig. Als

eine Methode der psychologischen Intervention bietet sich die Äußerung von Gedanken und Fantasien an, die um die Schmerzen und um die lebensbedrohliche Erkrankung kreisen. Schon die Möglichkeit, diese mitzuteilen, kann entlastend wirken. Dabei sind auch fundierte Informationen über die ins Auge gefassten Therapieformen, durch die das Auftreten von Schmerzen verhindert werden soll („*Schmerzprophylaxe*"), hilfreich.

8. *Du sollst keine Angst davor haben, einen Kollegen um Rat zu fragen.* Die Schmerztherapie gründet auf Erkenntnissen aus verschiedenen medizinischen und psychologischen Disziplinen. Aus diesem Grunde kann der behandelnde Arzt vom Rat seiner Kollegen nur profitieren. Wenn zum Beispiel ein Patient an so starken Ängsten und Depressionen leidet, dass neben Gesprächen über seine Gedanken und Fantasien eine Psychopharmakotherapie angezeigt erscheint, dann empfiehlt sich möglicherweise der Kontakt mit einem Psychiater, der über fundierte Erfahrungen auf dem Gebiet dieser Therapie verfügt. Ebenso kann es sich als hilfreich erweisen, mit einem Onkologen oder einem Anästhesisten über einzelne Schritte in der schmerztherapeutischen Behandlung zu sprechen.

9. *Sorge dafür, dass die ganze Familie unterstützt wird.* Die lebensbedrohliche Erkrankung eines Menschen stellt auch die Angehörigen vor große psychische Probleme. Die Art und Weise, wie sich die Angehörigen mit diesen Problemen auseinandersetzen, beeinflusst ihre Beziehung zum Patienten sowie das Verhalten des Patienten. Wenn Angehörige über die Schwere der Krankheit und über die Krankheitssymptome (zu denen auch Schmerzen gehören) nicht aufgeklärt werden, reagieren sie unsicher; sie können auch das Verhalten des Patienten nicht richtig einschätzen. Die Aufklärung ist eine wichtige Voraussetzung für eine offene Beziehung zwischen dem Patienten und seinen Angehörigen.

10. *Du sollst eine Atmosphäre ruhiger Zuversicht und vorsichtigen Optimismus ausstrahlen.* Werden starke Schmerzen durch den entwickelten Therapieplan erheblich verringert oder sogar aufgehoben, so wird der Patient dem Arzt mit großem Vertrauen begegnen. Er vertraut darauf, dass der Arzt durch die Wahl und Dosierung der Medikamente das Wiederauftreten von Schmerzen verhindern und zugleich vermeiden wird, dass der Patient seine Selbstverantwortung verliert (Vermeidung der Sedierung).

Um deutlich zu machen, wie wichtig die vertrauensvolle Beziehung zwischen dem Patienten und dem Arzt für die Aufrechterhaltung der Selbstverantwortung im Finalstadium einer Erkrankung ist, sollen elf Vorschläge genannt werden, die der amerikanische Pathologe Sanes an den Arzt richtete. Sanes war an einem Sarkom erkrankt und konnte somit selbst beurteilen, wie sehr der Patient auf das besondere Engagement des Arztes angewiesen ist. Bei den elf Vorschlägen handelt es sich um psychologische Empfehlungen, die das Verhalten des Arztes gegenüber dem Patienten betreffen.

1. Stelle eine persönliche Beziehung zum Patienten und seiner Familie her.
2. Sei verfügbar und pünktlich.
3. Nimm dir ausreichend Zeit für den Besuch.
4. Stelle dich vor.
5. Lege das Gespräch nach Ort und Zeit fest, um unnötige Unterbrechungen zu vermeiden.
6. Gebrauche einfache Begriffe und vermeide medizinische Ausdrücke.
7. Beobachte und kontrolliere dich selbst, um die Übertragung eigener Ängste und Sorgen auf den Patienten zu vermeiden.
8. Gebrauche das Wort „Krebs", erkläre die besondere Art des Krebses, nötigenfalls mit Bleistift und Papier.
9. Öffne dich den Fragen von Patient und Familie.
10. Gib deine Telefonnummer dem Patienten und seiner Familie an und teile mit, wer im Falle von Unerreichbarkeit einspringt.
11. Ärgere dich nicht über „unlogische" Fragen oder über Fragen nach „paramedizinischen" Behandlungen.

9.7   Abschluss

Das in Kapitel 4 angeführte Luther-Wort: „Media in vita in morte sumus – kehrs umb – media in morte in vita sumus" (Mitten im Leben sind wir vom Tode umfangen – kehrs umb – mitten im Tode sind wir vom Leben umfangen) lässt sich in folgender Weise auf die Hospizhilfe und die Palliativmedizin anwenden: Mitten im Tode vom Leben umfangen zu sein, kann auch in der Hinsicht verstanden werden, dass sterbende Menschen eine fachlich hochwertige Therapie, Pflege und Begleitung erfahren, durch die sie in die Lage versetzt werden, sich bewusst auf das Lebensende einzustellen. Dabei ist ausdrücklich hervorzuheben, dass dieses Sich-Einstellen nur dann möglich ist, wenn weitgehende Schmerzfreiheit sowie ausreichende Symptomkontrolle sichergestellt werden können – vor allem die Schmerzfreiheit bildet hier eine zentrale Voraussetzung. Das Luther-Wort ist zwar eigentlich theologisch gemeint – in dem Sinne, dass der Mensch im Tod von Jesus Christus getragen ist –, dieses Wort sollte jedoch immer auch in seinen Konsequenzen für die mitmenschliche Solidarität (und zwar sowohl im Sinne der fachlichen wie auch der humanen Hilfe) verstanden werden.

Ein Beispiel für diese Solidarität im Prozess des Sterbens stellen die von Paul Sporken (1982) entwickelten Leitbilder der Hospizhilfe und der Palliativmedizin dar:

1. Medizinische Betreuung und pflegerische Versorgung
2. Möglichkeiten der Selbstverwirklichung
3. Möglichkeiten zur Auseinandersetzung mit seiner Lage
4. Achtung und Respekt durch andere Menschen
5. Möglichkeiten, Beziehungen und Freundschaften zu pflegen
6. Ein nicht gegen den Willen des Sterbenden verlängertes oder verkürztes Leben
   „Im Hinblick auf die Dauer des Sterbeprozesses müssen zwei mögliche Formen der Sterbehilfe genannt werden. In bestimmten Fällen kann eine absichtliche Verlängerung des Sterbens eine ethisch gute Form der Sterbehilfe sein, und zwar wenn und insofern den Belangen des Sterbenden (und nicht an erster Stelle etwa der medizinischen Wissenschaft!) damit gedient ist. Schließlich, und zwar nur unter strengen ethischen und juristischen Bedingungen, können als letzte Möglichkeit auch bestimmte Formen einer absichtlichen Verkürzung des Sterbeprozesses als eine mögliche vertretbare Form der Sterbehilfe in Betracht kommen." (Sporken, 1982, S. 25).
7. Auffangen des seelischen Leidens
   „In Ausnahmefällen kann es vorkommen, daß Schmerzbekämpfung und das Auffangen des seelischen Leidens für den Sterbenden trotz aller Bemühungen unzulänglich bleiben. In solchen Situationen kann es nützlich sein, Psychopharmaka zu verabreichen. Vorausgesetzt ist dabei aber, daß man dies nicht tut statt eines Gesprächs, sondern zur Unterstützung der innerlichen Verarbeitung der Probleme oder zur Milderung des allzu schweren seelischen Leidens." (Sporken, 1982, S. 24).
8. Ein geeigneter Platz zum Sterben
9. Zuwendung als Anfang und Vollendung menschlicher Solidarität
10. Begleitung auf dem letzten Weg
    „Der Helfer darf normalerweise das Gespräch über den kommenden Tod nur dann angehen, wenn er ein Stück Wegs mit dem Kranken mitgegangen ist und deshalb auch erahnen kann, wo der Kranke gefühlsmäßig steht. Es handelt sich also nicht um eine Wahrheitsvermittlung schlechthin, sondern vielmehr um die Besprechung des vom Kranken schon vermuteten Wissens um den Verlauf seiner Krankheit. Wenn man das Bedürfnis des Kranken ernst nimmt und als Norm dieses Gesprächs betrachtet, ist die Frage: ‚Darf man einem Kranken alle Hoffnung neh-

men?' im Grunde nicht mehr zutreffend. Der Kranke wird seinem Gesprächspartner schon signalisieren, welche Hoffnung er vorläufig behalten will." (Sporken, 1982, S. 29).

9.8 Zusammenfassung und Kontrollfragen

In der medizinischen Ethik wird die Erhaltung eines möglichst hohen Maßes an Selbstverantwortung als zentrales Merkmal einer ethisch und fachlich angemessenen medizinischen Versorgung und pflegerischen Betreuung hervorgehoben. Dabei lassen sich sechs Aspekte der Selbstverantwortung differenzieren: 1. Selbstständigkeit, 2. Autonomie in der Alltagsgestaltung, 3. bewusste Auseinandersetzung mit der eigenen Endlichkeit, 4. Selbstbestimmung bei der Gestaltung von Beziehungen, 5. Fähigkeit des Patienten, den Krankheitsprozess zu verstehen und einzelne Therapie- und Pflegemaßnahmen in ihren möglichen Wirkungen nachzuvollziehen, sowie 6. Entscheidung des Patienten für den Ort des Sterbens. Der Respekt vor dem Bedürfnis nach Selbstverantwortung spiegelt sich in einer die körperliche, die seelisch-geistige und die sozial-kulturelle Dimension der Person gleichermaßen berücksichtigenden Begleitung sterbender Menschen wider, die sich nicht allein auf die Linderung von Schmerzen und Symptomen beschränkt, sondern auch die Auseinandersetzung des Menschen mit der Krankheit und dem bevorstehenden Tod zu unterstützen bemüht ist. Die bewusste Annahme von Krankheit und Sterben ist dabei ausdrücklich als eine vom Patienten gewählte, funktionale Auseinandersetzungsform zu verstehen, die gleichberechtigt neben einer fortgesetzten Bemühung um eine Verbesserung der Situation steht. In ähnlicher Weise strebt die Hospizhilfe an, die bewusste Auseinandersetzung mit der Endlichkeit des Lebens zu fördern, wobei sie sich nicht an einem definierten Leitbild würdevollen Sterbens orientiert, sondern sich vielmehr bemüht, die Individualität im Prozess des Sterbens zu respektieren und zu schützen. Starke Schmerzen können die Möglichkeiten des Patienten, auch weiterhin ein selbstverantwortliches Leben zu führen, erheblich einschränken. Aus diesem Grunde ist eine fachlich kompetente Schmerztherapie unverzichtbar. Vorliegende Studien zeigen allerdings, dass eine angemessene Schmerztherapie häufig nicht eingeleitet wird.

Fünf Kontrollfragen zu Kapitel 9

1. Welchen Aspekten der Selbstverantwortung kommt in der Sterbebegleitung besondere Bedeutung zu?
2. Welche vier Existenzgrundbedürfnisse differenziert Chappuis und welche spezifischen Aufgaben der medizinisch-pflegerischen Betreuung leitet er aus diesen ab?
3. Erläutern Sie Hannah Arendts Verständnis von Natalität.
4. Erläutern Sie das auf Nager zurückgehende umfassende Verständnis von Heilung.
5. Welche Symptome stehen in der Palliativmedizin im Vordergrund?

Weiterführende Literatur

Klaschik, E. (2003). Schmerztherapie und Symptomkontrolle in der Palliativmedizin. In S. Husebø & E. Klaschik (Hrsg.), *Palliativmedizin* (S. 181–287). Berlin: Springer Verlag.

Kruse, A. (2005b). Selbstständigkeit, Selbstverantwortung, bewusst angenommene Abhängigkeit und Mitverantwortung als Kategorien einer Ethik des Alters. *Zeitschrift für Gerontologie und Geriatrie, 38*, 223–237.

Radbruch, L. & Zech, D. (2000). Grundlagen der Palliativmedizin. In E. Aulbert & D. Zech (Hrsg.), *Lehrbuch der Palliativmedizin* (S. 1–12). Stuttgart: Schattauer.

Literatur

Abramson, L.Y., Seligman, M.E.P. & Teasdale, J.Y. (1978). Learned helplessness in humans: Critique and reformulation. *Journal of Abnormal Psychology*, *87*, 49–74.

Adams, M. & Nys, H. (2003). Comparative reflections on the Belgian Euthanasia Act 2002. *Medical Law Review*, *11*, 353–376.

Addington-Hall, J.M. & McCarthy, M. (1995). Regional study of care of the dying: Methods and sample characteristics. *Palliative Medicine*, *9*, 27–35.

Arendt, H. (1960). *Vita activa oder vom tätigen Leben*. Stuttgart: Kohlhammer.

Arieti, S. (1976). *Creativity: The magic synthesis*. New York: Basic Books.

Augustinus, A. (1989). *Confessiones*. Stuttgart: Philipp Reclam.

Aulbert, E. (1997). Grundlagen der Palliativmedizin: Lebensqualität bei inkurablen Krankheiten in der Palliativmedizin. In E. Aulbert & D. Zech (Hrsg.), *Lehrbuch der Palliativmedizin* (S. 82–98). Stuttgart: Schattauer.

Aulbert, E., Klaschik, E. & Pichlmaier, H. (1998). *Palliativmedizin. Die Alternative zur aktiven Sterbehilfe*. Stuttgart: Schattauer.

Bär, M., Kruse, A. & Re, S. (2003). Emotional bedeutsame Situationen im Alltag demenzkranker Menschen. *Zeitschrift für Gerontologie & Geriatrie, 36*, 454–462.

Balint, M. (1996). *Der Arzt, der Patient und seine Krankheit* (8. Aufl.). Stuttgart: Klett-Cotta.

Baltes, M.M. (1995). Verlust der Selbständigkeit im Alter: Theoretische Überlegungen und empirische Befunde. *Psychologische Rundschau, 46*, 159–170.

Baltes, M.M. (1996a). *The many faces of dependency in old age*. New York: Cambridge University Press.

Baltes, M.M. (1996b). Produktives Leben im Alter: Die vielen Gesichter des Alters. Resumee und Perspektiven für die Zukunft. In M.M. Baltes & L. Montada (Hrsg.), *Produktives Leben im Alter* (S. 393–408). Frankfurt: Campus-Verlag.

Baltes, M.M., Neumann, E.M. & Zank, S. (1994). Maintenance and rehabilitation of independence in old age: An intervention programm for staff. *Psychology and Aging, 9*, 179–188.

Baltes, P.B. (1999). Alter und Altern als unvollendete Architektur der Humanontogenese. *Zeitschrift für Gerontologie und Geriatrie, 32*, 443–448.

Baltes, P.B. & Baltes, M.M. (1994). Gerontologie: Begriff, Herausforderung und Brennpunkte. In: P.B. Baltes, J. Mittelstraß & U.M. Staudinger (Hrsg.), *Alter und Altern* (S. 1–34). Berlin: de Gruyter.

Baltes, P.B. & Lindenberger, U. (1997). Emergence of a powerful connection between sensory and cognitive functions across the adult life span: a new window to the study of cognitive aging? *Psychology and Aging, 12*, 12–21.

Bandura, A. (1989). Human agency in social cognitive theory. *American Psychologist, 44*, 1175–1184.

Barth, K. (1957). *Die kirchliche Dogmatik* (2. Aufl., S. 789). Zürich: Theologischer Verlag.

Beasley, M., Thompson, T. & Davidson, J. (2003). Resilience in response to life stress: the effects of coping style and cognitive hardiness. *Personality and Individual Differences, 34*, 77–95.

Beauvoir, S. de (1972a). *Ein sanfter Tod*. Reinbek: Rowohlt.

Beauvoir, S. de (1972b). *Das Alter*. Reinbek: Rowohlt.

Becker, S., Kruse, A., Schröder, J. & Seidl, U. (2005). Heidelberger Instrument zur Erfassung von Lebensqualität bei demenzkranken Menschen. *Zeitschrift für Gerontologie & Geriatrie, 38,* 108–121.

Bengtson, V.L., Cuellar, J.B. & Ragan, P.K. (1977). Stratum contrasts and similarities in attitudes toward death. *Journal of Gerontology, 32*, 76–88.

Bickel, H. (1998). Das letzte Lebensjahr: Eine Repräsentativstudie an Verstorbenen. Wohnsituation, Sterbeort und Nutzung von Versorgungsangeboten. *Zeitschrift für Gerontologie und Geriatrie, 31*, 193–204.

Birkenstock, E. & Rentsch, T. (2005). Geschütztes Altern in Verantwortung vor sich und den Anderen. *Zeitschrift für Gerontologie & Geriatrie, 38*, 242–248.

Birnbacher, D. (1995). *Tun und Unterlassen*. Stuttgart: Reclam.

Birren, J.E. (1965). Age changes in speed of behavior: Its central nature and physiological correlates. In A.T. Welford & J.E. Birren (Hrsg.), *Behavior, aging, and the nervous system* (S. 191–216). Springfield: Charles C. Thomas.

Birren, J.E. (1999). The inner-experience of ageing – implications for productive ageing and eldercare. *Age Concerns, 5*, 1–4.

Birren, J.E., Woods, A.M. & Williams, M.V. (1979). Speed of behavior as an indicator of age changes and the integrity of the nervous system. In F. Hoffmeister & C. Muller (Hrsg.), *Brain function and old age* (S. 10–44). New York: Springer.

Bittel, N., Neuenschwander, H. & Stiefel, F. (2002). „Euthanasia":
A survey by the Swiss Association for Palliative Care. *Support Care
Cancer*, *10*, 265–271.

Blinkert, B., & Klie, T. (2001). *Zukünftige Entwicklung des Verhält-
nisses von professioneller und häuslicher Pflege bei differierenden
Arrangements und privaten Ressourcen bis zum Jahr 2050*. Expertise im Auftrag der Enquete-Kommission „Demographischer Wandel" des Deutschen Bundestages. Berlin.

Bloch, E. (1959). *Das Prinzip Hoffnung.* Frankfurt: Suhrkamp.

Bobbio, N. (1999). *Vom Alter*. München: Piper.

Bonhoeffer, D. (1985). *Widerstand und Ergebung. Briefe und Aufzeichnungen aus der Haft*. München: Kaiser.

Bonica, J.J., Loeser, J.D., Chapman, C.R. & Fordyce, W.E. (1990).
The management of pain. Philadelphia: Lea & Febinger.

Bortz, W.M. (1990). The trajectory of dying. Functional status in
the last year of life. *Journal of the American Geriatric Society*, *38*,
146–150.

Bosworth, H.B., Schaie, K.W. & Willis, S.L. (1999). Cognitive and
sociodemographic risk factors for mortality in the Seattle Longitudinal Study. *Journal of Gerontology*, *54*, 273–282.

Brandtstädter, J. & Renner, G. (1990). Tenacious goal pursuit and
flexible goal adjustment: Explication and age-related analysis of
assimilative and accomodative strategies of coping. *Psychology and
Aging*, *5*, 58–67.

Brecht, B. (1967). *Die unwürdige Greisin. Gesammelte Werke, Band
11*. Frankfurt: Suhrkamp.

Breyer, F. (1999). Lebenserwartung, Kosten des Sterbens und die Prognose der Gesundheitsausgaben. *Jahrbuch für Wirtschaftswissen-
schaften*, *50*, 53–65.

Brock, D.B., Holmes, M.B., Foley, D.J. & Holmes, D. (1992).
Methodological issues in a survey of the last days of life. In R.B.
Wallace & R.F. Woolson (Hrsg.), *The epidemiologic study of the
elderly* (S. 315–332). New York: Oxford University Press.

Bruder, J. (1998). Beratung und Unterstützung von pflegenden Angehörigen demenzkranker Menschen. In A. Kruse (Hrsg.),
Psychosoziale Gerontologie (S. 275–296). Göttingen: Hogrefe.

Buber, M. (1968). *Ich und Du*. Heidelberg: Lambert Schneider.

Buber, M. (1971). *Das dialogische Prinzip*. Heidelberg: Lambert
Schneider.

Bundesärztekammer (1988). *Neufassung der Richtlinie zur Sterbebegleitung*. Köln: Bundesärztekammer.

Bundesärztekammer (2004). Grundsätze der Bundesärztekammer zur ärztlichen Sterbebegleitung. *Deutsches Ärzteblatt*, *19*, 1298–1299.

Bundesamt für Statistik (2003). *Eidgenössische Volkszählung 2000*. Bern: Bundesamt für Statistik.

Bundesministerium für Bildung, Wissenschaft und Kultur (2000). *Jugend-Wertestudie Österreich*. Wien: Bundesministerium für Bildung, Wissenschaft und Kultur.

Bundesministerium für Familie, Senioren, Frauen und Jugend (Hrsg.) (2001). *Dritter Altenbericht der Bundesregierung*. Bonn: Bundesministerium für Familie, Senioren, Frauen und Jugend.

Buonarroti, M. (2002). *Zweiundvierzig Sonette*. Übertragen von R.M. Rilke. Frankfurt: Insel.

Caddell, D.P. & Newton, R.R. (1995). Euthanasia: American attitudes toward the physicians role. *Social Science and Medicine*, *40*, 1671–1681.

Cartwright, A. (1991). Balance of care for the dying between hospital and the community; perceptions of general practitioners, hospital consultants, community nurses and relatives. *British Journal of General Practice*, *44*, 271–274.

Chappuis, Ch. (1999). Rehabilitation: Aspekte am Lebensende. *Schweizerische Ärztezeitung*, 80, 912–914.

Chardin, T. de (1961). *Die Entstehung des Menschen*. München: Beck.

Chochinov, H.M., Wilson, K.G., Enns, M., Mowchun, N., Lander, S., Levitt, M. & Clinch, J.J. (1995). Desire for death in the terminally ill. *American Journal of Psychiatry*, *152*, 1185–1191.

Christian, P. (1962). Ludolf Krehl und der Medizinische Personalismus. In Universitäts-Gesellschaft Heidelberg (Hrsg.), *Heidelberger Jahrbücher* (Band VI, S. 207–210). Heidelberg: Springer.

Cicero, M.T. (1965). *Cato der Ältere über das Greisenalter*. Stuttgart: Reclam.

Collins, C. & Ogle, K. (1994). Patterns of predeath service use by dementia patients with a family caregiver. *Journal of the American Geriatric Society*, *42*, 719–722.

Cooper-Kazaz, R., Friedlander, Y., Steinberg, A. & Sonnenblick, M. (1999). Longitudinal changes in attitudes of offspring concerning life-sustaining measures for their terminally ill parents. *Journal of the American Geriatric Society*, *47*, 1337–1341

Csikszentmihalyi, M. (1985). *Das Flow-Erlebnis*. Stuttgart: Klett-Cotta.

Cuilford, L. (2002). Spiritual care and psychiatric treatment: an introduction. *Advances in Psychiatric Treatment*, *8*, 249–261.

De Haan, J. (2002). The New Dutch Law on Euthanasia. *Medical Law Review*, *10*, 57–75.

Deutsche Hospiz Stiftung (Hrsg.) (2001). *Hintergrundinformation. Erste Hospizstatistik: Sterbebegleitung für 30.000 Menschen. Menschenwürde durch Engagement und Vernetzung*. Internet: http://www.hospize.de.

Deutscher Bundestag (Hrsg.) (1998). *Zweiter Zwischenbericht der Enquete-Kommission Demographischer Wandel – Herausforderungen unserer älter werdenden Gesellschaft an den Einzelnen und die Politik*. Bonn: Deutscher Bundestag.

Deutscher Bundestag (Hrsg.) (2001). *Zweiter Bericht über die Entwicklung der Pflegeversicherung. Unterrichtung durch die Bundesregierung*. Drucksache 14/5590 vom 15.3.2001.

Deutscher Bundestag (Hrsg.) (2002). *Abschlussbericht der Enquete-Kommission Demographischer Wandel – Herausforderungen unserer älter werdenden Gesellschaft an den Einzelnen und die Politik*. Berlin: Deutscher Bundestag.

Deutsches Institut für Wirtschaftsforschung (2001). *Wochenbericht des DIW*, *68*, H. 5/2001, 65–77.

Dietz, B. (2001). Kosten steigen schneller als erwartet: Entwicklung des Pflegebedarfs bis 2050. *Soziale Sicherheit*, *1*, *2001*, 2–8.

Ding-Greiner, Ch. & Lang, E. (2004). Alternsprozesse und Krankheitsprozesse – Grundlagen. In: A. Kruse & M. Martin (Hrsg.), *Enzyklopädie der Gerontologie*, (S. 182–206). Bern: Huber.

Dinkel, R. (1999). Demographische Entwicklung und Gesundheitszustand. Eine empirische Kalkulation der Healthy Life Expectancy für die Bundesrepublik Deutschland auf der Basis von Kohortendaten. In H. Häfner (Hrsg.), *Gesundheit – unser höchstes Gut?* (S. 61–82). Berlin: de Gruyter.

Doyle, D. (1997). Grundlagen der Palliativmedizin: Standortbestimmung der Palliativmedizin bei der Behandlung chronisch-progredienter Erkrankungen. In E. Aulbert & D. Zech (Hrsg.), *Lehrbuch der Palliativmedizin* (S. 12–23). Stuttgart: Schattauer.

Drolshagen, C. & Schneider, E. (2001). Hospizlichkeit in Krankenhäusern und Altenheimen. In I. Lamp (Hrsg.), *Hospizarbeit konkret. Grundlagen, Praxis, Erfahrungen* (S. 39–52). Gütersloh: Gütersloher Verlagshaus.

Dupuis, H.M. (2003). Euthanasia in the Netherlands: 25 years of experience. *Legal Medicine*, *5*, 60–64.

Eckhart von Hohenheim (1986). *Einheit im Sein und Wirken*. Olten: Walter.

Elias, N. (1982). *Über die Einsamkeit der Sterbenden in unseren Ta-gen*. Frankfurt: Suhrkamp.

Emanuel, E.J. & Battin, M.P. (1998). What are the potential cost savings from legalizing physician-assisted suicide? *New England Journal of Medicine, 339*, 167–172

Emanuel, E.J. & Emanuel, L.L. (1992). Proxy decision making for incompetent patients: An ethical and empirical analysis. *Journal of the American Medical Association, 267*, 682–686.

Emanuel, E.J. & Emanuel, L.L. (1994). The economics of dying. The illusion of cost savings at the end of life. *New England Journal of Medicine, 330*, 540–544.

Emanuel, L.L., Barry, M.U., Stoeckle, J.D., Ettelson, L. & Emanuel, E.J. (1991). Advance directives for medical care: a case for greater use. *New England Journal of Medicine, 324*, 889–895.

Epikur (1973). *Philosophie der Freude*. Stuttgart: Kröner.

Erbsland, M. (1995). Demographische Effekte auf die zukünftigen Behandlungsausgaben und den Beitragssatz der GKV. *ZEW Diskussions-Papier, 18/95*. Mannheim: Zentrum für Europäische Wirtschaftsforschung.

Erbsland, M. & Wille, E. (1995). Bevölkerungsentwicklung und Finanzierung der Gesetzlichen Krankenversicherung. *Zeitschrift für die gesamte Versicherungswissenschaft, 4*, 661–686.

Erdal, K.J. & Zautra, A.J. (1995). Psychological impact of illness downturns: a comparison of new and chronic conditions. *Psychology and Aging, 10*, 570–577.

Erikson, E.H. (1982). *The life cycle completed*. New York: Norton.

Ernst-Allemann, C. (2003). Brauchen wir die bedingte Straffreiheit der aktiven Sterbehilfe? In M. Mettner & R. Schmitt-Mannhart (Hrsg.), *Wie ich sterben will. Autonomie, Abhängigkeit und Selbstverantwortung am Lebensende* (S. 247–258). Zürich: NZN.

Fabiszewski, K.J., Riley, M.E., Berkley, D., Karner, J. & Shea, S. (1988). Management of advanced Alzheimer dementia. In L. Volicer, K.J. Fabiszewski, Y.L. Rheaume & K.E. Lasch (Hrsg.), *Clinical management of Alzheimer's disease* (S. 87–109). Rockville: Aspen Publishers.

Feifel, H. (1956). Older persons look at death. *Geriatrics, 11*, 127–130.

Feifel, H. (1959). *The meaning of death*. New York: McGraw Hill.

Ferring, D. & Filipp, S.-H. (2000). Coping as a ‚reality construction‘: On the role of attentive, comparative and interpretative processes in coping with cancer. In J. Harvey & E. Miller (Hrsg.), *Loss and trauma. General and close relationship perspectives* (S. 147–165). Philadelphia, PA: Brunner-Routledge.

Filipp, S.-H. (1992). Could it be worse? The diagnosis of cancer as a prototype of traumatic life events. In L. Montada, S.-H. Filipp & M.J. Lerner (Hrsg.), *Life crises and experiences of loss in adulthood* (S. 23–56). Hillsdale, NJ: Lawrence Erlbaum.

Filipp, S.-H. (1999). A three-stage model of coping with loss and trauma: Lessons from patients suffering from severe and chronic disease. In A. Maercker, M. Schützwohl & Z. Solomon (Hrsg.), *Post-traumatic stress disorder. A lifespan developmental perspective* (S. 43–80). Seattle: Hogrefe & Huber.

Filipp, S.-H. & Aymanns, P. (1996). Bewältigungsstrategien (Coping). In R.H. Adler, J.M. Herrmann, K. Köhle, O.W. Schonecke, T. v. Uexküll & W. Wesiack (Hrsg.), *Psychosomatische Medizin* (S. 277–290). München: Urban & Schwarzenberg.

Finzen, A. (1997). *Suizidprophylaxe bei psychischen Störungen. Prävention, Behandlung, Bewältigung*. Stuttgart: Thieme.

Fitchet, G., Burton, L.A. & Sivan, A.B. (1997). The religious needs and resources of psychiatric patients. *Journal of Nervous and Mental Disease, 185*, 320–326.

Folker, A.P., Holtung, N., Jensen, A.B., Kappel, K., Nielsen, J.K. & Norup, M. (1997). Experiences and attitudes towards end-of-life-decisions amongst Danish physicians. *Bioethics, 10*, 233–249.

Folkman, S. (1984). Personal control and stress and coping processes: A theoretical analysis. *Journal of Personality and Social Psychology, 46*, 839–852.

Forde, R., Aasland, O.G. & Falkum, E. (1997). The ethics of euthanasia: attitudes among Norwegian physicians. *Social Science and Medicine, 45*, 887–892.

Frankl, V. (2005a). *Der Wille zum Sinn* (1. Auflage 1972). Bern: Huber.

Frankl, V. (2005b). *Der leidende Mensch* (1. Auflage 1974). Bern: Huber.

Frankl, V. & Lapide, P. (2005). *Gottessuche und Sinnfrage*. Gütersloh: Gütersloher Verlagshaus.

Frey, G. (1897). *Die Dichtungen des Michelangelo Buonarroti*. Berlin: Grote.

Fries, J.F. (1980). Aging, natural death, and the compression of morbidity. *New England Journal of Medicine, 303*, 130–135.

Fries, J.F. (2003). Measuring and monitoring success in compressing morbidity. *Annals of Internal Medicine, 139*, 455–459.

Fries, J.F. (2005). The Compression of morbidity. *The Milbank Quarterly, 83,* 801–823.

Fromm, E. (1979). *Haben oder Sein. Die seelischen Grundlagen einer neuen Gesellschaft.* Stuttgart: DVA.

Fuchs, T. & Lauter, H. (1997). Dürfen Ärzte töten? *Suizidprophylaxe, 3,* 104–108.

Gadamer, H.-G. (1993). *Über die Verborgenheit der Gesundheit.* Frankfurt: Suhrkamp.

Gadamer, H.-G. (2003). *Schmerz.* Heidelberg: Universitätsverlag Winter.

Geck, M. (2000). *Johann Sebastian Bach.* Reinbek: Rowohlt.

Geiselmann, B., Neumann, E.-M. & Kanowski, S. (1997). Spezielle Probleme in der gerontopsychiatrischen Behandlung und der Pflege Demenzkranker. In E. Aulbert & D. Zech (Hrsg.), *Lehrbuch der Palliativmedizin* (S. 414–426). Stuttgart: Schattauer.

Gerok, W. (1995). Zusammenarbeit von Klinik und Praxis bei der ärztlichen Betreuung des Schwerkranken und Sterbenden. In A. Keseberg & H.-H. Schrömbgens (Hrsg.), *Hausärztliche Betreuung des Schwerkranken und Sterbenden* (S. 44–50). Stuttgart: Hippokrates.

Gesser, G., Wong, P.T.P. & Reker, G.T. (1987). Death attitudes across the lifespan: The development and validation of the Death Attitude Profile. *Omega, 18,* 113–128.

Gesundheitsberichterstattung des Bundes (2004). Berlin: Robert Koch Institut.

Gething, L. (1994). The Interaction with Disabled Persons Scale: A new Australian instrument to measure attitutes toward people with disabilities. In D.S. Dunn (Hrsg.), Psychosocial perspectives on disability (Special Issue). *Journal of Social Behavior and Personality, 9,* 23–42.

Glaser, B.J. & Strauss, A.L. (1965). *Awareness of Dying.* Chicago: Aldine.

Gohde, J. (1999). Sich einlassen und loslassen. In Th. Hiemenz & R. Kottnik (Hrsg.), *Sich einlassen und loslassen. Chancen und Grenzen der Hospizbewegung* (S. 13–16). Freiburg: Lambertus.

Gollwitzer, H., Kuhn, K. & Schneider, R. (1954). *Du hast mich heimgesucht bei Nacht.* München: Kaiser.

Grond, S., Zech, D., Diefenbach, C. & Bischoff, A. (1994). Prevalence and pattern of symptoms in patients with cancer pain: a prospective evaluation of 1.635 cancer patients referred to a pain clinic. *Journal of Pain Symptom Management, 9,* 372–382.

Gruenberg, E.M. (1977). The failures of success. *Milbank Memorial Funds Quarterly Health Sociology 55*, 3–24.

Hanks, G.W., deConno, F., Cherny, N., Hanna, M., Kalso, E., McQuay, H.J., Mercadante, S., Meynadier, J., Poulain, P., Ripamonti, C., Radbruch, L., Roca i Casas, J., Säwe, J., Twycross, R. & Ventafridda, V. (2001). Morphine and alternative opioids in cancer pain: the EAPC recommendations. *British Journal of Cancer, 84*, 587–593.

Hasselmann, V. & Jensen, E. (Hrsg.) (1999). *Lebenszeit und Ewigkeit. Gespräche über Alter und Sterben.* Bern: Scherz Verlag.

Hays, J.C., Meador, K.G., Branch, P.S. & George, L.K. (2001). The spiritual history scale in four dimensions (SHS-4), Validity and reliability. *The Gerontologist, 41*, 239–249.

Heckhausen, J. & Schulz, R. (1995). A life-span theory of control. *Psychological Review, 102*, 284–304.

Helmchen, H., Kanowski, S. & Lauter, H. (2005). *Ethik in der Altersmedizin.* Stuttgart: Kohlhammer.

Hertzog, C., Schaie, K.W. & Gribbin, K. (1999). Cardiovascular disease and changes in intellectual functioning from middle to old age. *Journal of Gerontology, 33*, 872–883.

Hesse, H. (1992). *Im Garten. Betrachtungen, Gedichte und Bilder.* Frankfurt: Insel.

Heuft, G., Hoffmann, S.O., Mans, E.J., Mentzos, E. & Schüßler, G. (1997). Das Konzept des Aktualkonfliktes und seine Bedeutung für die Therapie. *Zeitschrift für psychosomatische Medizin, 43*, 1–14.

Heuft, G., Kruse, A. & Radebold, H. (2000). *Gerontopsychosomatik und Alterspsychotherapie.* München: UTB Reinhardt.

Heuft, G. & Senf, W. (1998). Psychotherapeutische Behandlung psychosomatisch erkrankter älterer Patienten. In A. Kruse (Hrsg.), *Psychosoziale Gerontologie, Band II: Intervention* (S. 168–180). Göttingen: Hogrefe.

Hindemith, P. (1953). *Johann Sebastian Bach. Ein verpflichtendes Erbe.* Frankfurt: Insel.

Hof, B. (2001). *Auswirkungen und Konsequenzen der demographischen Entwicklung für die gesetzliche Kranken- und Pflegeversicherung.* Köln.

Horowitz, M.J. (1979). Psychological responses to serious life events. In V. Hamilton & D.M. Warburton (Hrsg.), *Human stress and cognition: An information processing approach* (S. 235–263). Chichester: Wiley.

Horowitz, M.J. (1993). Stress response syndromes: A review of posttraumatic stress and adjustment disorders. In J.P. Wilson & B.

Raphael (Hrsg.), *International handbook of traumatic stress syndromes* (S. 49–60). New York: Plenum.

Horsfall, S., Alcocer, C., Duncan C.T. & Polk, J. (2001). Views of euthanasia from an east Texas university. *Social Science Journal*, *38*, 617–627.

Hübner, J. (1995). Menschenwürde am Ende des Lebens. In P. Borscheid (Hrsg.), *Alter und Gesellschaft* (S. 109–121). Stuttgart: Wissenschaftliche Verlagsgesellschaft.

Hummer, R. (1996). Black-White differences in health and mortality: A review and conceptual model. *The Sociological Quarterly*, *37*, 105–125.

Husebø, S. (2003). Psychosoziale Folgen. In S. Husebø & E. Klaschik (2003). *Palliativmedizin* (S. 289–361). Berlin: Springer Verlag.

Husebø Sandgathe, B. (2003). Palliativmedizin in der Geriatrie. Wie alte, schwer kranke Menschen leben und sterben. In S. Husebø & E. Klaschik (2003). *Palliativmedizin* (S. 363–395). Berlin: Springer Verlag.

Husebø Sandgathe, B. & Husebø, S. (2001). Palliativmedizin – auch im hohen Alter? *Der Schmerz*, *5*, 350–357.

Idler, E. L. (1987) Religious involvement and the health of the elderly: Some hypotheses and an initial test. *Social Forces*, *66*, 226–238.

Idler, E.L., Musick, M.C., Ellison, Ch.G., George, L.K., Krause, N., Ory, M.G., Pargament, K.I., Powell, L.H., Underwood, L.G. & Williams, D.R. (2003). Measuring multiple dimensions of religion and spirituality for health research. *Research on Aging*, *25*, 327–365.

Ivy, G.O., McLeod, L.T., Petit, L.T. & Markus, E.J. (1992). A physiological framework for perceptual and cognitive change in aging. In F.I.M. Craik & T.A. Salthouse (Hrsg.), *The handbook of aging and cognition* (S. 301–303). Hillsdale: Erlbaum.

Jaspers, K. (1932). *Philosophie, Band II: Existenzerhellung*. Berlin: Springer.

Jaspers, K. (1973). *Philosophie*. Heidelberg: Springer.

Jonas, H. (2003). *Das Prinzip Verantwortung*. Frankfurt: Suhrkamp.

Jones, R.V., Hansford, J. & Fiske, J. (1993). Death from cancer at home: the cargiver's perspective. *British Medical Journal*, *306*, 249–251.

Kalish, R.A. (1977). The role of age in death attitudes. *Death Education*, *1*, 205–230.

Kastenbaum, R. & Costa, P.T. (1977). Psychological perspectives on death. *Annual Review of Psychology*, *28*, 222–249.

Kayser-Jones, J. (2002). The experience of dying: an ethnographic nursing home study. *The Gerontologist*, *42*, 11–19.

Keseberg, A. (1995). Behandlung von Schmerzen. In A. Keseberg & H.-H. Schrömbgens (Hrsg.), *Hausärztliche Betreuung der Schwerkranken und Sterbenden* (S. 193–211). Stuttgart: Hippokrates.

Kesting, M. (1959). *Brecht. Monographien 37*. Berlin: Rowohlt-Rororo Verlag.

Khorrami, K.'(2003). Die „Euthanasie-Gesetze" im Vergleich. Eine Darstellung der aktuellen Rechtslage in den Niederlanden und in Belgien. *Medizinrecht, 1*, 19–25.

Kirnberger, J. Ph. (1774). *Die Kunst des reinen Satzes*. Königsberg: Decker und Hartung.

Klaschik, E. (2003). Schmerztherapie und Symptomkontrolle in der Palliativmedizin. In S. Husebø & E. Klaschik (Hrsg.), *Palliativmedizin* (S. 181–287). Berlin: Springer Verlag.

Kleemeier, R.W. (1962). Intellectual change in the senium. In American Statistical Association (Hrsg.), *Proceedings of the Social Statistics Section of the American Statistical Association* (S. 290–295). Washington, DC: American Statistical Association.

Klie, T. (2003). Sterben in Würde – zwischen Autonomie und Fürsorge. Ein Beitrag zur aktuellen juristischen Diskussion. *Zeitschrift für Gerontologie und Geriatrie, 36*, 347–354.

Klie, T. & Wilkening, K. (2003). In Würde sterben. *Zeitschrift für Gerontologie und Geriatrie, 36*, 331–332.

Knappe, E. & Optendrenk, S. (1999). Der Einfluß des demographischen Wandels auf die Kranken- und Pflegeversicherung. In E. Grünheid & C. Höhn (Hrsg.), *Demographische Alterung und Wirtschaftswachstum. Schriftenreihe des Bundesinstituts für Bevölkerungsforschung*. Opladen: Leske + Budrich.

Koch, U. & Schmeling, C. (1982). *Betreuung von Schwer- und Todkranken*. München: Urban & Schwarzenberg.

Köhle, K., Simons, C. & Kubanek, B. (1990). Zum Umgang mit unheilbar Kranken. In R. Adler, J.M. Herrmann, K. Köhle, O.W. Schonecke, Th. v. Uexküll & W. Wesiack (Hrsg.), *Psychosomatische Medizin* (S. 1199–1244). München: Urban & Schwarzenberg.

Koenig, H.G. (1998). Religious beliefs and practices of hospitalized medically ill older adults. *International Journal of Geriatric Psychiatry, 13*, 213–224.

Koenig, H.G. (2002). A commentary: The role of religion and spirituality at the end of life. *The Gerontologist, 42*, 20–23.

Kommission (2000). *Dritter Altenbericht der Bundesregierung*. Bonn: Bundesministerium für Familie, Senioren, Frauen und Jugend.

Korff, M. (2000). *Johann Sebastian Bach*. München: Deutscher Taschenbuch Verlag.

Krämer, W. (1996). Hippokrates und Sisyphus. Die moderne Medizin als Opfer ihres eigenen Erfolgs. In W. Kirch & H. Kliemt (Hrsg.), *Rationierung im Gesundheitswesen*. Regensburg: Roderer.

Krause, N. (2003). Religious meaning and subjective well-being in late life. *Journal of Gerontology, 58*, 160–170.

Kruse, A. (1986). Die Auseinandersetzung mit chronischer Erkrankung. *Zeitschrift für Allgemeinmedizin, 62*, 85–93.

Kruse, A. (1987). Coping with chronic disease, dying and death – a contribution to competence in old age. *Comprehensive Gerontology, 1*, 1–11.

Kruse, A. (1989). Psychosoziale Folgen des Schaganfalls im höheren Lebensalter. In: P. Jacobi (Hrsg.), *Handbuch der Medizinischen Psychologie, Band 2* (S. 215–236). Heidelberg: Springer.

Kruse, A.(1992a). Alter im Lebenslauf. In: P.B. Baltes & J. Mittelstraß (Hrsg.), *Zukunft des Alterns und gesellschaftliche Entwicklung* (S. 331–355). Berlin: de Gruyter.

Kruse, A. (1992b). Sterbende begleiten. In: R. Schmitz-Scherzer (Hrsg.), *Altern und Sterben* (S. 63–105). Bern: Huber.

Kruse, A. (1994). Zur psychischen und sozialen Situation pflegender Frauen. Ergebnisse aus empirischen Untersuchungen. *Zeitschrift für Gerontologie, 27*, 42–53.

Kruse, A. (1995a). Menschen im Terminal-Stadium und ihre betreuenden Angehörigen als ‚Dyade‘: Wie erleben sie die Endlichkeit des Lebens, wie setzen sie sich mit dieser auseinander? *Zeitschrift für Gerontologie und Geriatrie, 28*, 264–272.

Kruse, A. (1995b). Die psychosoziale Situation Schwerstkranker und Sterbender sowie ihrer Angehörigen. In A. Keseberg & H.-H. Schrömbgens (Hrsg.), *Hausärztliche Betreuung des Schwerkranken und Sterbenden* (S. 20–43). Stuttgart: Hippokrates.

Kruse, A. (1995c). Entwicklungspotentialität im Alter. Eine lebenslauf- und situationsorientierte Sicht psychischer Entwicklung. In P. Borscheid (Hrsg.), *Alter und Gesellschaft* (S. 63–86). Stuttgart: Hirzel.

Kruse, A. (2000). Zeit, Biographie und Lebenslauf. *Zeitschrift für Gerontologie und Geriatrie, 33*, 90–97.

Kruse, A. (2002a). *Gesund altern. Stand der Prävention und Entwicklung ergänzender Präventionsstrategien*. Baden-Baden: Nomos.

Kruse, A. (2002b). Produktives Leben im Alter: Der Umgang mit Verlusten und der Endlichkeit des Lebens. In R. Oerter & L. Montada (Hrsg.), *Entwicklungspsychologie* (S. 563–574). Weinheim: Psychologie Verlags Union.

Kruse, A. (2004). Selbstverantwortung im Prozess des Sterbens. In A. Kruse & M. Martin (Hrsg.), *Enzyklopädie der Gerontologie* (S. 328–340). Bern. Huber.

Kruse, A. (2005a). Biographische Aspekte des Alterns. Lebensgeschichte und Diachronizität. In S.-H. Filipp & U.M. Staudinger (Hrsg.), *Enzyklopädie der Psychologie – Entwicklungspsychologie des mittleren und höheren Erwachsenenalters* (S. 3–34). Göttingen: Hogrefe.

Kruse, A. (2005b). Selbstständigkeit, Selbstverantwortung, bewusst angenommene Abhängigkeit und Mitverantwortung als Kategorien einer Ethik des Alters. *Zeitschrift für Gerontologie und Geriatrie, 38,* 223–237.

Kruse, A. & Ding-Greiner, Ch. (2003). Ergebnisse einer Interventionsstudie zur Förderung und Erhaltung von Selbstständigkeit bei alten Menschen mit geistiger Behinderung. *Zeitschrift für Gerontologie & Geriatrie, 36,* 463–474.

Kruse, A., Gaber, E., Heuft, G., Oster, P., Re, S. & Schulz-Nieswandt, F. (2002). *Gesundheit im Alter. Gesundheitsbericht für die Bundesrepublik Deutschland.* Berlin: Robert Koch Institut.

Kruse, A., Knappe, E., Schulz-Nieswandt, F., Schwartz, F.-W. & Wilbers, J. (2003). *Kostenentwicklung im Gesundheitswesen: Verursachen ältere Menschen höhere Gesundheitskosten?* Stuttgart: Schriftenreihe der AOK Baden-Württemberg.

Kruse, A. & Schmitt, E. (1995a). Die psychische Situation hilfs- und pflegebedürftiger älterer Menschen. *Zeitschrift für Gerontopsychologie und Gerontopsychiatrie, 8,* 273–287.

Kruse, A. & Schmitt, E. (1995b). Formen der Selbständigkeit in verschiedenen Altersgruppen: Empirische Analyse und Deskription der Aktivitätsprofile. *Zeitschrift für Gerontopsychologie und -psychiatrie, 8,* 227–236.

Kruse, A. & Schmitt, E. (1998). Die psychische Situation hilfsbedürftiger älterer Menschen – eine ressourcen-orientierte Sicht. *Zeitschrift für Klinische Psychologie, 27,* 118–124.

Kruse, A. & Schmitt, E. (2001a). Psychology of education in old age. In N.J. Smelser & P.B. Baltes (Hrsg.), *International Encyclopedia of the Social and Behavioral Sciences* (S. 4223–4227). Oxford: Pergamon.

Kruse, A. & Schmitt, E. (2001b). Psychology of death and dying. In N.J. Smelser & P.B. Baltes (Hrsg.), *International Encyclopedia of the Social and Behavioral Sciences* (S. 3263–3267). Oxford: Pergamon.

Kruse, A. & Schmitt, E. (2002). Entwicklung der Persönlichkeit im Lebenslauf – die Analyse von Entwicklung aus einer aufgaben-, konflikt- und daseinsthematischen Perspektive. In G. Jüttemann & H. Thomae (Hrsg.), *Persönlichkeit und Entwicklung* (S. 122–156). Weinheim: Beltz.

Kruse, A. & Schmitt, E. (2005). Ist in der heutigen Gesellschaft eine Diskriminierung des Alters erkennbar? Ein empirischer Beitrag zum Ageism. *Zeitschrift für Gerontologie und Geriatrie, 38*, Suppl. 1, 1–9.

Kruse, A., Schmitt, E., Maier, G., Pfendtner, P. & Schulz-Nieswandt, F. (2001). Der alte Mann – körperliche, psychische und soziale Aspekte geschlechtsspezifischer Entwicklung. In E. Brähler & J. Kupfer (Hrsg.), *Mann und Medizin* (S. 34–53). Göttingen: Hogrefe.

Kruse, A., Schmitt, E. & Re, S. (1999). Belastungserleben hilfsbedürftiger älterer Menschen. *Zeitschrift für Psychosomatische Medizin und Psychotherapie*, 45, 246–259.

Kuchin, D.J. & Manrahan, P. (1993). What is appropriate health care of end-stage dementia? *Journal of Amercian Geriatric Society, 41*, 25–30.

Kübler-Ross, E. (1969). *On death and dying*. New York. Macmillan.

Kübler-Ross, E. (1971). *Interviews mit Sterbenden*. Stuttgart: Kreuz.

Kübler-Ross, E. (1978). *To live until we say goodbye*. Englewood Cliffs: Prentice Hall.

Kübler-Ross, E. (1979). *Leben bis wir Abschied nehmen*. Stuttgart: Kreuz.

Kuenheim, H.v. & Sommer, T. (Hrsg.) (2002). *Marion Gräfin Dönhoff: Was mir wichtig war. Letzte Aufzeichnungen und Gespräche*. Berlin: Siedler.

Kuratorium Deutsche Altershilfe (2005). Sterben und Tod in Einrichtungen der Altenhilfe. *Pro Alter, 2005, Heft 2*.

Kurz, A. & Fuchs, T. (1998). Psychotherapie als Bestandteil der gerontopsychiatrischen Behandlung. In A. Kruse (Hrsg.), *Psychosoziale Gerontologie, Band II: Intervention* (S. 181–193). Göttingen: Hogrefe.

Kutzer, K. (1990). Rechtliche Aspekte der Schmerzbekämpfung. In H. Beutel & D. Tausch (Hrsg.), *Sterben – eine Zeit des Lebens. Ein Handbuch der Hospizbewegung*. Stuttgart: Quell Verlag.

Kutzer, K. (1995). Rechtsansprüche Schwerkranker und Sterbender. In A. Keseberg & H.-H. Schrömbgens (Hrsg.), *Hausärztliche Betreuung des Schwerkranken und Sterbenden* (S. 63–75). Stuttgart: Hippokrates.

Lamp, I. (2001) (Hrsg.), *Hospizarbeit konkret. Grundlagen, Praxis, Erfahrungen*. Gütersloh: Gütersloher Verlagshaus.

Lauterbach, K. & Stock, S. (2001). *Zwei Dogmen der Gesundheitspolitik – Unbeherrschbare Kostensteigerungen durch Innovation und demographischen Wandel?* Gutachten für den Gesprächskreis Arbeit und Soziales der Friedrich-Ebert-Stiftung. Bonn: Friedrich-Ebert-Stiftung.

Lauterbach, K., Wille, E., Lüngen, M., Stock, S., Wendland, G., Cischinsky, H. & Resch, S. (2001). *Modell eines fairen Wettbewerbs durch den Risikostrukturausgleich.* Gutachten im Auftrag des VDAK, des AEV, des AOK-BV und des IKK-BV.

Lawton, M.P. (1972). The dimensions of morale. In D. Kent, R. Kastenbaum, S. Sherwood (Hrsg.), *Research, planning, and action for the elderly* (S. 144 – 165). New York: Behavioral Publications.

Lawton, M.P., Moss, M., Hoffman, C., Grant, R., Ten Have, T. & Kleban, M. (1999). Health, valuation of life, and the wish to live. *Gerontologist, 39,* 406–416.

Lawton, P.W. (1994). Quality of life in Alzheimer's disease. *Alzheimer's Disease and Associated Disorders, 8,* 138–150.

Lazarus, R.S. & Folkman, S. (1984). *Stress, Appraisal and Coping.* New York: Springer.

Lazarus, R.S. & Folkman, S. (1987). Transactional theory and research on emotions and coping. *European Journal of Personality, 1,* 141–169.

Lehr, U. (1980). Alterszustand und Alternsprozesse – biographische Determinanten. *Zeitschrift für Gerontologie, 13,* 442–457.

Lehr, U. (1986). Aging as fate and challenge. In H. Häfner, G. Moschei & N. Sartorius (Hrsg.), *Mental Health in the Elderly* (S. 57–77). Heidelberg: Springer.

Lehr, U. (2004). *Psychologie des Alterns.* Heidelberg: Quelle und Meyer.

Lenz, S. (1998). *Über den Schmerz.* Hamburg: Hoffmann und Campe.

Levy, B. & Selare, A.B. (1976). Fatal illness in general practice. *Journal of Roy College of General Practitioners, 26,* 303–307.

Lindena, G., Müller, S. & Zenz, T. (1994). Opioidverschreibung durch niedergelassene Ärzte. *Der Schmerz, 8,* 228–234.

Loewy, E. & Springer-Loewy, R. (2000). *The ethics of terminal care. Orchestrating the end of life.* New York: Kluwer Academics.

Loo, R. (2004). Relationships between attitudes toward euthanasia and attitutes toward persons with disabilities. *Social Science Journal, 41,* 295–299.

Lubitz, J.D. & Riley, G.F. (1993). Trends in Medicare payments in the last year of life. *New England Journal of Medicine, 328,* 1092–1096.

Lützenkirchen, A. (2003). Tod und Sterben als Handlungsfelder der sozialen Arbeit. *Theorie und Praxis der Sozialen Arbeit, 2*, 18–24.

Lukas, E. (2003). *Spannendes Leben: In der Spannung zwischen Sein und Sollen – ein Logotherapiebuch, 3. Auflage.* München: Profil Verlag.

Maisch, H. (1997). *Patiententötungen: dem Sterben nachgeholfen.* München: Kindler.

Manton, K.G. & Gu, X. (2001). *Changes in the prevalence of chronic disability in the United States black and nonblack population above age 65 from 1982 to 1999.* Proceedings of the National Academy of Sciences USA, *98*, 6354–6359.

Marito, T., Sakaguchi, Y., Hirei, K., Tsuneto, S. & Shima, Y. (2004). Desire for death and requests to hasten death of Japanese terminally ill cancer patients receiving specialized inpatient palliative care. *Journal of Pain and Symptom Management, 27*, 44–52.

Martinovits, A. (2001). *Lifestyle, Religiosität und potenzielle Kirchgänger.* Zürich: Gfs-Forschungsinstitut, Wirtschaftsforschung und Sozialmarketing.

McCarthy, M., Addington-Hall, J. & Altman, D. (1997). The experience of dying with dementia: a retrospective study. *International Journal of Geriatric Psychiatry, 12*, 404–409.

McCrae, R.R. (1989). Age differences and changes in the use of coping mechanisms. *Journal of Gerontology, 44*, 161–169.

McLean, S.A.M. & Britton, A. (1996). *Sometimes a small victory.* Glasgow: Institute of Law and Ethics in Medicine.

Mead, G.E. & Turnbull, C.J. (1995). Cardiopulmonary resuscitation in the elderly: patients' and relatives' views. *Journal of Medical Ethics, 21*, 39–44.

Michelangelo Buonarroti (2002). *Zweiundvierzig Sonette.* Übertragen von Rainer Maria Rilke. Frankfurt: Insel Verlag.

Montada, L. (1996). Machen Gebrechlichkeit und chronische Krankheit produktives Altern unmöglich? In M.M. Baltes & L. Montada (Hrsg.), *Produktives Leben im Alter* (S. 382–392). Frankfurt: Campus-Verlag.

Montaigne, M. de (1972). Das Üben. In *Essays* (S. 552–569). Zürich: Kröner.

Morris, J.N., Suissa, S., Sherwood, S. Wright, S.M. & Greer, D. (1986). Last days: A study of the quality of life of terminally ill cancer patients. *Journal of Chronic Disease, 39*, 47–62.

Mortier, F., Bilsen, J., Vander Stichele, R.H., Bernheim, J. & Deliens, L. (2003). Attitudes, sociodemographic characteristics, and actual end-of-life-decisions of physicians in Belgium, Flanders. *Medical Decision Making, 23*, 502–510.

Munnichs, J.M. (1966). *Old age and finitude. A contribution to psychogerontology*. Basel: Karger.

Munnichs, J.M. (1995). Tod, Sterben und Endlichkeit. In A. Kruse & R. Schmitz-Scherzer (Hrsg.), *Psychologie der Lebensalter* (S. 283–287). Darmstadt: Steinkopff.

Munro, S. (1986). *Musiktherapie bei Sterbenden*. Stuttgart: Fischer.

Muscowith, M. & Winocur, G. (1992). The neuropsychology of memory and aging. In F.I.M. Craik & T.A. Salthouse (Hrsg.), *Handbook of aging and cognition* (S. 315–370). Hillsdale: Erlbaum.

Musick, M., Koenig, H., Hays, J. & Cohen, H. (1998) Religious activity and depression among community-dwelling elderly persons with cancer: The moderating effect of race. *Journal of Gerontology, 53*, 218–227.

Muthny, F.A. (Hrsg.) (1990). *Krankheitsverarbeitung*. Heidelberg: Springer.

Mutran, E., Danis, M., Bratton, K., Sudha, S. & Hanson, L. (1997). Attitudes of the critically ill toward prolonging life: The role of social support. *Gerontologist, 37*, 192–199.

Nager, F. (1999). *Gesundheit, Krankheit, Heilung, Tod*. Luzern: Akademie 91.

Nationaler Ethikrat (2004). *Niederschrift über den öffentlichen Teil der Sitzung vom 27. Mai 2004 in Berlin*.

Nauck, F. (2004). Symptomkontrolle in der Palliativmedizin und Hospizarbeit. In R. Sabatowski, L. Radbruch, F. Nauck, J. Roß & B. Zernikow (Hrsg.), *Hospiz- und Palliativführer. Stationäre und ambulante Palliativ- und Hospizeinrichtungen in Deutschland* (S. 37–39). Neu-Isenburg: MediMedia.

Neimeyer, R.A. & Fortner, B. (1995). Death anxiety in the elderly. In G. Maddox (Hrsg.), *The Encyclopedia of Aging* (S. 252–253). New York: Springer.

Neimeyer, R.A., Moser, R.P. & Wittkowski, J. (2003a). Psychologische Forschung zu Einstellungen gegenüber Sterben und Tod. In J. Wittkowski (Hrsg.), *Sterben, Tod und Trauer* (S. 108–131). Stuttgart: Kohlhammer.

Neimeyer, R.A., Moser, R.P. & Wittkowski, J. (2003b). Untersuchungsverfahren zur Erfassung der Einstellungen gegenüber Sterben und Tod. In J. Wittkowski (Hrsg.), *Sterben, Tod und Trauer* (S. 52–86). Stuttgart: Kohlhammer.

Nelson, C.J., Rosenfeld, B., Breitbart, W. & Galietta, M. (2002). Spirituality, religion, and depression in the terminally ill. *Psychosomatics*, *43*, 213–220.

Nelson, L. (1962). *Gesammelte Schriften. Bd. 7. Fortschritte und Rückschritte der Philosophie*. Hamburg: F. Meiner Verlag.

Norberg, A. (1994). Ethics in the care of the elderly with dementia. In R. Gillon (Hrsg.), *Principles of health care ethics* (S. 721–731). New York: Wiley & Sons.

Nuttin, J. (1985). *Future time perspective and motivation*. Leuven: Leuven University Press.

Oehmichen, M. & Meissner, C. (2003). Active euthanasia and physician-assisted suicide: the German discussion. *Legal Medicine*, *5*, 20–28.

Olbrich, E. (1985). Coping and development in the later years. In J. Munnichs, P. Mussen, E. Olbrich & P. Coleman (Hrsg.), *Life-span and Change in a Gerontological Perspective* (S. 133–155). New York: Academic Press.

Olbrich, E. (1995). Möglichkeiten und Grenzen selbständiger Lebensführung im Alter – Einführung und Überblick. *Zeitschrift für Gerontopsychologie und Gerontopsychiatrie*, *8*, S. 183–198.

O'Neill, C., Feenan, D., Hughes, C. & McAllister, D.A. (2003). Physician and family assisted suicide: results from a study of public attitudes in Britain. *Social Science and Medicine*, *57*, 721–731.

Onwuteka-Philipsen, B.D., van der Heide, A., Koper, D., Keij-Deerenberg, I., Rietjens, J.A., Rurup, M.L., Vrakking, A.M., Georges, J.J., Muller, M.T., van der Wal, G. & van der Maas, P.J. (2003). Euthanasia and other end-of-life decisions in the Netherlands in 1990, 1995, and 2001. *Lancet*, *362*, 395–399.

Oswald, W.D. & Fleischmann, U.M. (1994). *Nürnberger Altersinventar*. Bern: Huber.

Owen, C., Tennant, C., Levi, J. & Jones, M. (1992). Suicide and euthanasia: patient attitutes in the context of cancer. *Psycho-Oncology*, *1*, 79–88.

Paar, G.H. (1990). Psychopharmaka in der psychosomatischen Medizin und in der Allgemeinmedizin. In R. Adler, J.M. Herrmann, K. Köhle, O.W. Schonecke, Th. v. Uexküll & W. Wesiack (Hrsg.), *Psychosomatische Medizin* (S. 362–381). München: Urban & Schwarzenberg.

Palliativmedizin (2000). *Stationäre und ambulante Palliativ- und Hospizeinrichtungen in Deutschland*. Düren: Bundesarbeitsgemeinschaft Hospiz.

Palmore, E. & Cleveland, W. (1976). Aging, terminal decline, and terminal drop. *Journal of Gerontology*, *31*, 76–81.

Parker, M.W., Bellis, J.M., Bishop, P., Harper, M., Allman, R.M., Moore, C. & Thompson, P. (2002). A multidisciplinary model of health promotion incorporating spirituality into a successful aging intervention with African American and white elderly groups. *The Gerontologist, 42*, 406–415.

Peck, R. (1956). Psychological development in the second half of life. In J.E. Anderson (Hrsg.), *Psychological aspects of aging* (S. 42–53). Washington: American Psychological Association.

Petrarca, F. (1995). *Die Besteigung des Mont Ventoux. Familiarium rerum libri IV*. Stuttgart: Philipp Reclam.

Pinel, P. (1801). *Traité Médico-philosophique sur l'Alienation Mental, ou la Manie*. Paris: Brosson.

Plügge, H. (1961). Über die Hoffnung. In A. Sborowitz (Hrsg.), *Der leidende Mensch* (S. 221–235). Darmstadt: Wissenschaftliche Buchgesellschaft.

Plügge, H. (1962). *Der Mensch und sein Leib*. Tübingen: Niemeyer.

Prognos (1995). *Perspektiven der gesetzlichen Rentenversicherung für Gesamtdeutschland vor dem Hintergrund veränderter politischer und ökonomischer Rahmenbedingungen*. Basel: Prognos.

Prognos (1998). *Auswirkungen veränderter ökonomischer und rechtlicher Rahmenbedingungen auf die gesetzliche Rentenversicherung in Deutschland*. Basel: Prognos.

Rachels, J. (1994). Aktive und passive Sterbehilfe. In H.M. Sass (Hrsg.), *Medizin und Ethik* (S. 254–264). Stuttgart: Reclam.

Radbruch, L., Sabatowski, R. & Nauck, F. (2004). Grundlagen der Tumorschmerztherapie. In R. Sabatowski, L. Radbruch, F. Nauck, J. Roß & B. Zernikow (Hrsg.), *Hospiz- und Palliativführer. Stationäre und ambulante Palliativ- und Hospizeinrichtungen in Deutschland* (S. 30–33). Neu-Isenburg: MediMedia.

Radbruch, L. & Zech, D. (2000). Grundlagen der Palliativmedizin. In E. Aulbert & D. Zech (Hrsg.), *Lehrbuch der Palliativmedizin* (S. 1–12). Stuttgart: Schattauer.

Radebold, H. (1998). Psychotherapeutische Behandlungsmöglichkeiten bei über 60jährigen Patienten. In A. Kruse (Hrsg.), *Psychosoziale Gerontologie, Band II: Intervention* (S. 155–167). Göttingen: Hogrefe.

Rahner, K. (1963). *Hörer des Wortes*. Freiburg: Herder.

Rahner, K. (1976). *Grundkurs des Glaubens*. Freiburg: Herder.

Rao, R. et al. (1998). Attitudes toward death: a community study of octogenarians and nonagenarians. *International Psychogeriatrics, 9*, 213–222.

Re, S. (2003). *Erleben und Ausdruck von Emotionen bei schwerer Demenz*. Hamburg: Dr. Kovac.

Remmers, H. (1998). Handeln oder Unterlassen. Ethische Probleme der Sterbehilfe. *Zeitschrift für Gerontologie und Geriatrie*, *31*, 45–51.

Rentsch, T. (1995). Altern als Werden zu sich selbst. Philosophische Ethik der späten Lebenszeit. In P. Borscheid (Hrsg.), *Alter und Gesellschaft* (S. 53–62). Stuttgart: Wissenschaftliche Verlagsgesellschaft.

Rentsch, Th. & Birkenstock, E. (2004). *Ethische Herausforderungen des Alters*. In A. Kruse & M. Martin (Hrsg.), Enzyklopädie der Gerontologie (S. 613–626). Bern: Huber.

Rest, F. (1998). *Den Sterbenden beistehen*. Wiesbaden: Quelle & Meyer.

Riegel, K.F. & Riegel, R.M. (1976). Development, drop, and death. *Developmental Psychology*, *6*, 306–319.

Rilke, R.M. (1975). *Die Aufzeichnungen des Malte Laurids Brigge*. Frankfurt: Insel.

Ringel, E. (1984). *Selbstmordverhütung*. Eschborn: Fachbuchhandlung für Psychologie.

Ritschl, D. (1997). Leben in der Todeserwartung. In Ruprecht-Karls-Universität (Hrsg.), *Sterben und Tod* (S. 123–138). Heidelberg: Universitätsverlag Winter.

Ritschl, D. (2004). Zur Theorie und Ethik der Medizin. Philosophische und theologische Anmerkungen. Neukirchen-Vluyn: Neukirchener.

Ritschl, D. & Jones, H.O. (1976). *Story als Rohmaterial der Theologie*. München: Christian Kaiser.

Rognum, T.O. (1996). Euthanasia: a new health service in Norway? In M. Oehmichen (Hrsg.), *Lebensverkürzung, Tötung und Serientötung: eine interdisziplinäre Analyse der „Euthanasie"* (S. 117–122). Lübeck: Schmidt-Röhmhild.

Rokeach, M. (1973). *The nature of human values*. Glencoe: Free Press.

Romero, B. & Kurz, A. (1989). Kommunikationswege für Alzheimer Kranke. In V.M. Roth (Hrsg.), *Kommunikation trotz gestörter Sprache. Aphasie – Demenz – Schizophrenie* (S. 129–141). Tübingen: Gunter Narr Verlag.

Rosenmayr, L. (2002). Productivity and creativity in later life. In S. Pohlmann (Hrsg.), *Facing an ageing world – recommendations and perspectives, Beiträge zur sozialen Gerontologie, Sozialpolitik und Versorgungsforschung, Band 17* (S. 119–133). Regensburg: Transfer Verlag.

Rothbaum, F., Weisz, J.R. & Snyder, S.S. (1982). Changing the world and changing the self: A two-process model of perceived control. *Journal of Personality and Social Psychology*, *42*, 5–37.

Rothgang, H. (2001). *Finanzwirtschaftliche und strukturelle Entwicklungen in der Pflegeversicherung bis 2040 und mögliche alternative Konzepte.* Expertise für die Enquete-Kommission „Demographischer Wandel" des Deutschen Bundestages. Bremen: Zentrum für Sozialpolitik.

Rutter, M. (1990). Psychosocial resilience and protective mechanisms. In J. Rolf, A.S. Masten, D. Cicchetti, K.H. Nuechterlein & S. Weintraub (Hrsg.), *Risk and protective factors in the development of psychopathology* (S. 181–214). Cambridge: Cambridge University Press.

Sachverständigenrat für die Konzertierte Aktion im Gesundheitswesen (1996). *Sondergutachten 1996. Gesundheitswesen in Deutschland. Kostenfaktor und Zukunftsbranche.* Baden-Baden: Nomos.

Salthouse, T.A. (1996). The processsing-speed theory of adult age differences in cognition. *Psychological Review*, *103*, 403–428.

Samarel, N. (2003). Der Sterbeprozess. In J. Wittkowski (Hrsg.), *Sterben, Tod und Trauer* (S. 122–151). Stuttgart: Kohlhammer.

Sartre, J.P. (1943). *L'Etre et le Néant.* Paris: Gallimard.

Saunders, C., Baines, M. (1991). *Leben mit dem Sterben. Betreuung und medizinische Behandlung todkranker Menschen.* Bern: Huber.

Schaie, K.W. (1996). *Intellectual development in adulthood: the Seattle Longitudinal Study.* New York: Cambridge University Press.

Schmitt, E. (2004). Aktives Altern, Leistungseinbußen, soziale Ungleichheit und Altersbilder: Ein Beitrag zum Verständnis von Resilienz und Vulnerabilität im höheren Erwachsenenalter. *Zeitschrift für Gerontologie und Geriatrie*, *37*, 279–292.

Schmitt, E., Kruse, A. & Olbrich, E. (1994). Formen der Selbständigkeit und Wohnumwelt – ein empirischer Beitrag aus der Studie „Möglichkeiten und Grenzen der selbständigen Lebensführung im Alter". *Zeitschrift für Gerontologie*, 27, 6. 390–398.

Schmitt, E., Kruse, A. & Re, S. (1999). Auseinandersetzung mit belastenden Erinnerungen bei Überlebenden des Holocaust. *Zeitschrift für Psychosomatische Medizin und Psychotherapie*, *45*, 279–297.

Schmitz-Scherzer, R. (1987). Zum Konstrukt des Terminal Decline. In U. Lehr & H. Thomae (Hrsg.), *Formen seelischen Alterns* (S. 256–259). Stuttgart: Enke.

Schmitz-Scherzer, R. (1990). Sterben – Ein Versuch aus sozialgerontologischer Perspektive. In R. Schmitz-Scherzer, A.

Kruse & E. Olbrich (Hrsg.), *Altern – ein lebenslanger Prozess sozialer Interaktion* (S. 43–54). Darmstadt: Steinkopff.

Schmitz-Scherzer, R. (1992). Sterben und Tod im Alter. In P.B. Baltes & J. Mittelstraß (Hrsg.), *Zukunft des Alterns und gesellschaftliche Entwicklung* (S. 544–562). Berlin: de Gruyter.

Schöne-Seifert, B. & Eickhoff, C. (1996). Behandlungsverzicht bei Schwerstkranken: Wie würden Ärzte und Pflegekräfte entscheiden. *Ethik in der Medizin, 8*, 183–216.

Schweitzer, A. (1974). *Was sollen wir tun?* Heidelberg: Lambert Schneider.

Schweitzer, A. (1979). *Johann Sebastian Bach*. Wiesbaden: Breitkopf & Härtel.

Seale, C. & Addington-Hall, J. (1994). Euthanasia: Why people want to die earlier. *Social Science and Medicine, 39*, 647–654.

Seale, C. & Addington-Hall, J. (1995). Euthanasia: The role of good care. *Social Science and Medicine, 40*, 581–587.

Seckler, A.B., Meier, D.E., Mulvihill, M.C. & Paris, B.E. (1991). Substituted judgement: How accurate are proxy predictions? *Annals of Internal Medicine, 115*, 92–98.

Seneca, L.A. (1990). *De beneficiis. (Über die Wohltaten)*. Stuttgart: Reclam.

Seneca, L.A. (2001). Über das Alter. – Vom Alter zum Tode. – Vorbereitung auf den Tod. – Über den Freitod. In: W. Weinkauf (Hrsg.), *Die Philosophie der Stoa* (S. 304–317). Stuttgart: Reclam.

Seta, J., Seta, C. & Erber, M. (1991). Feelings of negativity and stress: An averaging-summation analysis of impressions of negative life experiences. *Personality and Social Psychology Bulletin, 17*, 376–384.

Seymour, J., Gott, M., Bellamy, G., Ahmedzai, S.H. & Clark, D. (2004). Planning for the end of life: the views of older people about advance care statements. *Social Science and Medicine, 59*, 57–68.

Siebeck, R. (1953). *Medizin in Bewegung*. Stuttgart: Thieme.

Siegrist, J. & Möller-Leimkühler, A.M. (1998), Gesellschaftliche Einflüsse auf Gesundheit und Krankheit. In F.W. Schwartz, B. Badura, R. Leidl, H. Raspe & J. Siegrist (Hrsg.), *Das Public Health Buch. Gesundheit und Gesundheitswesen* (S. 94–109). München: Urban & Schwarzenberg.

Simonton, D.K. (2004). *Creativity in Science: Chance, Logic, Genius, and Zeitgeist*. New York: Cambridge University Press.

Smith, J. & Baltes, P.B. (1999). Trends and profiles of psychological functioning in old age. In P.B. Baltes & K.U. Mayer (Hrsg.), *The*

Berlin Aging Study: Aging from 70 to 100. New York: Cambridge University Press.

Sonnenblick, M.E., Friedlander, Y.A. & Steinberg, A.R. (1993). Dissociation between the wishes of terminally ill parents and decisions by their offspring. *Journal of American Geriatric Society, 41*, 599–604.

Sperling, U. (2004). Religiosität und Spiritualität im Alter. In A. Kruse & M. Martin (Hrsg.), *Enzyklopädie der Gerontologie* (S. 627–642). Bern: Huber.

Spinoza, B. de (1972). *Ethik*. Stuttgart: Reclam.

Sporken, P. (1982). Die Bedürfnisse des Sterbenden. In P. Sporken (Hrsg.), *Was Sterbende brauchen* (S. 11–44). Freiburg: Herder.

Sporken, P. (1989). Medizinische Ethik. In A. Eser, M. v. Lutterotti & P. Sporken (Hrsg.), *Medizin, Ethik, Recht* (S. 711–724). Freiburg: Herder.

Stappen, B. (1999). Netzwerk Hospiz: Psychosoziale und pflegerische Dimensionen der Hospizarbeit: Arbeitsthesen. In Th. Hiemenz & R. Kottnik (Hrsg.), *Sich einlassen und loslassen. Chancen und Grenzen der Hospizbewegung* (S. 119–120). Freiburg: Lambertus.

Statistisches Bundesamt (2004). *Gesundheitsberichterstattung des Bundes*. Wiesbaden: Statistisches Bundesamt.

Statistisches Jahrbuch Österreich (2003). *Volkszählung vom 15. Mai 2001*. Wien: Bundesamt für Statistik.

Staudinger, U.M. (1996). Psychologische Produktivität und Selbstentfaltung im Alter. In M.M. Baltes & L. Montada (Hrsg.), *Produktivität und Altern* (S. 344–373). Hamburg: Campus.

Staudinger, U.M. (2005). Lebenserfahrung, Lebenssinn und Weisheit. In S.-H. Filipp & U.M. Staudinger (Hrsg.), *Enzyklopädie der Psychologie: Entwicklungspsychologie des mittleren und höheren Erwachsenenalters* (S. 739–761). Göttingen: Hogrefe.

Staudinger, U.M. & Greve, W. (2001). Resilienz im Alter. Eine Expertise aus der Sicht der Lebensspannenpsychologie. In DZA (Hrsg.), *Expertisen zum Dritten Altenbericht der Bundesregierung, Bd. I: Personale, gesundheitliche und Umweltressourcen im Alter* (S. 95–144). Opladen: Leske + Budrich.

Staudinger, U.M., Marsiske, M. & Baltes, P.B. (1995). Resilience and reserve capacity in later adulthood: Potentials and limits of development across the life span. In D. Cicchetti & D.J. Cohen (Hrsg.), *Developmental psychopathology, Vol. 2: Risk, disorder, and adaptation* (S. 801–847). New York: Wiley.

Sternberg, R.J., Kaufman, J.C. & Pretz, J.E. (2002). *The creativity conundrum: A propulsion model of creative contributions.* New York: Psychology Press.

Steuer, J. & Jarvik, L.F. (1981). Cognitive functioning in the elderly: Influence of physical health. In J.L. McGaugh & S.B. Kiesler (Hrsg.), *Aging: Biology and behavior* (S. 231–251). New York: Academic Press.

Stevens, C.A. & Hassan, R. (1996). Management of death, dying and euthanasia: attitutes and practices of medical practitioners in South Australia. *Journal of Medical Ethics, 20,* 41–46.

Student, J.C. (1998). Stellungnahme zum Entwurf der Richtlinien der Bundesärztekammer zur ärztlichen Sterbebegleitung und den Grenzen zumutbarer Behandlung. *Zeitschrift für Gerontologie und Geriatrie, 31,* 205–208.

Student, J.-C. (Hrsg.) (1999). *Das Hospizbuch.* Freiburg: Herder.

Student, J.-C., Mühlum, A. & Student, U. (2004). *Soziale Arbeit in Hospiz und Palliative Care.* München: Reinhardt.

Sulmasy, D.P. (2002). A biopsychosocial-spiritual model for the care of patients at the end of life. *The Gerontologist, 42,* Special Issue III, 24–33.

Swan, G.E., Carmelli, D. & LaRue, A. (1995). Performance on the digit symbol substitution test and 5-year mortality on the Western Colloborative Group Study. *American Journal of Epidemiology, 141,* 32–40.

Teisseyre, N., Mullet, E. & Sorum, P.C. (2005). Under what conditions is euthanasia acceptable to lay people and health professionals? *Social Science and Medicine, 60,* 357–368.

Tesch-Römer, C. (2005). Sterben und Tod im mittleren und höheren Erwachsenenalter. In S.-H. Filipp & U.M. Staudinger (Hrsg.), *Enzyklopädie der Psychologie: Entwicklungspsychologie des mittleren und höheren Erwachsenenalters* (S. 829–854). Göttingen: Hogrefe.

Tesch-Römer, C. & Zeman, P. (2003). Sterben und Tod im höheren Lebensalter. *Die Hospiz-Zeitschrift, 16,* 4–9.

Theising, M. (1998). Psychotherapie suizidgefährdeter Menschen im höheren Lebensalter – eine psychoanalytisch orientierte Konzeption. In A. Kruse (Hrsg.), *Psychosoziale Gerontologie, Band 2: Intervention* (S. 194–210). Göttingen: Hogrefe.

Thomae, H. (1966). *Persönlichkeit – eine dynamische Interpretation.* Bonn: Bouvier.

Thomae, H. (1968). *Das Individuum und seine Welt* (1. Auflage). Göttingen: Hogrefe.

Thomae, H. (1981). Expected unchangeability of life stress in old age. A contribution to a cognitive theory of aging. *Human Development, 24*, 229–239.

Thomae, H. (1989). Veränderungen der Zeitperspektive im höheren Alter. *Zeitschrift für Gerontologie, 22*, 58–66.

Thomae, H. (1996). *Das Individuum und seine Welt* (3. Auflage). Göttingen: Hogrefe.

Thomas von Aquin (1985). *Summe der Theologie*. Stuttgart: Kröner.

Thorson, J.A. & Powell, F.C. (1994). A revised death anxiety scale. In R.A. Neimeyer (Hrsg.), *Death anxiety handbook: Research, instrumentation, an application* (S. 31–43). New York: Taylor & Francis.

Tolstoi, L. (1961). *Erzählungen. Herr und Arbeitsmann*. München: Goldmann.

Tolstoi, L. (1961). *Der Tod des Iwan Iljewitsch*. Frankfurt: Insel.

Tolstoi, L. (1985). *Anna Karenina*. Zürich: Diogenes.

Twycross, R. (1994). *Pain relief in advanced cancer*. Edingburg: Churchill Livingstone.

Twycross, R. & Zeus, M. (1983). Die Anwendung von oralem Morphin bei inkurablen Schmerzen. *Anästhesist, 32*, 279–283.

Ullrich, C.G. (2001). Die Akzeptabilität sozialer Sicherungssysteme. Zur Bedeutung grundlegender Systemmerkmale für die Akzeptanz wohlfahrtsstaatlicher Institutionen. *Sozialer Fortschritt 50*, 163–169.

Ulrich, V. (1998). *Das Gesundheitswesen an der Schwelle zum Jahr 2000. Wirtschaftswissenschaftliche Diskussionspapiere*. Greifswald: Rechts- und Staatswissenschaftliche Fakultät.

Ulrich, V. (2001). Demographische Alterung und medizinischer Fortschritt – Mehr als ein potenzieller Sprengsatz für die GKV? In W. Schmähl & V. Ulrich (Hrsg.), *Soziale Sicherungssysteme und demographische Herausforderungen* (S. 23–44). Tübingen: Mohr Siebeck.

Unger, R. (2002). *Soziale Differenzierung der aktiven Lebenserwartung im internationalen Vergleich. Eine Längsschnittuntersuchung mit den Daten des Sozio-ökonomischen Panel und der Panel Study of Income Dynamics*. Phil. Diss. Heidelberg: Universität.

van der Maas, P., van Delden, J.J.M., Pijneborg, L. & Looman, C.W.N. (1991). Euthanasia and other medical decisions concerning the end of life. *Lancet, 338*, 669–674.

van der Maas, P., van der Wal, G., Haverkate, I., De Graaff, C., Kester, J., Onwuteka-Philipsen, B.D., van der Heide, A., Bosma, J.M. &

Willems, D.L. (1996). Euthanasia, physician-assisted suicide, and other medical practices involving the end of life in the Netherlands 1990–1995. *Massachusetts Medical Society*, *335*, 1699–1705.

Verres, R. (1997). Vom Handlungsdruck zur inneren Ruhe. In R. Verres & D. Klusmann (Hrsg.), *Strahlentherapie im Erleben der Patienten* (S. 111–116). Heidelberg: Barth.

Vita, A.J., Terry, R.B., Hubert, H.B. & Fries, J.F. (1998). Aging, health risks, and cumulative disability. *New England Journal of Medicine*, *338*, 1035–1041.

Volker, A.P. (1996). Experiences and attitudes towards end-of-life-decisions among Danish physicians. *Bioethics*, *10*, 233–236.

Vollmann, J. (2001). *Sterbebegleitung. Gesundheitsberichterstattung des Bundes 01/01. Leistungen im Gesundheitswesen*. Berlin: Robert Koch-Institut.

Walter, F. (Hrsg.) (1997). *Alles ist nur Übergang*. Tübingen: Klöpfer, Meyer & Co.

Walter, U. (2001). Präventionspotentiale für ein gesundes Altern. *Gesundheit und Gesellschaft Wissenschaft 1*, 21–26.

Walter, U. & Schwartz, F.W. (2001). Gesundheit der Älteren und Potenziale der Prävention und Gesundheitsförderung. In Deutsches Zentrum für Altersfragen (DZA) (Hrsg.), *Expertisen zum Dritten Altenbericht, Band I: Personale, gesundheitliche und Umweltressourcen im Alter* (S. 153–261). Leverkusen: Leske + Budrich.

Ward, B.J. & Tate, P.A. (1994). Attitudes among NHS doctors to request for euthanasia. *British Medical Journal*, *324*, 1332–1334.

Wedler, H. (2002). *Umgang mit Suizidalität und Sterbewünschen im Alter. Veröffentlichungen des 37. Kongresses der Ärztekammer Nordwürttemberg*. Stuttgart: Ärztekammer Nordwürttemberg.

Weisman, A.D. (1972). *On dying and denying: A psychiatric study of terminality*. New York: Behavioral Publications.

Weizsäcker, V. v. (1951). *Der kranke Mensch. Eine Einführung in die medizinische Anthropologie*. Stuttgart: Koehler.

Weizsäcker, V. v. (1986). *Der Gestaltkreis*. Leipzig: Thieme.

Weizsäcker, V. v. (2005). *Pathosophie*. Gesammelte Schriften, Band X. Frankfurt: Suhrkamp.

Wiesner, G. (2001). *Der Lebensverlängerungsprozess in Deutschland. Stand – Entwicklung – Folgen. Beiträge zur Gesundheitsberichterstattung des Bundes*. Berlin: Robert Koch-Institut.

Wilbers, J., Kruse, A., Re, S. & Classen, W. (2001). Nonverbal communication of emotions in patients suffering from moderate and severe dementia. *International Journal of Experimental, Clinical and Behavioural Gerontology*, *47*, 91–92.

Wilkening, K. (1997). *Wir leben endlich. Zum Umgang mit Sterben, Tod und Trauer.* Göttingen: Vandenhoeck & Ruprecht.

Wilkening, K. & Kunz, R. (2003). *Sterben im Pflegeheim – Perspektiven einer neuen Abschiedskultur.* Göttingen: Vandenhoeck & Ruprecht.

Wilkening, K. & Martin, M. (2003). Lebensqualität am Lebensende: Erfahrungen, Modelle und Perspektiven. *Zeitschrift für Gerontologie und Geriatrie, 36,* 333–338.

Wilson, R.S., Beckett, L.A., Bienias, J.L., Evans, D.A. & Bennett, D.A. (2003). Terminal decline in cognitive function. *Neurology, 60,* 1782–1787.

Wise, J. (1996). Public supports euthanasia for most desperate cases. *British Medical Journal, 313,* 1423–1427.

Wittkowski, J. (Hrsg.) (2003). *Sterben, Tod und Trauer.* Stuttgart: Kohlhammer.

World Health Organization (1990). *Cancer pain relief and palliative care. Technical report service no. 804.* Geneva: World Health Organization.

World Health Organization (1996). *Cancer pain relief, with a guide to opioid availability.* Geneva: World Health Organiziation.

World Health Organization (2002). *Active ageing. A policy framework.* Geneva: World Health Organization.

Zank, S. & Baltes, M.M. (1998). Förderung von Selbständigkeit und Lebenszufriedenheit alter Menschen in stationären Einrichtungen. In A. Kruse (Hrsg.), *Psychosoziale Gerontologie, Band II: Intervention* (S. 60–72). Göttingen: Hogrefe.

Zank, S. & Schacke, C. (1998). Belastungen pflegender Angehöriger und ihre Erwartungen an gerontopsychiatrische und geriatrische Tagesstätten. *Zeitschrift für Gerontopsychologie und Gerontopsychiatrie, 11,* 87–95.

Zank, S. & Schacke, C. (2002). Evaluation of geriatric day-care: Effects on patients and caregivers. *Journal of Gerontology, 57,* 348–357.

Zentralarchiv für Empirische Sozialforschung (2002). *Allgemeine Bevölkerungsumfrage der Sozialwissenschaften für die Bundesrepublik Deutschland.* Köln: Zentralarchiv für Empirische Sozialforschung.

Zucker, A. (2003). Rechtliche und ethische Fragen im Kontext von Sterben und Tod. In J. Wittkowski (Hrsg.), *Sterben, Tod und Trauer* (S. 247–268). Stuttgart: Kohlhammer.

Zweifel, P. (1990). Bevölkerung und Gesundheitswesen. Ein Sisyphus-Syndrom? In B. Felderer (Hrsg.), *Bevölkerung und Wirtschaft* (S.373–386). Berlin: de Gruyter.

Zweifel, P., Felder, S. & Meier, M. (1996). Demographische Alterung und Gesundheitskosten: Eine Fehlinterpretation. In P. Oberender (Hrsg.), *Alter und Gesundheit* (S. 29–46). Baden-Baden: Nomos.

Sachwortverzeichnis

Olivia Dibelius/Charlotte Uzarewicz

Pflege von Menschen höherer Lebensalter

2006. 300 Seiten mit 18 Abb. und
19 Tab. Kart.
€ 19,80
ISBN 3-17-017969-1
Urban-Taschenbücher, Band 768
Grundriss Gerontologie, Band 18

Der immense Zuwachs an älteren und hochaltrigen Menschen in den nächsten Jahrzehnten bei gleichzeitig rückläufiger Gesamtbevölkerungszahl sowie der epidemiologischen Verschiebung von akuten hin zu chronischen Erkrankungen erfordert neue Pflegekonzepte und -kompetenzen. Die Autorinnen stellen die soziokulturellen Veränderungen und die daraus resultierenden Anforderungen an die Versorgungsstrukturen dar. Sie besprechen Instrumente und Rahmenbedingungen für die Pflege und erläutern Kernthemen wie Beziehungsgestaltung, Leiblichkeit, Transkulturalität und Ethik. Mit einem Ausblick auf die Zukunft der Pflegenden und der Pflege wird der Band abgeschlossen.

W. Kohlhammer GmbH · 70549 Stuttgart

Kohlhammer

Oswald/Lehr/Sieber/Kornhuber (Hrsg.)

Gerontologie

Medizinische, psychologische und
sozialwissenschaftliche Grundbegriffe

3., vollst. überarb. Auflage 2006
488 Seiten mit 23 Abb. und 36 Tab.
Fester Einband/Fadenheftung
€ 49,80
ISBN 3-17-018633-7

Dieses Buch ist ein umfangreiches Nachschlagewerk, das in 70 Beiträgen von Autorinnen und
Autoren unterschiedlichster Fachrichtungen
auf übersichtliche und systematische Weise
die neuesten wissenschaftlichen Erkenntnisse
und auch praxisorientierte Anwendungsmöglichkeiten im Bereich der Gerontologie darlegt.
Neben den Alternstheorien werden unter anderem so aktuelle Themen wie Alterskrankheiten,
Ältere Arbeitnehmer, Lebenslanges Lernen,
Gedächtnis, Fragen der Prävention und Rehabilitation, aber auch Bereiche wie Pflegewissenschaft und Soziale Sicherungssysteme behandelt. Dieses Buch ist eine wichtige Informationsquelle für jeden im Bereich der Gerontologie
Forschenden und Lehrenden, aber auch für
alle in der praktischen Altenarbeit Tätigen.

W. Kohlhammer GmbH · 70549 Stuttgart

Kohlhammer